成本计算与管理

主　编　杨秀梅　张　军
副主编　王　婧　王　颖
　　　　雷　霞　白秀珍
主　审　易德志

北京理工大学出版社
BEIJING INSTITUTE OF TECHNOLOGY PRESS

内 容 简 介

本书以最新的《企业会计准则》为基础，结合高等职业教育的特点，有针对性地阐述了成本计算与管理的基本原理、核算方法和分析方法。本书的主要内容包括：成本核算的要求和一般程序；要素费用的归集和分配；综合费用的归集与分配；生产费用在完工产品与在产品之间的分配；产品成本计算的基本方法——品种法、分批法、分步法；产品成本计算的辅助方法——分类法、定额法；成本报表的编制与成本分析。本书既重视对基本理论的分析与概括，又注重对成本核算实务的应用操作，能同时满足课堂教学和自学的需要。

本书汲取了会计工作实践改革和会计教学实践改革的最新成果，内容新颖，结构合理，理论联系实际，可作为高等职业院校和成人高校财务会计专业及相关专业的教学用书，也可作为在职财会人员的岗位培训教材或自学用书。

图书在版编目（CIP）数据

成本计算与管理/杨秀梅，张军主编. —北京：北京理工大学出版社，2022.8重印
ISBN 978 - 7 - 5682 - 4511 - 1

Ⅰ. ①成⋯　Ⅱ. ①杨⋯　②张⋯　Ⅲ. ①成本计算②成本管理　Ⅳ. ①F231.2②F275.3
中国版本图书馆 CIP 数据核字（2017）第 185841 号

出版发行／北京理工大学出版社有限责任公司
社　　　址／北京市海淀区中关村南大街 5 号
邮　　　编／100081
电　　　话／（010）68914775（总编室）
　　　　　　（010）82562903（教材售后服务热线）
　　　　　　（010）68944723（其他图书服务热线）
网　　　址／http://www.bitpress.com.cn
经　　　销／全国各地新华书店
印　　　刷／三河市华骏印务包装有限公司
开　　　本／787 毫米×1092 毫米　1/16
印　　　张／15　　　　　　　　　　　　　　　　责任编辑／申玉琴
字　　　数／342 千字　　　　　　　　　　　　　　文案编辑／申玉琴
版　　　次／2022 年 8 月第 1 版第 8 次印刷　　　　责任校对／周瑞红
定　　　价／39.80 元　　　　　　　　　　　　　　责任印制／李志强

高等职业教育"十三五"创新型规划教材
重庆市高等学校会计专业核心课程教学团队建设成果

编委会

国家职业教育在"十一五"和"十二五"期间，均强调内涵建设，虽然在不同时期对内涵建设的内容各有侧重，但对课程建设这一根本点则是一直常抓不懈，在"十三五"期间有向纵深推进的趋势，从教育部2012年已经公布的十八类的"专业教学标准（试行）"、2015年公布的普通高等学校高职高专教育指导性专业目录，已经试点的中高职衔接教育，招生可能推行的高职生学籍注册制，智能化教学手段的迅速推行等，都将对高职教育产生非常重大和深远的影响，这些改革必将导制新的一轮课程改革。

本教材就是在上述背景下，依据"十二五"职业教育国家规划教材的建设标准，在重庆市"高职会计专业核心课程教学团队建设成果"和财经商贸大类专业基础课的课程标准研究与实践成果的基础上，深入地探究了高职会计专业核心课程的内涵、核心课程的内容、核心课程与能力培养的内在联系等，是构成高职会计专业核心课程的内容之一。

"会计专业核心课程"是一个具有庞大内涵的话题，运行这样的课程团队建设，至少需要逻辑上界定以下四个层级关系：高职教育与高职专业教育、课程与核心课程、会计专业课程与会计专业核心课程、行政管理与团队建设；同时也需要从本质上回答课程与专业教育目标的内在联系，尤其是高职会计专业教育内容与达成培养目标实现途径的内在联系。带着这些问题，我们编委会成员进行了艰苦、认真和积极的研究。我们认同以下的说法：课程是有范围、序列和进程的、包括教学方法和技术的设计等在内的"有计划"的教学活动的组合，也是有目的地达到预期的学习结果或目标的教学活动；在某个体系中处于中心的位置就是核心，核心课程是形成某种职业能力的关键课程。会计专业课程就是构成会计职业能力的全部专业课程，会计专业核心课程就是构成会计职业能力的关键课程。在既定的培养目标下，高职会计专业需要开设哪些课程，需要选择哪些课程来构建其核心课程，这些课程应该选择哪些内容，这些内容之间又怎么有机地联系起来，如此等等，都是我们团队在课程建设中需要不断思考和不断完善来逐渐形成的。

专业核心课程培养专业核心能力，会计专业核心能力是什么？有哪些表现形式？通过3年教育怎么达成学生的会计专业核心能力？这些核心能力又怎样得到社会认可（认证）？这也是教育工作者需要严肃思考和认真对待的。

会计专业的核心能力是：会计人员能依据财会法规，设置会计账簿，填制会计凭证，对会计业务进行确认、计量、记录和报告，依法计算和缴纳税费，实行会计监督，协调财务关系。

　　会计专业核心能力主要通过在会计工作表现出来的，主要内容有职业品行规范，专业知识扎实，业务技术娴熟，熟悉财会法规，知晓主要税收法规，团结协作，善于沟通。

　　在明确其培养目标、培养的人才规格的定位后，确定高职会计专业核心课程的内容。本教材主编黄骥教授从事会计职业教育 38 年，近年先后到中国香港、德国学习其的职业教育，长期参与国内培训、进修、研讨会议等，特别是全过程跟踪学习国家示范性高职会计专业建设的优秀做法，将高职会计教育与中职会计教育、本科会计教育的状况进行对比，提出核心课程框架，经编委会反复研讨，确定高职会计专业核心课程有以下 10 门：

　　企业会计基础

　　会计职业技能

　　初级会计实务

　　会计信息化

　　成本计算与管理

　　纳税实务

　　财务管理

　　中级会计实务

　　会计综合实训

　　审计实务

　　要让学生达成会计专业职业核心能力，我们探索和创新地设计了会计专业教育的"1333 人才培养模式"，基本含义是：一条职业素质教育主线，三大能力目标，职业社会能力，职业方法能力，专业岗位能力；三种证书融通，毕业证、课程等级证书、职业资格证书与培养计划衔接；三种有效培养途径，在校由专任教师培养，顶岗实习由企业专家培养，终身由学生自主互助修养。还设计了与这个人才培养模式相适应的"课程教学模式"和"实践教学体系"。

　　学生达成了会计职业应有能力又怎样获得社会认可（认证）呢？在课程教学与社会认可（认证）之间又怎样不走或者少走重复教学的弯路呢？这也是当前高职会计专业教育不可逾越的问题。高职会计专业学生毕业时，连一个会计职业资格证书都没有，能迅速就业吗？因此在高职会计专业课程设计中，我们还无法回避受教育者需获得"会计职业资格证书"这个现实问题。

　　综合上述问题的研究，我们依凭重庆市高职会计专业核心课程教学团队的建设成果，吸取国内外职业教育先进理念，借鉴国内会计专业教育的优秀做法，召集西南地区 11 所高职院校的 40 余名会计专业教师，邀请 10 余名企业实际工作的高级会计师、注册会计师及注册税务师等，共同参与教材的编写工作，经过反复研讨、甄别和取舍，对这套丛书系列教材，采取了"能力本位课程模式"与"项目化课程模式"相结合的"双课程模式结构"。"能力本位课程"模式主要为了使学生能较好地应对必须要参加会计从业资格证书、会计专业技术资格获得的考试的需要，在这 10 门核心课程中企业会计基础、初级会计实务、中级会计实务 3 门课程按这种模式设计，其余 7 门课程均按"项目化课程"模式设计，主要是为了培养学生专业能力，应对实际工作的直接要求。

在"双课程模式结构"下，这套教材具有以下特点：

1. 定位明确。高职会计专业就是要培养全部学生能获得会计从业资格的社会认证为标准，培养部分学生能考取助理会计师资格为目标，为学生终身学习和发展职业能力打下良好基础。基于这个培养目标的定位下，高职 3 年教育的职业核心能力、专业能力、职业道德、职业发展能力等问题就迎刃而解。

2. 学生实用。财政部《会计行业中长期人才发展规划（2010—2020 年）》指出：当前和今后一个时期，我国会计人才发展的指导方针是：服务发展，以用为本；健全制度，创新机制；高端引领，整体开发。通过对这 10 门核心课程的学习，要求全部学生都能较好考取会计从业资格证书，部分学生能考取助理会计师的会计专业技术资格证书。同时这 10 本教材的逻辑起点和终点，既遵循教育的渐进规律，更尊重会计职业能力养成的递进规律，在内容选取、排序、表现形式等都有独到之处。比如企业会计基础一书，我们从认识会计的凭证、账簿和报表开始，给出了典型的会计凭证、账簿和报表的实物图形，学生能直观感受许多陌生的会计学概念；进而依次认识会计平衡公式、借贷记账法，逐渐推进到会计业务核算，会计凭证填制和会计账簿填写，最后再认识会计业务的发展。

3. 教师好用。本套系列丛书，是"4 合 1"的立体教学材料的有机融合。在主体教材中，还安排了一定的"教学案例、教学互动"等较为活泼的教学内容，安排了必要的发展性学习的"知识窗、拓展阅读"等内容，安排了配合能力形成的"能力训练"项目。除主体教材外，还配套编写了适应教师教学使用的"授课计划、教案、课件、能力训练参考答案" 4 种教学资源。

4. 结构创新。"能力本位课程模式"的结构，也没有受传统的学科体系束缚，而是沿着会计职业能力养成的递进规律重新排序编撰。"项目化课程模式"的结构，是按完成一项较为完整的会计工作任务，需要哪些职业能力和相应的职业知识，要具备的职业态度等要求来编排的，非常适合学生在学中做，在做中学，边学边做，逐步达成教育目标要求的职业能力。

5. 内容创新。内容或者表现内容的形式都有较多的创新。比如：企业会计基础，首次将"把握会计职业风险"的内容纳入教学，其内容编排的秩序充分体现了渐进性教育规律；会计职业技能，八个项目内容都依据现实的会计岗位能力需要编写，丰富的图片尽显操作要领；初级会计实务与会计信息化，融理论知识、技能训练、职业资格认证于一体，既注重学生专业技能培训，又注重学生可持续发展；成本计算与管理，引入"加强团队协作，共同降低成本"的理念；纳税实务，以工作情景为导向的案例引入，难点浅显化，学习趣味化；财务管理，将"个人理财知识点融入企业财务管理"行为中；中级会计实务，增加了外币折算的内容；会计综合实训，充分体现实训教程的综合性、实用性、超前性，打破传统综合实训瓶颈，实现手工账与电算化的完美结合。

6. 呈现形式创新。本次修订新增了微课，较好地解决了传统平面文图表达的缺陷，便于学习者自学。

7. 模式创新。院校与出版社、作者与编辑之间进行了良好的互动和合作，可以概括为：编辑全程参与教学研讨、课程体系构建，作者全程参与教材编印制作的工作。

　　在这套教材再版之际，我们编委会全体成员，对长期关心课程建设的全国高职院校会计教育的领导和专家们，以及来自企业行业的会计实践工作的专家们，对参考或借鉴的文献作者们，在此一并谢谢你们热情的帮助和无私的奉献。

　　这套教材能够顺利再版，得到了北京理工大学出版社有关领导给予的足够关注和实在的支持，有关编辑人员积极参与教材的研发，在编辑过程中付出了艰辛的劳动，在此请接受我们深深的谢意。

编委会

前　言

　　为适应高等职业教育培养生产、管理、服务第一线的高素质技能型人才的需要，贯彻落实《会计行业中长期人才发展规划（2010—2020 年)》中提出的"服务发展，以用为本；健全制度，创新机制；高端引领，整体开发"的指导方针，遵循会计人才发展规律，大力推进会计人才队伍建设，编写组汲取了近年国家骨干高职院校财务会计专业教学改革的成果，遵循"工学结合、理实一体"的教育理念，让学生在学中做，在做中学，从企业成本核算实际操作业务出发，以丰富的资料、贴切的案例，详尽阐述了成本核算的基本原理、基本程序和操作方法，做到理论性与实践性相结合、专业性与通俗性相结合、全面性与重点性相结合。

　　本书在编写过程中力求突出以下特点：

　　①理论与实践相结合。本书在阐述成本核算基本理论和基本方法的同时，注重学生实践能力的培养，遵循学生职业能力培养的基本规律，以真实工作任务及其工作过程为依据整合、序化教学内容，科学设计学习性工作任务，使教、学、做相结合，突出应用性，强化可操作性。

　　②体系完整，简化理论叙述。本书在保证学科体系完整的基础上，充分把握"基础理论必需、够用"的原则，既保证了知识的系统性、完整性，又力求内容精练、准确，简化理论叙述，通俗易懂。

　　③积极探索体例设计的创新。本书在体例设计上力求探索教学改革，根据项目本位体系课程标准来编写，有针对性地采取项目导向、任务驱动、工学交替的模式，重视学生在校学习与实际工作的一致性。全书分成九个项目，每个项目设有学习目标，概括出学完本项目后应该达到的目标和应掌握的重点内容；由开篇的教学导航引出本项目的学习任务，每个任务中有大量"小知识""知识拓展""教学互动""技能实训"等栏目，便于学生更好地理解和掌握学习内容；项目结尾有"拓展阅读""项目训练"等栏目，总结所学内容，强化对重点知识的理解和认识，激发学生继续学习的兴趣。

　　本书由重庆城市管理职业学院杨秀梅教授和张军老师任主编，重庆城市管理职业学院的王颖老师和重庆商务职业学院的雷霞副教授、王婧老师以及包头轻工职业技术学院白秀珍老师任副主编。具体编写分工为：重庆城市管理职业学院杨秀梅教授编写项目一、项目二、项目四，重庆商务职业学院王婧老师编写项目三，重庆城市管理职业学院王颖老师编写项目五、项目九，重庆商务职业学院雷霞副教授编写项目六，重庆城市管理职业学院张军老师编写项目七，重庆城市管理职业学院杨秀梅教授、张军老师与包头轻工职业技术学院的白秀珍老师编写项目八。杨秀梅、张军负责大纲的拟定及全书的统稿、修改和定稿工作。

　　在本书的编写过程中，来自重庆斌鑫集团有限公司的财务部长易德志参与了课程标准的制定，并对全书内容进行了审订，在此表示衷心的感谢！

　　由于作者水平有限，本书难免有疏漏和不当之处，恳请专家和读者在使用过程中批评指正，以便不断完善。

编　者

目 录

成本计算入门

项目介绍

正确地进行成本计算，及时为企业提供可靠的成本费用信息，对于加强企业内部管理，增强企业竞争力，有着十分重要的意义。在本项目中，我们将结合财务会计的相关理论，向同学们介绍成本计算的基础知识，为学习后续项目中具体的成本计算方法打下基础。

学习目标

1. 了解产品成本的含义及作用。
2. 明确产品成本开支范围，为正确计算成本打下基础。
3. 了解成本会计的产生和发展。
4. 了解现代成本管理的内容，明确成本会计的任务。
5. 能熟练区分生产费用与期间费用。
6. 熟悉制造企业成本核算的一般程序和账户设置。

教学导航

企业在市场上的竞争主要是产品质量和价格的竞争，而价格的竞争归根结底是成本的竞争。在企业内部，完善成本核算体系，严格控制产品成本，是提高企业核心竞争力的根本途径之一。因此，成本计算与管理是一门非常重要的学科，搞好成本计算，可以有效地提高企业经济效益和市场竞争力。

王新是一名刚踏上成本核算工作岗位的大学毕业生，上班的第一天，财务经理先搬出前半年的成本核算资料，后又拿出本月发生的成本费用支出资料，要求王新在尽快熟悉本公司主要产品的生产过程、成本会计工作组织、产品成本核算的要求等基础上，对本月发生的支出进行合理分类，计算本月的支出总额、费用总额、期间费用、生产费用和产品成本等具体数据。在王新完成这个任务前，你衡量一下自己是否也具备这个能力，如果不具备，我们就一起来学习本项目的内容，向成本核算的第一步迈进吧！

任务1　认识产品成本和成本会计

【任务描述】

（1）产品生产成本是企业为了生产产品或提供劳务而产生的各项耗费或支出，清楚产品成本的内涵和成本开支范围是正确核算产品成本的前提。

（2）成本会计是对企业在生产经营过程中各项费用的发生和产品生产成本的形成进行预测、决策、计划、核算、分析和考核的一种管理活动，是社会生产发展到一定阶段的产物。

（3）现代成本管理的基本内容有成本预测、成本决策、成本计划、成本控制、成本核算、成本分析和成本考核等，其中成本核算是基础。

【相关知识】

1.1　产品成本的含义

凡是有经济活动和业务活动的地方，就必然有产品成本，它是商品经济的产物，是客观存在的一个普遍的经济范畴。我们在日常工作和生活中，为了生存、学习和发展的需要，得购买许多必需品，如食物、书籍、衣服等，每件物品我们都得付出一定的代价，这就是每件物品的成本。作为会计主体，为完成一定的任务，达到特定的目的，不仅要购买大量物品，还会发生其他各种支出，如劳动者的工资支出、水电费的支出、设备的维护耗费等。这些人力、物力和财力的耗费，用货币形式来表现即为成本。

在经济活动中，成本普遍存在，但并不是所有的经济活动成本都需要通过会计来核算和考核。成本是否需要通过会计来核算和考核，是由经济活动的特点和管理的需要来决定的。国家机关的全额预算的事业单位在发挥其职能作用的过程中，必然会发生各种成本，但这种成本不需要通过自己创造的财富来补偿，而是通过国家财政预算拨款来补偿，因而在管理上并不需要会计进行核算和考核，而是通过预算或计划来约束。产品生产经营企业以及实行企业化管理的事业单位，是实行独立核算、自负盈亏的经济实体，它们发生的耗费必须通过实现的收入来补偿，且要有盈余以保证经济活动的持续进行，这就需要对发生的耗费进行成本核算和考核。成本会计所要研究的成本主要是这类企事业单位为制造产品而发生的成本，即产品生产成本。

产品成本是企业为了生产产品或提供劳务而耗用的各项耗费或支出。企业要生产产品，就要发生各种耗费，这些耗费包括生产需要的机器设备和制造产品所需的原材料，以及劳动力等方面的耗费。企业在一定时期发生的、用货币表现的生产耗费，称为生产费用。企业为生产一定种类、一定数量的产品所支出的各种生产费用的总和，就是这些产品的成本。

马克思首先从产品生产耗费的角度指出产品成本就是 C + V 之和，即以货币表现的为制造产品而耗费的物化劳动的价值（C）和活劳动中必要劳动的价值（V）之和，但由于 C + V 是无法计量的，人们能够把握和计量的产品生产成本实际上是产品生产成本价格；其次从产品生产补偿的角度，马克思指出产品生产成本是补偿商品生产中使资本家自身耗费的部分。马克思的成本理论是从商品价值构成角度对产品生产成本的经济内涵的一种高度的理论抽象，会计学者称之为"理论成本"。在会计实务中，为了使各企业正确计算成本，国家以"理论成本"为依据规定了成本开支范围，统一产品生产成本所包含的内容，使各企业列入成本的各种支出项目和内容保持一致，以便进行成本比较和分析，提高成本管理水平，正确地计算利润和上缴税金。那么哪些项目可以计入产品成本呢？下面就来了解成本开支范围。

1.2　成本开支范围

1.2.1　现行财务制度规定应计入产品成本的项目

（1）生产经营过程中实际消耗的原材料、辅助材料、修理用配件、外购半成品、燃料、动力、包装物的原价和运输、装卸、整理等费用。

（2）企业直接从事产品生产人员的职工薪酬。

（3）车间房屋建筑物和机器设备的折旧费、租赁费及低值易耗品的摊销费等。

（4）因生产发生的废品损失，以及季节性和修理期间的停工损失。

（5）为组织和管理生产而支付的办公费、取暖费、水电费、差旅费，以及运输费、保险费、设计制图费、试验检验费和劳动保护费等。

1.2.2　现行财务制度规定不应计入产品成本的项目

（1）企业为组织、管理生产经营活动所发生的管理费用、财务费用、销售费用。

（2）购置和建造固定资产的支出、购入无形资产和其他资产的支出。

（3）对外界的投资以及分配给投资者的利润。

（4）被没收的财物以及违反法律而支付的各项滞纳金、罚款以及企业自愿赞助、捐赠的支出。

（5）国家规定不得列入成本的其他支出。

成本计算应根据成本开支范围，对企业的各项费用进行审核和控制，确定是否应该支出，对于不合理、不合法、不利于提高经济效益的超支、浪费或损失要严格制止。如果已经发生，要追究有关部门和人员的责任，及时采取措施杜绝再发生此类情况。

任务案例1-1：重庆渝通机械有限公司在2017年1月发生的部分经济业务内容如表1-1所示。

表1-1　2017年1月部分经济业务

业务序号	业务描述	可以列入产品成本	不能列入产品成本
（1）	以库存现金支付办公费1 600元		
（2）	生产产品领用库存材料23 000元		
（3）	支付税费滞纳金800元		
（4）	生产过程中发生废品损失1 000元		
（5）	支付生产工人工资160 000元		
（6）	向投资者分配利润210 000元		
（7）	生产设备计提折旧60 000元		
（8）	支付生产车间水电费20 000元		
（9）	支付本期短期借款利息600元		
（10）	支付销售人员工资80 000元		

要求：按照现行财务制度对成本开支范围的规定，评述上述开支是否应计入产品成本，并说明原因。

任务处理：

可以列入产品成本的经济业务有（2）、（4）、（5）、（7）、（8）。

不应列入产品成本的经济业务有（1）、（3）、（6）、（9）、（10）。

任务分析：

（1）办公费属于公司为组织、管理生产经营活动所发生的管理费用，为此，以库存现金支付的1 600元办公费不应计入产品成本。

（2）生产产品领用库存材料23 000元，由于直接作用于产品生产，属于生产经营过程中的实际材料消耗，应计入产品成本。

（3）支付税费滞纳金800元，与生产经营无关，应计入营业外支出，不能计入产品成本。

（4）生产过程中发生废品损失1 000元，虽然不能形成产品价值，但是为了促使公司加强成本核算，应将其计入产品成本。

（5）支付生产工人工资160 000元，属于公司直接从事产品生产人员的薪酬，应计入产品成本。

（6）向投资者分配利润210 000元，属于公司利润分配，与生产过程无关，不应计入产品成本。

（7）生产设备计提折旧60 000元，符合成本开支范围中关于折旧费的规定，应计入产品成本。

（8）支付生产车间水电费20 000元，与产品生产相关，应计入产品成本。

（9）支付本期短期借款利息600元，应计入财务费用，不应计入产品成本。

（10）支付销售人员工资80 000元，应计入销售费用，不应计入产品成本。

1.3 产品成本的作用

由于产品成本实质上是反映产品生产过程中的各种劳动耗费和补偿价值，因此产品成本作为衡量企业生产经营过程中劳动耗费的尺度，提供产品定价和经营决策的依据，对于企业降低耗费、足额补偿、合理定价、制定经营决策等具有重要作用。

1.3.1 产品成本是生产耗费的补偿尺度

如果商品销售价格高于成本价格，经营就是有利可图的；如果商品销售价格低于成本价格，企业就要亏本，生产中的耗费就不能得到全部补偿。维持企业的再生产是发展市场经济的必然要求，要维持企业的再生产，就必须使企业在产品生产过程中的耗费得到及时足额的补偿，而足额的补偿又必须以产品成本这个客观的尺度作为标准。如果企业不能按照成本来补偿生产耗费，企业资金周转就会发生困难，再生产就不能按原有的规模进行。当然，企业的销售收入不但应弥补成本，还应弥补费用和税金，取得了一定利润，才能扩大再生产。企业在制定产品销售价格时，就是以产品成本为基础来确定的，通过产品成本间接地反映产品价值。

1.3.2 产品成本是反映企业工作质量的综合指标

产品成本是一项综合性的经济指标，企业在生产经营管理各环节的工作质量，都可以直接或间接地在成本中反映出来。如产品设计是否合理、固定资产是否有效利用、产品质量是否符合要求、原材料的使用是否合理与节约等诸多因素都能通过成本反映出来。我们可以通过对成本的计划、控制、监督、考核和分析等来促使企业加强经济核算，努力改进管理，降低成本，提高经济效益。一方面，通过确定和认真执行企业的成本计划指标，事先控制成本水平和监督各项费用的日常开支，促使企业努力降低各种耗费；另一方面，通过成本的对比和分析，及时发现在物化劳动和活劳动消耗上的节约和浪费情况，总结经验，找出工作中的薄弱环节，采取措施挖掘潜力，合理地使用人力、物力和财力，从而降低成本，提高经济效益。

1.3.3　产品成本是企业制定经营决策的重要依据

在市场经济条件下，企业要在激烈的竞争中生存和发展，要提高在市场上的竞争能力和经济效益，首先要制定正确的生产经营决策。经营决策的核心问题是经济效益的高低，即在众多方案中以经济效益的大小来衡量利弊得失，最后选出最佳方案。在研究经营决策时，成本是影响经济效益的一个非常重要的因素。成本具有弹性，具体表现在取得同样的经济效益可能发生不等量的成本支出，或是以同样的成本支出获得了不等量的经济效益。成本的弹性为我们加强成本费用的核算、寻求降低成本的途径、提高成本管理水平留下了余地。在价格等因素一定的情况下，成本的高低直接影响着企业的赢利。因此，企业制定经营决策时必须考虑产品成本这一重要因素。

1.4　成本会计的产生及发展

成本会计是运用会计的基本原理和方法，对企业在生产经营过程中各项费用的发生和产品生产成本的形成进行预测、决策、计划、核算、分析和考核的一种管理活动。

成本会计是成本计算与复式记账的结合，是社会生产发展到一定阶段的产物，并随着商品经济的发展而逐步形成和完善。成本会计产生于资本主义的简单协作和工场手工业时期，完善于资本主义大机器工业生产阶段。资本主义简单协作的发展，引起了工场手工业的产生，这时各种劳动的结合表现为资本的生产力。生产力的发展和生产关系的完善，对生产管理提出了新的要求，资本家为了获取更多的剩余价值，对生产过程中的消耗和支出更加注意核算，因此生产成本会计提上议事日程。

最先将费用的归集和成本核算纳入账簿记录的是14世纪初意大利的麦迪斯家族的毛纺厂。当时工场主首先将许多手工作坊联合起来，雇用工人对羊毛进行粗加工；然后分发给城乡手工业者，让他们在家中纺成毛线，织成毛呢；最后再在较大的手工工场中完成染色工艺，生产出产品。为了适应这种手工工场的生产特点，在家族毛纺厂的账簿记录中，就产生了按生产工艺若干步骤，分设明细账进行生产费用的归集和计算的方法，这其实就是分步法核算成本的雏形。

19世纪产业革命后，工厂的数量剧增，生产经营的规模日益扩大，企业之间出现了竞争。在竞争中企业主对生产成本更加关注，要求会计人员提供更充分的成本资料，提高成本计算的准确率。这就促使成本计算由统计核算逐步纳入了复式记账系统，使成本计算和会计核算相结合，成本记录与会计账簿一体化，形成了成本会计的一些理论和方法。19世纪末期，为适应纺织、冶金行业及装配式生产企业的需要，系统化的分步成本计算法和分批成本计算法相继产生。

　　20世纪初，资本主义经济迅速发展，市场竞争更加激烈，以事后核算为主的成本会计已不能满足经营管理者的要求。西方国家的许多企业推行泰勒制度，不仅推动了生产的发展，也促进了管理和成本会计的发展，产生了用于成本控制和分析的标准成本法，使成本会计的职能从成本计算扩展到成本控制和分析。标准成本会计的诞生，是企业成本会计发展史上的一个重要里程碑，实现了成本计算与成本管理的有机结合，成本会计进入了一个新发展阶段。

　　第二次世界大战后，科学技术高速发展，生产力水平迅速提高，企业生产经营能力增强，市场竞争日益激烈，促使企业成本会计不仅要精打细算，还要为降低产品成本而献计献策。资本主义垄断经济和跨国公司的出现，使企业的规模日益扩大，生产经营范围不断扩展。同时在战争中发展起来的军事科学技术向民用工业转移，产品的更新换代速度加快，新产品开发日新月异。企业为了生存和发展，除要加强生产过程控制、降低产品成本外，还要提高产品质量，不断开发新产品，同时，在建厂和设计新产品之前，还要选取降低成本的最佳方案。预测学、决策学、运筹学、行为科学、信息学、系统科学等现代管理学的发展，形成了以管理为主的现代成本管理会计。

　　综上所述，可以看出成本会计从产生到逐步形成为现在的以成本核算为基础，以成本控制为核心，包括预测、决策、计划、控制、核算、分析和考核等内容的成本会计体系的过程是与经济发展、社会进步密切相关的。不难想象，随着经济的进一步发展，成本会计在企业经营管理中必将起到越来越重要的作用。

1.5　成本计算与管理的内容

　　从成本会计的产生和发展历程可以看出，原始的成本会计是运用会计核算的一般原理、原则和方法，对产品生产过程中所发生的各项生产耗费进行系统的记录。重点在于对直接材料、直接人工等直接成本进行计算与控制，对间接计入费用则按一定标准在各成本对象间进行分配、汇总，确定各种产品和劳务的总成本和单位成本。随着经济的发展、科技的进步以及企业生产经营管理活动的变化，成本会计的内涵和外延都发生了扩展，现代成本会计与现代管理科学的结合越来越紧密。成本计算与管理的内容实际上已涵盖了成本核算和管理的各个环节，主要包括：成本预测、成本决策、成本计划、成本控制、成本核算、成本分析和成本考核。其中，成本核算是基础，没有科学准确的成本核算资料，成本管理的其他工作都难以发挥成效。

1. 成本预测

　　成本预测是根据与现有成本有关的数据，运用科学的方法，对企业未来的成本水平及其变化趋势做出科学的推测和估计。通过成本预测，可以减少生产经营管理的盲目性，提高成本管理的科学性与预见性。

　　成本预测是进行企业经营决策和编制成本计划的基础，成本预测有助于企业管理人员了解成本发展前景，提高降低成本的自觉性。企业在进行成本预测时，既要参考历史成本资料，又要与同行业、同类企业、同类产品的成本资料进行比较和分析，还要分析有关构成成本的料、工、费价格变化趋势，同时考虑人力、物力、财力资源情况以及产品销售市场与前景。在进行周密调查的基础上，进行具体的计算和分析，以做出尽可能正确的预测。

2. 成本决策

　　成本决策是根据成本预测及其他有关资料，制定出优化成本的各种备选方案，运用决策理论和方法，对各种备选方案进行比较分析，从中选出最满意的方案。做出最优的成本决策是编制成本计划的前提，也是提高企业经济效益的重要途径。

3. 成本计划

成本计划是在成本预测的基础上，根据计划期的生产任务和目标利润，通过一定的程序，遵循一定的原则，以货币计量形式规定计划期产品生产耗费的控制标准和成本水平，并以书面文件的形式下达企业各管理部门和生产车间执行。成本计划是降低成本的具体目标，也是进行成本控制、成本分析和成本考核的依据。企业在编制成本计划时应考虑某些因素变化对成本产生的影响，编制成本滚动计划、弹性计划、单独应变计划以及多项保证降低成本计划等，以适应市场经济的发展变化。

4. 成本控制

成本控制是以预先确定的成本标准或成本计划指标，对实际发生的费用进行审核，将其限制在标准成本或计划成本内，并计算出实际费用与标准费用之间的差异，同时对产生差异的原因进行分析，采取各种有效方法，将各项费用发生限制在计划控制的范围内，以保证成本计划的顺利执行。按照生产经营活动的流程，成本控制可分为产品设计阶段的成本控制、产品生产阶段的成本控制、成本考核阶段的反馈控制。

5. 成本核算

成本核算是成本会计的基本职能，是指运用各种专门的成本计算方法，按一定的对象和规定的成本项目及分配标准进行生产费用的归集和分配，计算出各种产品的总成本和单位成本，并进行账务处理。企业应正确组织成本核算，根据企业的生产工艺特点和生产组织的特点以及成本管理的要求，采用适当的成本计算方法计算产品成本，提供企业成本管理所需的资料。成本核算的过程，既是对实际发生的各项费用进行核算的过程，也是信息反馈和采取有效措施对成本实施控制的过程。通过成本核算资料，可以反映成本计划的完成情况，为编制下期成本计划、进行成本预测和成本决策提供依据。

6. 成本分析

成本分析主要是根据成本核算提供的资料和其他有关资料，将本期实际成本与本期计划成本、上年同期成本以及国内外同类产品的成本水平进行比较，确定成本升降的变动情况，分析形成原因，确定各因素的变化及其对成本的影响程度。通过成本分析，可以找出成本变化的规律，有针对性地采取成本控制措施，改进管理，寻求降低成本的途径，挖掘降低成本的潜力。

7. 成本考核

成本考核是指定期对成本计划和有关指标的实际完成情况进行评价和考核。按成本责任的归属考核各部门及有关岗位人员的成本指标完成情况，并据此进行奖惩，可以客观地评价工作业绩和明确责任，也可以激励员工改进工作，充分调动广大员工执行成本计划的积极性，提高企业的整体管理水平和经济效益。

【知识拓展】

成本计算与管理各项内容之间的联系

成本计算与管理的各项内容是相互联系、相互补充的有机整体。其中成本核算是基础，成本预测、决策、计划都必须以过去的成本核算资料为主要依据；成本控制也需要依据成本核算提供的各种信息实施控制，成本分析和成本考核更需要成本核算提供成本计划实际完成情况的数据资料。

1.6　成本会计的任务

成本会计的任务一方面取决于企业经营管理的要求，同时还受成本会计反映和监督的内容制约。具体来说，成本会计在企业经营管理中应担负起以下方面的任务。

1. 进行成本预测和决策，编制成本计划，为企业进行成本管理提供基本依据

在市场经济条件下，市场竞争非常激烈，企业要想在竞争中求得生存和发展，努力降低产品成本非常重要。为此，企业应根据历史成本资料，充分进行市场调研，运用科学的方法选择最优方案，确定目标成本，然后在此基础上编制成本计划，作为对成本实行计划管理、建立成本管理责任制和控制生产费用的基础，并作为分析成本升降原因以及考核成本责任者工作业绩和实施奖惩的依据。

2. 严格审核和控制各项费用支出，节约开支，不断降低产品成本

在市场经济环境下，企业作为自主经营、自负盈亏的商品生产者和经营者，应贯彻增产节约原则，加强经济核算，以最少耗费去获取最大的经济效益。为此，成本会计必须以国家有关成本费用开支范围以及开支标准和企业有关成本计划、定额等为依据，寻求降低产品成本的途径和方法，严格控制各项费用的支出，努力节省开支，促进企业不断提高经济效益。

3. 正确及时地进行成本核算，为企业经营管理提供有用信息

按照国家有关法规、制度的要求和企业经营管理的需要，正确、及时地进行成本核算，提供真实有用的成本信息，是成本会计的基本任务。成本会计所提供的信息，不仅是企业足额补偿生产耗费，正确确定产品利润，制定产品价格和进行未来成本预决策的依据，也是企业进行成本管理的基本依据。在成本管理中，对各项费用的监督与控制主要是在成本核算过程中，利用有关计算资料来进行的；成本预测、决策、计划、考核、分析等也是以成本核算所提供的成本信息为基本依据的。

4. 进行成本分析，考核计划成本的完成情况

成本在企业的经营管理中，是一个极为重要的经济指标，它可以综合反映企业及其内部有关单位的工作业绩。通过成本核算，获得产品成本的实际资料，将实际成本资料和计划成本对比，反映计划成本的执行情况。通过成本分析，可以揭示影响成本升降的各种因素和影响程度，正确评价和考核各部门在成本管理工作中的业绩，揭示企业成本管理工作中存在的问题，并针对存在的问题查找原因，拟订措施，不断改善成本管理工作，提高企业的经济效益。

1.7　成本会计的法规和制度

成本会计的法规和制度是成本会计工作必须遵循的规范，是会计法规和制度的重要组成部分。成本会计的法规和制度按适用范围和制度权限，可分为全国性成本会计法规制度和特定会计主体的成本会计制度。制定和执行成本会计的法规和制度可以使企业成本会计工作合法、有序，并保证成本会计资料真实、规范、及时和有效。

全国性的成本会计法规制度是由国家统一制定的，主要包括三个层次：第一层是指《中华人民共和国会计法》，第二层是指《企业财务通则》和《企业会计准则》，第三层是指

《企业会计制度》《金融企业会计制度》和《小企业会计制度》。这三类会计法规制度，是企业进行会计工作的基本要求。

另外，由于企业生产经营特点和管理要求各不相同，企业可以根据国家的各种成本会计法规和制度，结合本企业生产经营特点和管理要求，具体制定本企业的成本会计制度、规程或办法，作为企业进行成本会计工作的依据。

成本会计制度是开展成本会计工作的依据和行为规范，制度是否科学、合理，会直接影响成本会计工作的成效。因此，成本会计制度的制定，是一项复杂而细致的工作。在成本会计制度的制定过程中，有关人员不仅应熟悉国家有关法规、制度的规定，而且应深入基层做广泛深入的调查和研究工作，在反复试点、具有充分依据的基础上进行成本会计制度的制定工作。成本会计制度一经制定，就应认真贯彻执行。但随着时间的推移，实际情况往往会发生变化，出现新情况，这时应根据变化了的情况，对成本会计制度进行修订和完善，以保证成本会计制度的科学性和先进性。

任务2 对生产费用和期间费用分类

【任务描述】

（1）支出是企业资产的减少，分为资本性支出、收益性支出及营业外支出三大类，要能熟练判断所发生的支出属于哪一类。

（2）掌握成本与费用的联系和区别。

（3）费用分为生产费用和期间费用，掌握生产费用和期间费用的内容，并能熟练区分生产费用和期间费用。

【相关知识】

在探讨生产费用和期间费用的分类以前，有必要明确支出、费用和成本等概念以及它们之间的关系。

1.1 支出、费用和成本

1. 支出

支出是指企业的一切开支及耗费。按性质，支出可以分为资本性支出、收益性支出及营业外支出三大类。

资本性支出是指支出的效益与几个会计年度相关的支出。这种支出转化为另一项资产的价值，并在以后资产使用中按受益情况分期将其价值计入各期费用。如购建固定资产的支出、固定资产改良支出、取得无形资产的支出等都属于资本性支出。

收益性支出是指支出的效益仅与本年度相关的支出。这种支出直接计入当期费用，从当期的收入中得到补偿。如生产所消耗的材料、以各种方式支付给职工的薪酬等都属于收益性支出。

营业外支出是指与企业的生产经营活动没有直接联系的支出。如罚款支出、违约支出、意外事故造成的损失等。

任务案例1-2: 重庆渝通机械有限公司在2017年1月发生的部分经济业务内容如表1-2所示，请判断分别属于哪一种支出。

表1-2 2017年1月部分经济业务

业务序号	业务描述	支出类型
①	公司本月支付 180 000 元购买一套会计软件	
②	支付办公费 2 500 元	
③	支付税费滞纳金 800 元	
④	发放职工工资及奖金 120 000 元	

任务处理：通过熟读对支出类别性质的描述，判断①为资本性支出；②为收益性支出；③为营业外支出；④为收益性支出。

2. 费用

费用是指企业生产经营过程中发生的各种耗费，分为生产费用和期间费用。企业的支出中，凡是与本企业的生产经营活动有关的支出均属于费用，可直接计入费用或分期转化为费用，而与本企业生产经营活动无关的支出，如营业外支出，则不属于费用，应直接计入当期损益。

3. 成本

成本是企业为了生产产品或提供劳务而耗用的各项耗费或支出，这种耗费或支出是相对于一定主体而言的，即归属于谁的耗费或支出。

成本是对象化的费用，根据权责发生制原则，企业某一期间发生的生产费用与归属产品或劳务的期间并不完全一致，即归属于当期成本中的生产费用有一部分是当期发生的，有一部分则可能是以前会计期间发生的。当然，归属于本期的生产费用也不一定归属于当期产品成本，可能会由以后期间的产品或劳务负担，因为当月产品不一定全部完工。

4. 成本与费用的联系和区别

成本与费用的联系表现为成本与费用都是企业在生产经营过程中发生的耗费。费用是成本计算的基础，成本是对象化的费用。只有正确组织费用的核算，并将各项耗费正确归集到成本计算对象上，才能正确计算成本。

成本与费用的区别表现在费用上是按时期归集的，即一定时期为生产经营所发生的各种耗费；而成本则是按对象来归集和计量的，即某一具体对象所承担的各项耗费。费用的范围比成本的范围要广，本期发生的费用是否计入本期成本，还应按照费用的确认标准，正确划分费用的归属期。

1.2 费用的分类

费用分为生产费用和期间费用。

1.2.1 生产费用的分类

生产费用，是指在企业产品生产的过程中，发生的能用货币计量的生产耗费，也就是企业在一定时期内产品生产过程中消耗的生产资料的价值和支付的劳动报酬之和。为具体反映计入产品成本的生产费用的各种用途，提供产品成本构成情况的资料，可以将生产费用划分为若干个成本项目。制造企业一般应设置以下成本项目：

（1）直接材料，指直接用于产品生产并构成产品实体的原料、主要材料和外购半成品，以及有助于产品形成的辅助材料。

（2）燃料和动力，指直接用于产品生产的各种燃料和动力费用。

（3）直接人工，指企业直接从事产品生产人员的工资，以及计提的职工福利费等。

（4）制造费用，指企业生产车间为生产产品和提供劳务而发生的各项组织、管理费用，以及不专设成本项目的其他生产费用。它包括车间管理人员及非生产人员的工资和福利费、车间设备和房屋建筑物的折旧费、办公费、水电费、机物料消耗、劳动保护费等。

如果企业废品较多或废品损失在产品成本中所占比重较大，可增设"废品损失"成本项目单独反映；如果企业需要核算因材料供应不足、停电、非常灾害等造成的停工损失，可设"停工损失"成本项目单独反映。

【知识拓展】

将生产费用按经济用途分类，便于对产品成本实施有效的控制并进行分析考评，企业可以根据本企业的实际情况，合并或者增设有关成本项目。如企业耗用燃料和动力不多，为了简化核算，可将其中的工艺用燃料费用并入"直接材料"成本项目，将其中的工艺用动力费用并入"制造费用"成本项目。其中最基本的成本项目是直接材料、直接人工、制造费用三项。

另外，生产费用还可以按经济内容分为外购材料、外购燃料、外购动力、应付职工薪酬、折旧费、修理费、利息支出、税金及其他支出等要素费用。生产费用按经济内容分类，可以反映企业在一定时期内发生生产经营费用的种类和数额，利用这些会计数据可以了解各个时期生产经营费用的结构和水平；同时可以区分生产经营费用中的物化劳动消耗和活劳动消耗，为企业管理资金、考核流动资金周转运用情况提供数据。但是这种分类不能反映费用发生的地点和用途，因而不便于分析费用的发生是否合理、节约。

1.2.2 期间费用的分类

期间费用是指企业本期发生的、不能直接或间接归入产品成本，而是直接计入当期损益的各项费用。期间费用按照经济用途可分为管理费用、财务费用和销售费用。

1. 管理费用

管理费用是指企业行政管理部门为组织和管理生产经营活动发生的各项费用。它包括公司经费、工会经费、职工教育费、劳动保险费、待业保险费、董事会费、咨询费、审计费、诉讼费、修理费、排污费、绿化费、税金、土地使用费、技术转让费、技术开发费、无形资产摊销、业务招待费及其他管理费用。

2. 财务费用

财务费用是指企业为筹集资金而发生的各项费用。它包括企业生产经营期间发生的利息支出（减利息收入）、汇兑损失（减汇兑收益）和金融机构手续费，以及因筹集资金而发生的其他费用等。

3. 销售费用

销售费用是指企业在销售产品和提供劳务等过程中发生的各项费用以及专设销售机构的各项经费。它包括应由企业负担的运输费、装卸费、包装费、保险费、委托代销手续费、广告费、展览费、租赁费和销售服务费，销售机构人员工资、福利费、办公费、折旧费、物料消耗、低值易耗品摊销以及其他经费。

任务案例 1 - 3：重庆渝通机械有限公司 2017 年 1 月发生的部分经济业务内容如表 1 - 3 所示，请判断分别属于哪一类期间费用。

表 1 - 3　2017 年 1 月发生的部分经济业务

业务序号	业务描述
①	支付管理部门财产保险费 8 000 元
②	支付销售人员工资 23 000 元
③	支付本期短期借款利息 1 600 元
④	支付产品广告费 30 000 元
⑤	支付行政办公室电费 5 600 元

任务处理：根据各项期间费用的定义，判断①为管理费用；②为销售费用；③为财务费用；④为销售费用；⑤为管理费用。

【小知识】

判断期间费用时，可用排除法。一般来说，财务费用与销售费用比较好判断，一个与筹资有关，一个与销售有关，其余的多数为管理费用。要注意的是不要把制造费用与管理费用混淆了，制造费用一定是与生产有较为直接的关系，如车间管理人员的工资、车间办公费等就属于制造费用。

任务3　设置成本核算的主要账户

【任务描述】

成本核算涉及的账户主要有"基本生产成本""辅助生产成本""制造费用""长期待摊费用""销售费用""管理费用""财务费用"等总分类账户以及这些账户必要的明细账户。单独核算废品损失、停工损失的企业，还可以增设"废品损失""停工损失"账户，用来归集企业发生的废品损失和停工损失，然后将这些损失合理地摊入产品成本。

【相关知识】

3.1　总分类账户的设置

3.1.1　"基本生产成本"账户

"基本生产成本"账户是为了归集进行基本生产所发生的各种生产费用和计算基本生产成本而设立的。基本生产所发生的各项费用，记入该账户的借方；完工入库的产品成本，记入该账户的贷方；该账户的余额，就是基本生产在产品的成本。

该账户核算产品生产过程中所发生的直接材料、直接人工及分配转入的制造费用、辅助生产成本等，期末应将该账户按一定的方法在各产成品与在产品之间分配。

3.1.2　"辅助生产成本"账户

"辅助生产成本"账户是用以核算辅助生产车间为基本生产车间、企业管理部门和其他辅助生产车间生产产品或提供劳务所发生的生产费用，计算辅助生产或劳务成本的账户。如工具、模具、修理用备件等产品的生产和修理、运输等劳务的供应，就应在该账户进行归集和分配。

辅助生产车间在生产过程或提供劳务过程中所发生的各项费用，如直接材料费用、直接人工费用、负担的制造费用记入"辅助生产成本"账户的借方；完工入库产品的成本或分配转出的劳务费用，记入该账户的贷方；该账户的余额，就是辅助生产在产品的成本。

【小知识】

"基本生产成本"和"辅助生产成本"既可以作为一级账户设置，也可以在"生产成本"一级账户下设置"基本生产成本"和"辅助生产成本"两个二级账户，企业应根据自身实际情况进行选择。

3.1.3　"制造费用"账户

"制造费用"账户用来核算企业各生产单位（车间、分厂）为组织和管理生产活动而发生的各项费用，包括生产车间管理人员工资、福利费、折旧费、办公费、水电费、机物料消耗、劳动保护费、设计制图费、试验检验费、季节性和大修理期间的停工损失等。

企业发生的各项制造费用，记入该账户的借方；月终分配制造费用时，记入该账户的贷方；除季节性生产企业外，该账户一般月末无余额。

3.1.4　"长期待摊费用"账户

为了正确划分各项费用的界限，企业应当设置"长期待摊费用"账户，用于核算企业已经发生但应由本期和以后各期产品成本负担的，摊销期在一年以上的各项费用，如预付租金、固定资产修理费、以经营租赁方式租入固定资产发生的改良支出等。

企业所发生的各项长期待摊费用，记入该账户借方；摊销本期产品成本应负担的长期待摊费用，记入该账户贷方；本账户余额在借方，表示尚未摊销完的长期待摊费用数额。

3.1.5　"废品损失"账户

凡是内部成本管理上要求单独反映和控制废品损失的企业，会计上可以设置专门的"废品损失"账户。该账户用于核算生产单位发生的各种废品带来的经济损失，包括可修复废品损失和不可修复废品的净损失。

该账户的借方归集不可修复废品成本和可修复废品的修复费用，贷方反映废品残值、赔偿款以及记入合格品成本的净损失，期末一般无余额。"废品损失"明细账户应按生产车间分产品设置，按废品损失的构成进行反映。为了简化核算工作，通常辅助生产车间不单独核算废品损失。

3.1.6　"停工损失"账户

凡是需要单独核算"停工损失"的企业，可以设置"停工损失"账户。该账户用于核算企业生产车间由于计划减产或者由于停电、待料、机器设备发生故障等而停止生产所造成的损失。

该账户借方记录停工期间应付的工资和福利费、维护保养设备消耗的材料费用、应负担的制造费用等，贷方反映分配结转的停工损失，期末一般无余额。如果跨月停工，则可能出现借方余额。"停工损失"明细账户应按车间设置。

3.1.7　"销售费用"账户

"销售费用"账户核算企业在销售产品、自制半成品和工业性劳务过程中发生的费用，以及专设销售机构所发生的各项费用。发生销售费用时，借记本账户，贷记"银行存款""应付职工薪酬"等账户。期末应将本账户的发生额转入"本年利润"账户，结转后该账户无余额。

3.1.8 "管理费用"账户

"管理费用"账户是核算行政管理部门为组织和管理生产经营活动而发生的各项费用。企业发生的各项管理费用，借记本账户，贷记"银行存款""无形资产""应付职工薪酬"等账户。期末应将本账户的发生额转入"本年利润"账户，结转后该账户无余额。

3.1.9 "财务费用"账户

"财务费用"账户核算企业进行筹集资金等理财活动而发生的各项费用，如利息支出、金融机构手续费等。企业发生的财务费用，借记本账户，贷记"应付利息""银行存款"等账户。发生的应冲减财务费用的利息收入，借记"银行存款"账户，贷记本账户。期末将本账户的发生额转入"本年利润"账户，结转后该账户无余额。

3.2 主要明细账户的设置

企业进行成本、费用核算，除了通过设置总分类账户进行总括反映外，还要设置成本、费用明细账户进行明细核算。

3.2.1 基本生产成本明细账

基本生产成本明细账，可以按产品品种、产品生产批别、产品生产步骤以及产品大类等开设，并分为不同成本项目归集费用，计算产品成本。基本生产成本明细账可以采用多栏式账页，账页内按成本项目设置专栏，并在账内连续记录各月产品费用的归集和完工产品成本的结转。常见格式见表1-4。

表1-4 产品成本明细账

产品名称：甲产品　　　　　　2017年4月　　　　　　单位：元

月	日	摘要	直接材料	直接人工	制造费用	合计
3	31	月初在产品成本	88 000	11 000	10 000	109 000
4	30	本月生产费用	144 000	16 000	20 000	180 000
4	30	生产费用合计	232 000	27 000	30 000	289 000
4	30	转出完工产品成本	185 600	21 600	24 000	231 200
4	30	月末在产品成本	46 400	5 400	6 000	57 800

说明：

生产费用合计 = 月初在产品成本 + 本月生产费用

完工产品成本 = 生产费用合计 - 月末在产品成本

任务案例1-4： 重庆渝通机械有限公司乙产品基本生产成本明细账各成本项目的月初在产品费用、本月生产费用、月末在产品成本如表1-5所示。

表 1-5　产品成本明细账

产品名称：乙产品　　　　　　　　　　2017 年 4 月　　　　　　　　　　单位：元

月	日	摘要	直接材料	直接人工	制造费用	合计
3	31	月初在产品成本	55 000	9 000	6 000	70 000
4	30	本月生产费用	118 000	13 000	9 000	140 000
4	30	生产费用合计				
4	30	转出完工产品成本				
4	30	月末在产品成本	51 900	6 600	4 500	63 000

要求：根据产品明细账中各项内容之间的勾稽关系，计算生产费用合计和完工产品成本。

任务处理：

（1）因为生产费用合计＝月初在产品成本＋本月生产费用，所以生产费用合计各栏金额分别为表 1-6 所示。

表 1-6　生产费用合计各栏金额

单位：元

月	日	摘要	直接材料	直接人工	制造费用	合计
4	30	生产费用合计	173 000	22 000	15 000	210 000

（2）因为完工产品成本＝生产费用合计－月末在产品成本，所以完工产品成本各栏金额分别为表 1-7 所示。

表 1-7　完工产品成本各栏金额

单位：元

月	日	摘要	直接材料	直接人工	制造费用	合计
4	30	转出完工产品成本	121 100	15 400	10 500	147 000

如果得知完工产品的成本，我们也可根据公式"完工产品成本＝生产费用合计－月末在产品成本"推算出月末在产品成本。

3.2.2　辅助生产成本明细账

辅助生产成本明细账应按辅助生产车间和产品名称、劳务种类开设，账簿中按辅助生产的成本项目或费用项目分设专栏进行明细核算。辅助生产成本明细账，其格式与基本生产成本明细账相同。

3.2.3　制造费用明细账

制造费用明细账一般按不同车间、部门设置明细账，一般采用多栏式账页，并按制造费用的项目内容分设专栏，进行明细核算。如果辅助生产车间规模小、费用少，为了简化核算工作，也可不在辅助生产车间单设"制造费用"明细账，辅助车间发生的制造费用直接记入"辅助生产成本"总分类账及其明细账的借方。

3.2.4　其他费用明细账

"废品损失"账户应按车间设置明细分类账，账内则按产品品种分设专户，并按成本项目设置专栏进行明细登记。"停工损失"账户应按车间设置明细账，分别按成本项目设置专栏，进行停工损失的明细核算。

"销售费用"账户、"管理费用"账户和"财务费用"账户的明细分类账，多采用多栏式账页，按费用项目设置专栏，进行明细登记。

任务4　理解成本核算的基本程序

【任务描述】

尽管产品成本的计算方法不同，但成本核算的基本程序是一样的，都要按照成本核算的要求，对生产经营过程中发生的各项生产费用和期间费用，逐步进行归集和分配，最后计算出各种产品成本和各项期间费用。

【相关知识】

4.1　成本核算的基本程序

成本核算的基本程序，是对生产经营过程中发生的各项生产费用和期间费用，按照成本核算的要求，逐步归集和分配，最后计算出各种产品成本和各项期间费用的基本过程。企业需要根据生产类型和成本管理要求选择适合本企业特点的成本计算方法。尽管产品成本计算方法不同，但成本核算的基本程序是一样的，可将成本核算的基本程序具体归纳如下。

4.1.1　各要素费用的分配

外购材料、外购燃料、外购动力、工资及折旧费等各项要素费用，需要首先按照经济用途进行分配。分配时，属于期间费用的，如行政管理部门及销售机构人员的工资、消耗的材料等应按管理费用、销售费用分别进行归集。

应计入产品成本的费用，属于单设成本项目的费用，如构成产品实体的原材料、产品生产耗用的外购燃料和动力、生产工人的工资等费用，要按用途分配给基本生产各种产品和辅助生产各种产品（劳务），并计入有关成本项目，直接按照各种产品的不同成本项目进行归集。未单设成本项目的费用，如折旧费用、车间管理人员工资等费用，应先归集为不同生产车间或部门的制造费用，月末再按一定标准分配计入各种产品。

4.1.2　长期待摊费用的分配

本月发生的，但尚未按经济用途分配的费用通过长期待摊费用归集后，应将本月摊销额按用途进行分配。本月分配的摊销额，计入本月产品成本和期间费用。

4.1.3　辅助生产费用的分配

企业辅助生产车间所发生的各项费用，属于单设成本项目的，如材料、工资等，应在以上各项要素费用分配中直接计入辅助生产产品或劳务成本。对完工入库的辅助生产产品，应将其生产成本转为存货成本，同时区分辅助生产产品和劳务种类，按受益数量的比例在各受益对象之间分配。

【小知识】

一般情况下，只能先分配辅助生产费用，再分配制造费用，因为辅助生产费用中有一部分还可能会分配给制造费用。

4.1.4　基本生产车间制造费用的分配

归集了各基本生产车间制造费用以后，应采用合理的分配标准，分别在应负担的不同产品之间进行分配，以制造费用成本项目计入各种产品成本。

4.1.5　废品损失和停工损失的分配

在单独核算废品损失、停工损失的企业中，因为出现废品、停工而发生的损失费用，都应在以上各步骤的费用分配中，按废品损失、停工损失进行归集。以上损失性费用在分配时，除可以收回的保险赔偿、过失赔偿以及可列为营业外支出的非常损失等之外，属于生产经营损失部分的，还应分别按有关期间费用项目和产品成本项目进行归集。专设废品损失、停工损失成本项目的，按该成本项目计入产品成本。如果企业不单独核算废品损失和停工损失，则不存在该费用的分配。

4.1.6　完工产品和月末在产品之间的费用分配

通过以上各步骤的费用分配，每种产品本月应负担的生产费用已按不同成本项目分别归集，逐项与月初在产品费用相加，即为该种产品全部产品费用。如果当月产品全部完工，所归集的全部产品费用即为完工产品成本；如果全部未完工，则全部为月末在产品成本；如果当月既有完工产品又有月末在产品，则需分别按成本项目在完工产品和在产品之间分配，计算出按成本项目反映的完工产品成本和月末在产品成本。

4.2　成本核算的账务处理程序

综合成本核算的基本程序和成本核算的主要会计账户，下面以图 1-1 列示成本核算账务处理的基本程序，可以对成本核算的账务处理程序有一个概括的了解，也可以从账务处理的角度进一步理解成本核算的基本程序。每个企业尽管产品成本计算的方法不同，但成本核算的基本程序是一样的，都要按照成本核算的要求，对生产经营过程中发生的各项生产费用和期间费用，逐步归集和分配，最后计算出各种产品成本和各项期间费用。

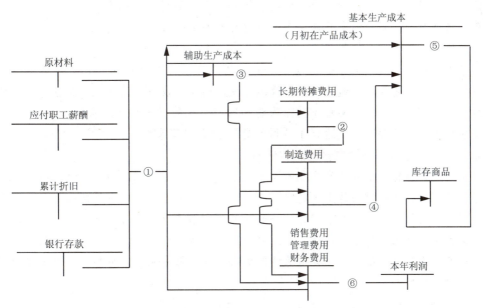

图 1-1　成本核算账务处理基本程序

注：①各要素费用的分配；②长期待摊费用的分配；③辅助生产费用的分配；④制造费用的分配；⑤结转完工产品成本；⑥结转各项期间费用。

【拓展阅读】

为何沃尔玛能够成为世界零售业霸主

沃尔玛不过是一家百货连锁零售商，但却能力压汽车、IT等高利润行业，在世界500强中连续三年排名第一（2014—2016），成为世界零售业的霸主，这其中有什么秘密呢？沃尔玛能够长期保持"天天低价"和"最周到的服务"主要是因为成本管理和成本控制工作做得好。而其降低成本的优势主要是在采购、成本节约以及货物配送上体现出来的，具有以下途径：

1. 直接从工厂进货

传统的零售商在采购时往往要通过很多中间商，每经过一个中间商，价格就要提高几个百分点甚至十几个点，减少中间环节就能将很多支出节省下来。沃尔玛的经营战略与传统的零售商有很大的不同，其采购链条绕开中间商，直接从工厂进货，从而大大减少了进货的中间环节，为降低采购价格提供了更大的空间，因此能够提供更为低廉的商品价格。

2. 节约办公成本

沃尔玛严格将办公费用控制在营业额的2%以内，将"一分钱掰成两半花"，从而比竞争对手更节约开支。"合适的才是最好的"是沃尔玛公司的经营理念之一。在沃尔玛公司，你看不到华而不实的办公场所和设备；在销售旺季或者节假日，也不像其他公司那样增聘员工或者临时工，而是让经理们穿着西装走到第一线直接为顾客服务；就连高层管理人员外出公干也是选择最廉价的机票和住宿。这样就使得节约成为企业的文化之一。

3. 运用高科技统一配送货物

沃尔玛公司实行统一订货、统一分配、统一运送。供货商将货物运到配送中心之后，不在库房里消耗时间，装箱的商品从一个卸货处运到另一个卸货处。这种做法使沃尔玛每年都可以节省数百万美元的仓储费用。

沃尔玛公司通过交换电子数据来控制商品的库存量，同时还花巨资发射了一颗商用卫星，实现了全球信息互通。通过卫星以及网络使公司总部及时全面掌握销售情况，合理安排进货结构，及时补充库存，实现了全球采购和物流系统的有效共享，有效降低了存货水平，减少了资金成本和库存费用，达到了"微库存"甚至"零库存"。

4. 将控制成本作为制度文化建设的核心

沃尔玛是有独特组织制度和文化的，不过这些制度和文化本质上是为控制成本服务的。沃尔玛的员工对顾客提倡的是忠于顾客。忠于顾客的内涵就是提供有价值的商品给顾客，外延就是实行天天低价，为顾客节省每一分钱。这不仅仅是制度，而已经成为沃尔玛的文化。沃尔玛在企业和员工间建立了伙伴关系。每一位员工都是沃尔玛的合伙人，是伙伴关系的外延，与员工共同分享，每个员工在退休的时候会分享一部分利润，另外，也可以以较低的价格购买沃尔玛的股份。

沃尔玛全球总裁李斯阁曾说过，沃尔玛成功的因素在于配送中心、信息系统和企业文化。沃尔玛直接从工厂进货，又有自己的配送系统，使它"天天低价"，从而薄利多销。再加上良好的企业文化使员工视企业为家，为企业节约每一分钱，真诚地为顾客提供"最周到的服务"，企业的营业收入和利润自然就提高了。可见，成本管理对一个企业的经济效益和市场竞争力有着多么重要的作用。沃尔玛公司正是由于其近乎完美的成本管理与控制方法使其走在了世界零售业的前列，成为世界零售行业的巨头。

【项目训练】

一、简答题

1. 简述产品成本的含义及其作用。

2. 简述成本会计的产生和发展过程。

3. 简述成本计算与管理的主要内容及各项内容之间的关系。

4. 阐述产品成本项目包括的主要内容。

5. 阐述工业企业成本核算的一般程序。

二、单项选择题

1. 产品成本是企业在生产产品过程中已经耗费的，用货币表现的为制造产品而耗费的物化劳动的价值和活劳动中必要劳动价值之和。这种成本会计学者称为（　　）。

A. 核算成本　　　　　　　　　　　B. 理论成本

C. 管理成本　　　　　　　　　　　D. 制造成本

2. 成本会计最基本的任务是（　　）。

A. 加强成本预测，优化成本决策

B. 制定目标成本，强化成本控制

C. 建立成本责任制度，严格成本业绩考核

D. 正确计算产品成本，及时提供成本信息

3. 现代成本管理的七项主要内容中，最基本最重要的一项内容是（　　）。

A. 成本计划　　　　　　　　　　　B. 成本控制

C. 成本核算　　　　　　　　　　　D. 成本决策

4. 成本分析一般在（　　）进行。

A. 事前　　　　　　　　　　　　　B. 事中

C. 事后　　　　　　　　　　　　　D. 事前、事中、事后

5. 成本会计的任务主要取决于（　　）。

A. 企业经营管理的要求　　　　　　B. 生产经营的特点

C. 成本会计的组织机构　　　　　　D. 成本会计的法规和制度

6. 下列各项不属于生产费用的是（　　）。

A. 生产用机器设备折旧费用　　　　B. 工艺用燃料费用

C. 主要材料费用　　　　　　　　　D. 罚款支出

7. 企业用于筹集生产经营资金而发生的费用，称为（　　）。

A. 生产费用　　　　　　　　　　　B. 财务费用

C. 销售费用　　　　　　　　　　　D. 制造费用

8. 下列各项属于产品成本项目的是（　　）。

A. 折旧费用　　　　　　　　　　　B. 工资费用

C. 制造费用　　　　　　　　　　　D. 材料费用

9. 下列各项中，不计入产品成本的费用是（　　）。

A. 直接材料费用　　　　　　　　　B. 辅助车间管理人员工资

C. 车间厂房折旧费 　　　　　　　　　　D. 厂部办公楼折旧费

10. 下列各项中，不属于产品成本项目的有（　　　）。

A. 废品损失 　　　　　　　　　　B. 燃料及动力

C. 制造费用 　　　　　　　　　　D. 管理费用

11. 下列各项不应计入制造费用的是（　　　）。

A. 车间物料消耗 　　　　　　　　　　B. 燃料及动力

C. 车间管理人员工资 　　　　　　　　　　D. 车间厂房的折旧费用

12. 下列各项不应计入管理费用的是（　　　）。

A. 管理人员工资 　　　　　　　　　　B. 技术研究费用

C. 业务招待费 　　　　　　　　　　D. 银行借款利息

13. 下列各项应计入销售费用的是（　　　）。

A. 销售人员的工资 　　　　　　　　　　B. 职工教育经费

C. 车间办公费 　　　　　　　　　　D. 折旧费

14. 下列关于成本与费用的说法错误的是（　　　）。

A. 费用着重于按会计期间进行归集

B. 生产费用是直接费用，期间费用是间接费用，最终都要计入产品成本

C. 产品成本着重于按产品进行归集

D. 归属于当期成本中的生产费用不一定都是本期发生的生产费用

15. 下列各项不能列入产品成本，也不能列入期间费用的是（　　　）。

A. 车间设备维修领用材料 　　　　　　　　　　B. 厂部维修领用材料

C. 辅助生产车间设备维修领用材料 　　　　　　　　　　D. 建造厂房领用材料

三、多项选择题

1. 现代成本管理的内容包括成本核算和管理的各个环节，主要包括（　　　）。

A. 成本预测 　　　　　　　　　　B. 成本控制

C. 成本核算 　　　　　　　　　　D. 成本分析

2. 产品成本的作用（　　　）。

A. 是生产耗费的补偿尺度

B. 是反映企业工作质量的综合指标

C. 是制定产品价格的重要依据

D. 是企业制定经营决策的重要依据

3. 制造业进行成本核算时可以设置的成本项目有（　　　）。

A. 制造费用 　　　　　　　　　　B. 直接材料

C. 燃料及动力 　　　　　　　　　　D. 辅助生产费用

4. 下列各项中，应计入产品成本的费用有（　　　）。

A. 专设销售机构人员的工资 　　　　　　　　　　B. 车间管理人员的工资

C. 车间生产工人的工资 　　　　　　　　　　D. 企业管理部门人员的工资

5. 下列各项应计入财务费用的有（　　　）。

A. 国债利息收入 　　　　　　　　　　B. 汇兑损失

C. 银行汇票手续费 　　　　　　　　　　D. 财务部门办公费

6. 下列（   ）项目是将费用按经济用途划分的。

A. 制造费用   B. 固定费用

C. 直接材料   D. 管理费用

7. 下列各项属于费用要素的是（   ）。

A. 外购材料   B. 修理费

C. 外购动力   D. 折旧费

8. 一般情况下，期末没有余额的科目是（   ）。

A. 财务费用   B. 生产成本

C. 制造费用   D. 管理费用

9. 下列各项应计入销售费用的有（   ）。

A. 展览费   B. 咨询费

C. 销售机构经费   D. 广告费

10. 制造费用是指为生产产品和提供劳务发生的各项间接费用，包括（   ）。

A. 生产车间管理人员的工资和福利费   B. 生产车间固定资产折旧

C. 生产车间的办公费   D. 行政管理部门的水电费

四、判断题

1. 成本预测和决策是成本会计最基本的任务。（   ）

2. 成本核算是成本会计工作的基础，是成本会计的核心内容。（   ）

3. 产品成本是补偿耗费的尺度，因此，在量上与产品价格相等。（   ）

4. 企业为生产一定种类、一定数量的产品所支出的各种生产费用的总和，就是这些产品的成本。（   ）

5. 成本的经济实质，是生产经营过程中所耗费的劳动对象和劳动资料的转移价值。（   ）

6. 企业支付本月办公费 18 000 元，属于资本性支出。（   ）

7. 成本是企业为了生产产品或提供劳务而产生的各项耗费或支出，属于对象化的费用。（   ）

8. 企业发生的生产费用和期间费用均应按照产品进行归集，以便为产品成本的分析和考核提供数据。（   ）

9. 资本性支出不应计入产品成本和期间费用。（   ）

10. "制造费用"属于损益类账户，月末一般无余额。（   ）

11. 制造业成本核算的内容包括产品成本的核算和期间费用的核算。（   ）

12. 在成本核算中，应该正确划分完工产品与在产品的费用界限，防止任意提高或降低月末在产品费用，人为调节完工产品成本。（   ）

13. 在只生产一种产品的企业或车间中，直接生产费用和间接生产费用都可以直接计入产品成本。（   ）

14. 凡不应计入产品成本的支出，都应作为期间费用处理。（   ）

15. 企业捐赠支出、罚款支出和非常损失不能计入成本，也不能计入费用。（   ）

16. 生产车间当月领用的原材料，都应计入当月的产品成本。（   ）

17. 企业购置和建造固定资产、购买无形资产以及对外投资均属于资本性支出。（   ）

18. 企业某个会计期间实际发生的费用总和，不一定等于该会计期间产品的总成本。

（　　）

19. 期间费用不计入产品成本，但它是成本会计的核算对象。　　　　　（　　）

20. 实际工作中，不形成产品价值的废品损失不应计入产品成本。　　　（　　）

五、业务分析题

1. 重庆渝通机械有限公司 2017 年 1 月发生部分经济业务如下表所示，请分析哪些应计入产品成本，哪些应计入期间费用。

业务描述	产品成本	期间费用
例：生产产品领用材料 100 000 元	√	
（1）生产用固定资产计提折旧 20 000 元		
（2）支付广告费 6 000 元		
（3）支付短期借款利息 800 元		
（4）支付生产工人工资 21 000 元		
（5）支付生产车间管理人员工资 9 000 元		
（6）支付行政办公大楼水电费 2 300 元		
（7）支付生产产品耗用电费 3 600 元		
（8）销售部门领用材料 600 元		
（9）生产过程中产生废品损失 1 000 元		
（10）行政管理部门办公用设备折旧 6 000 元		

2. 重庆渝通机械有限公司 2017 年 5 月甲产品基本生产成本明细账各项目数据如下表所示。

产品成本明细账

产品名称：甲产品　　　　　　　　　　2017 年 5 月　　　　　　　　　单位：元

月	日	摘要	直接材料	燃料动力	直接人工	制造费用	合计
4	30	月初在产品成本	60 000	8 000		5 000	84 000
5	31	本月生产费用		19 000	26 000		
5	31	生产费用合计	220 000		37 000	18 000	
5	31	转出完工产品成本		21 600	29 600		
5	31	月末在产品成本	44 000			3 600	

要求：根据产品成本明细账中各项内容之间的勾稽关系，计算空栏项目。

归集与分配要素费用

在生产产品的过程中，会发生各种各样的费用，为确定产品的成本，每一项要素费用发生后，应采用一定的方法按经济用途分别归属到相应的成本、费用项目中去。在这一项目里，我们的任务是学习各种要素费用是如何归集起来的，并采用什么方法分配到成本费用中去的。

1. 了解各项要素费用的性质和内容。
2. 归集与分配材料费用。
3. 归集与分配外购动力费用。
4. 归集与分配职工薪酬费用。
5. 归集与分配折旧费、修理费用、利息费用等其他费用。

重庆渝通机械有限公司生产产品过程中产生了一系列生产费用，包括外购材料、外购燃料、外购动力、应付职工薪酬、折旧费、修理费、利息支出、税金等。每一项费用发生后，应如何分配到相应产品的成本费用项目中去，从而正确计算公司生产的每一种产品呢？在这一项目里，我们的任务是学习各种要素费用的归集和分配方法，为计算完工产品的成本打下基础。

任务1 归集与分配材料费用

【任务描述】

（1）生产中耗用的材料费用，分为直接耗用材料和共同耗用材料两种。对于共同耗用材料的分配，应掌握材料定额消耗量比例法和材料定额费用比例法两种方法。

（2）对材料收发结存的核算，有按实际成本核算和按计划成本核算两种方法，若按材料计划成本核算，需在月末计算材料成本差异率，将发出材料的计划成本调整为实际成本。

（3）企业耗费的燃料费用也应进行归集和分配，其分配程序和方法，与原材料费用分配程序和方法相同；低值易耗品的分配则需掌握一次摊销法和五五摊销法。

【相关知识】

1.1　材料费用概述

材料是工业生产过程中的劳动对象，是工业生产过程中不可缺少的物质要素。不同材料在产品生产过程中所起的作用是不同的，有的材料经过加工后构成产品的主要实体，在生产中起主要作用，有的材料不构成产品的实体，只在生产中起辅助作用。材料按照用途可分为产品生产直接材料耗用、间接材料耗用以及经营管理材料耗用。

直接材料耗用是指产品生产直接耗用的材料，包括：

（1）构成产品主要实体的各种原料、主要材料、外购半成品等，如制造机器设备用的金属材料、纺织企业用的棉纱等。

（2）产品生产工艺过程耗用的燃料和动力，如冶炼企业在金属冶炼过程中消耗的煤、汽油、天然气和电力等。

（3）与产品实体相结合或有助于产品形成的各种辅助材料，如催化剂、油漆、染料等。

间接材料耗用也称一般消耗性材料耗用，是指为组织和管理产品生产以及保证生产正常进行而耗用的各种辅助材料、燃料、动力等，如为创造正常生产条件而耗用的润滑油、机油和修理用配件等。

经营管理材料耗用则是在管理过程中由管理部门根据需要领取耗用的材料。

无论是直接材料耗用还是间接材料耗用，一经投入使用，就会被全部消耗，或改变其原有的实物形态，其价值一次性、全部转移到所生产的产品成本中去，构成产品价值的主要组成部分。

企业通常设"原材料""周转材料"等账户对上述各种材料进行核算。其中，"原材料"账户一般核算原料及主要材料、辅助材料、燃料、修理用备件等材料的增加、减少和结存情况。"周转材料"主要核算包装物及低值易耗品的增加、减少和结存情况，企业也可根据需要单独设置"包装物"和"低值易耗品"两个账户进行核算。对于燃料在成本中所占比重较大的企业，可单独设置"燃料"账户进行核算。

【小知识】

包装物及低值易耗品一般在"周转材料"账户中核算，也可单独设置"包装物"和"低值易耗品"两个账户进行核算。燃料可单独设置"燃料"账户进行核算，也可在"原材料"账户下核算，企业可根据需要进行选择。

1.2　归集原材料费用

生产中耗用的材料费用，有的能根据领料凭证直接区分是由某种产品或几种产品分别耗用的材料，这类材料成本可以直接根据审核后的领料凭证汇总计算出来，并进行账务处理。而有的材料由几种产品共同耗用，不能直接区分应由哪一种产品耗用。对于这种共同耗用材料，应选择恰当的分配标准，在几种产品间计算分配后，才能计入各种产品成本的直接材料项目。原材料费用的分配标准很多，可以按照产品的重量、体积等分配。在材料消耗定额比较准确的情况下，通常采用的是材料定额消耗量比例法和材料定额费用比例法。

分配的一般程序是：

（1）选择一定的分配标准。

（2）计算分配率。

$$分配率 = \frac{材料费用总额}{各产品的分配标准之和}$$

（3）计算某种产品应负担的材料费用。

某种产品应负担的材料费用 = 该种产品的分配标准 × 分配率

1.2.1　定额消耗量比例法

定额消耗量比例法就是以定额消耗量作为材料费用的分配标准，其计算步骤是：

（1）计算某种产品材料定额消耗量。

某种产品材料定额消耗量 = 该种产品实际产量 × 单位产品材料消耗定额

（2）计算原材料费用分配率。

$$原材料费用分配率 = \frac{材料实际耗用总量 × 材料单价}{各产品材料定额消耗量之和}$$

（3）计算出某种产品应分摊的材料费用。

某种产品应分配的材料费用 = 该种产品材料定额消耗量 × 材料费用分配率

任务案例 2 - 1：重庆渝通机械有限公司生产甲、乙两种产品，2017 年 1 月共同耗用原材料——A 材料 6 000 千克，每千克 1.5 元，共计 9 000 元，按产品的直接材料定额消耗量比例进行分配。其中：生产甲产品 1 200 件，单件甲产品原材料消耗定额为 3 千克，生产乙产品 800 件，单件乙产品原材料消耗定额为 1.5 千克。

材料费用分配步骤和结果如下：

（1）产品的定额耗用量为：

甲产品的定额耗用量 = 1 200 × 3 = 3 600（千克）

乙产品的定额耗用量 = 800 × 1.5 = 1 200（千克）

（2）材料费用分配率 $= \dfrac{6\,000 × 1.5}{3\,600 + 1\,200} = 1.875$

这里材料费用分配率可理解为每千克消耗定额应分配的材料费用为 1.875 元。下一步便是计算甲产品、乙产品的定额耗用量 3 600 千克、1 200 千克分别应分摊多少材料费用。

（3）甲、乙两种产品应分摊的材料费用为：

甲产品应分配的原材料费用 = 3 600 × 1.875 = 6 750（元）

乙产品应分配的原材料费用 = 1 200 × 1.875 = 2 250（元）

【技能实训】

某企业生产 A、B 两种产品，本月共耗用甲材料 5 000 千克，每千克 2 元，共计 10 000元，按产品的直接材料定额消耗量比例进行分配。其中：生产 A 产品 1 000 件，单件 A 产品原材料消耗定额为 3 千克，生产 B 产品 500 件，单件 B 产品原材料消耗定额为 2 千克。要求用定额消耗量比例法分配 A、B 产品耗用的材料费用。

技能实训参考答案：

A 产品的定额耗用量 = 1 000 × 3 = 3 000（千克）

B 产品的定额耗用量 = 500 × 2 = 1 000（千克）

$$材料费用分配率 = \frac{10\,000}{3\,000 + 1\,000} = 2.5$$

A 产品应分配的原材料费用 = 3 000 × 2.5 = 7 500（元）

B 产品应分配的原材料费用 $= 1\,000 \times 2.5 = 2\,500$（元）

1.2.2　材料定额费用比例法

在几种产品共同耗用直接材料的种类比较多的情况下，为简化分配计算工作，也可以按照各种材料的定额费用的比例分配直接材料实际费用。其计算如下：

某种产品材料定额费用 = 该种产品实际产量 × 单位产品材料费用定额

$$材料费用分配率 = \frac{各种产品材料实际费用总额}{各种产品材料定额费用之和}$$

某种产品应分配的材料费用 = 该种产品材料定额费用 × 材料费用分配率

任务案例 2 - 2： 重庆渝通机械有限公司生产丙、丁两种产品，共同领用 A、B 两种主要材料，共计 37 620 元。2017 年 1 月生产丙产品 150 件，丁产品 120 件。每件丙产品材料消耗定额为：A 材料 6 千克，B 材料 8 千克；每件丁产品材料消耗定额为：A 材料 9 千克，B 材料 5 千克。A 材料单价 10 元，B 材料单价 8 元。

分配步骤和结果如下：

（1）丙、丁产品材料定额费用：

丙产品材料定额费用 $= 150 \times (6 \times 10 + 8 \times 8) = 18\,600$（元）

丁产品材料定额费用 $= 120 \times (9 \times 10 + 5 \times 8) = 15\,600$（元）

（2）材料费用分配率：

$$材料费用分配率 = \frac{37\,620}{18\,600 + 15\,600} = 1.1$$

（3）丙、丁产品应分配材料实际费用：

丙产品应分配材料实际费用 $= 18\,600 \times 1.1 = 20\,460$（元）

丁产品应分配材料实际费用 $= 15\,600 \times 1.1 = 17\,160$（元）

【技能实训】

某企业生产 A、B 两种产品，共领用甲、乙两种材料 21 540 元。本月生产 A 产品 60 件，B 产品 50 件。A 产品材料消耗定额：甲材料 8 千克，乙材料 6 千克；B 产品材料消耗定额：甲材料 5 千克，乙材料 4 千克。甲材料单价 12 元，乙材料单价 10 元。试计算 A、B 两种产品分别分配的材料实际费用。

技能实训参考答案：

A 产品材料定额费用 $= 60 \times (8 \times 12 + 6 \times 10) = 9\,360$（元）

B 产品材料定额费用 $= 50 \times (5 \times 12 + 4 \times 10) = 5\,000$（元）

$$材料费用分配率 = \frac{21\,540}{9\,360 + 5\,000} = 1.5$$

A 产品应分配材料实际费用 $= 9\,360 \times 1.5 = 14\,040$（元）

B 产品应分配材料实际费用 $= 5\,000 \times 1.5 = 7\,500$（元）

【小知识】

如果计算材料费用分配率时不能被整除，则尽量多保留几位小数，一般保留四位小数。最后将分配给各种产品的材料费用相加之和应等于这几种产品共同耗用的实际材料费用总额。各产品分配的材料费用额一般保留两位小数。

1.3 分配原材料费用

企业在生产过程中耗用的各项材料，应根据审核无误的领、退料凭证，按照耗用材料的用途进行归类，并据以记入"基本生产成本""辅助生产成本""制造费用"或期间费用类账户。其中，直接用于产品生产的各种原材料费用，记入"基本生产成本"账户；用于辅助生产的原材料费用，记入"辅助生产成本"账户；用于基本生产车间管理的原材料费用，记入"制造费用"账户；用于厂部组织和管理生产经营活动等方面的原材料费用，记入"管理费用"账户；用于产品销售的原材料费用，记入"销售费用"账户。

为了进行材料收发结存的明细核算，应该按照材料的品种、规格设置材料明细账。材料收发结存的核算，可以按照材料的实际成本进行，也可以先按材料的计划成本核算，然后在月末计算材料成本差异率，将材料发出的计划成本调整为实际成本。

1.3.1 实际成本法下原材料费用分配的核算

在实际成本法下，不管是材料的总账还是明细账，都要按实际成本计价。发出材料的金额，可按照先进先出法、个别计价法或者加权平均法等方法进行计算。

如果根据领料凭证直接区分出由某种产品或几种产品分别耗用的材料，则材料成本可以直接根据审核后的领料凭证汇总计算出来，并计入有关成本费用账户。

任务案例 2 - 3：重庆渝通机械有限公司有一车间、二车间两个基本生产车间和供水车间、供电车间两个辅助生产车间，一车间生产甲产品，二车间生产乙产品，3 月份根据领料单编制的发料凭证汇总表如表 2 - 1 所示。

表 2 - 1 发料凭证汇总表

2017 年 3 月　　　　　　　　　　　　　　　　　　　　　　　　　　　　　　　单位：元

用途		A 材料	B 材料	合计
一车间	甲产品耗用	15 000	12 000	27 000
	一般耗用	2 000	5 000	7 000
二车间	乙产品耗用	10 000	8 000	18 000
	一般耗用	3 000	2 000	5 000
供水车间		1 800		1 800
供电车间			600	600
管理部门		600	1 200	1 800
销售部门		600		600
合计		33 000	28 800	61 800

根据发料凭证汇总表，编制会计分录如下：

借：基本生产成本——甲产品　　　　　　　　　　　　　　　　　　　27 000
　　　　　　　　——乙产品　　　　　　　　　　　　　　　　　　　18 000
　　辅助生产成本——供水车间　　　　　　　　　　　　　　　　　　 1 800
　　　　　　　　——供电车间　　　　　　　　　　　　　　　　　　　 600

制造费用——一车间	7 000
——二车间	5 000
管理费用	1 800
销售费用	600
贷：原材料——A 材料	33 000
——B 材料	28 800

对于共同耗用材料，则按一定分配标准在几种产品之间计算分配后，计入各种产品成本的直接材料项目。在实际工作中，材料费用分配是通过编制材料费用分配表进行的，该表是根据审核后的领退料凭证编制的。

任务案例 2-4： 接任务案例 2-1，重庆渝通机械有限公司生产甲、乙两种产品，2017年 4 月份共耗用原材料——A 材料 6 000 千克，每千克 1.5 元，共计 9 000 元，按产品的直接材料定额消耗量比例进行分配。各车间和部门直接耗用材料如表 2-2 所示。

表 2-2　A 材料费用分配表

2017 年 4 月

用途		直接计入/元	分配计入			合计/元
			定额消耗量/千克	分配率	分配金额/元	
生产甲产品耗用		9 000	3 600	$\dfrac{9\ 000}{4\ 800}=1.875$	6 750	15 750
生产乙产品耗用		6 000	1 200		2 250	8 250
小计		15 000	4 800		9 000	24 000
辅助车间耗用	供电车间	1 560				1 560
	供水车间	1 200				1 200
	小计	2 760				2 760
基本车间一般耗用		2 000				2 000
管理部门耗用		1 000				1 000
销售部门耗用		500				500
合计		21 260				30 260

根据材料费用分配表，编制会计分录如下：

借：基本生产成本——甲产品	15 750
——乙产品	8 250
辅助生产成本——供电车间	1 560
——供水车间	1 200
制造费用	2 000
管理费用	1 000
销售费用	500
贷：原材料——A 材料	30 260

【技能实训】

某企业 2017 年 4 月生产甲、乙两种产品，共领用 A、B 两种主要材料，共计 24 375 元，其中 A 材料 12 000 元，B 材料 12 375 元。本月生产甲产品 100 件，乙产品 150 件。每件甲产品材料消耗定额为：A 材料 5 千克，B 材料 4 千克；每件乙产品材料消耗定额为：A 材料 3 千克，B 材料 5 千克。A 材料单价 5 元，B 材料单价 10 元。各车间和部门直接耗用 C 材料 17 300 元，其中甲产品耗用 8 000 元，乙产品耗用 3 000 元，机修车间耗用 1 000 元，供电水车间耗用 1 500 元，基本车间一般耗用 3 000 元，管理部门耗用 500 元，销售部门耗用 300 元。

要求：

（1）按定额费用比例法将甲、乙两种产品共同耗用材料进行分配，并编制材料费用分配表。

（2）根据材料费用分配表进行账务处理。

技能实训参考答案：

（1）分配共同耗用材料：

甲产品材料定额费用 $= 100 \times (5 \times 5 + 4 \times 10) = 6\,500$（元）

乙产品材料定额费用 $= 150 \times (3 \times 5 + 5 \times 10) = 9\,750$（元）

（2）计算材料费用分配率：

$$材料费用分配率 = \frac{24\,375}{6\,500 + 9\,750} = 1.5$$

甲产品应分配材料实际费用 $= 6\,500 \times 1.5 = 9\,750$（元）

乙产品应分配材料实际费用 $= 9\,750 \times 1.5 = 14\,625$（元）

根据以上资料，编制材料费用分配表如表 2-3 所示。

表 2-3　材料费用分配表

2017 年 4 月　　　　　　　　　　　　　　　　　　　　　　　　　　　　　金额单位：元

用途		直接计入	分配计入			合计
			定额费用	分配率	分配金额	
生产甲产品耗用		8 000	6 500	$\dfrac{24\,375}{6\,500 + 9\,750} = 1.5$	9 750	17 750
生产乙产品耗用		3 000	9 750		14 625	17 625
小计		11 000	16 250		24 375	35 375
辅助车间耗用	机修车间	1 000				1 000
	供电车间	1 500				1 500
基本车间一般耗用		3 000				3 000
管理部门耗用		500				500
销售部门耗用		300				300
合计		17 300				41 675

根据材料费用分配表，编制会计分录如下：

借：基本生产成本——甲产品　　　　　　　　　　　　　　　　　　17 750

　　　　　　　　　——乙产品　　　　　　　　　　　　　　　　　17 625

辅助生产成本——机修车间	1 000
——供电车间	1 500
制造费用	3 000
管理费用	500
销售费用	300
贷：原材料——A 材料	12 000
——B 材料	12 375
——C 材料	17 300

1.3.2 计划成本法下原材料费用分配的核算

原材料按计划成本法核算的特点是原材料的总账及明细账必须根据收、发料凭证或收、发料凭证汇总表按计划成本登记。如果企业的材料是按计划成本核算的，则原材料费用的归集和分配应分为两步：

第一步，先按计划成本归集和分配原材料，具体方法与实际成本法下原材料费用的归集和分配相同。

第二步，计算出材料成本差异率和发出材料应分摊的差异额，并将第一步中归集和分配的计划成本调整为实际成本。

月末为了调整发出材料的成本差异，计算发出材料的实际成本，必须根据"原材料"和"材料成本差异"账户计算材料成本差异率。其计算公式如下：

$$本月材料成本差异率 = \frac{月初结存材料成本差异 + 本月收入材料成本差异}{月初结存材料计划成本 + 本月收入材料计划成本} \times 100\%$$

根据材料成本差异率和发出材料的计划成本，可计算发出材料的成本差异和实际成本。其计算公式如下：

发出材料成本差异 = 发出材料计划成本 × 材料成本差异率

发出材料实际成本 = 发出材料计划成本 + 发出材料成本差异

上列各计算公式中的材料成本差异，如为超支差异，按正数计算；如为节约差异，按负数计算。

任务案例 2-5：重庆渝通机械有限公司 2017 年 1 月初钢材的计划成本为 31 000 元，其材料成本差异为 -1 350 元，本月购入钢材的计划成本为 92 000 元，材料成本差异为 -1 110 元。本月发出钢材的计划成本为 60 000 元。计算本月发出钢材的实际成本。

$$本月钢材的成本差异率 = \frac{-1\ 350 - 1\ 110}{31\ 000 + 92\ 000} \times 100\% = -2\%$$

发出钢材应负担的成本差异 = 60 000 × （-2%） = -1 200（元）

发出钢材的实际成本 = 60 000 + （-1 200） = 58 800（元）

任务案例 2-5 中发出材料应负担的成本差异为 -1 200 元，说明为节约差异，则实际成本应在计划成本的基础上调减 1 200 元。

【技能实训】

2017 年 3 月，某企业甲材料月初的计划成本为 10 000 元，其材料成本差异为 2 500 元，3 月购入甲材料的计划成本为 50 000 元，材料成本差异为 -1 000 元。3 月发出材料的计划成本为 40 000 元。计算 3 月发出材料的实际成本。

技能实训参考答案：

$$材料成本差异率 = \frac{2\,500 - 1\,000}{10\,000 + 50\,000} \times 100\% = 2.5\%$$

发出材料应负担的成本差异 = 40 000 × 2.5% = 1 000（元）

发出材料的实际成本 = 40 000 + 1 000 = 41 000（元）

发出甲材料应负担的成本差异为 1 000 元，说明为超支差异，则实际成本应在计划成本的基础上调增 1 000 元。

【小知识】

如果库存材料比较多，本月发出的材料大部分是以前月份购入的材料，也可根据上月末、本月初结存材料的成本差异率计算本月发出材料的成本差异。公式为：

$$本月材料成本差异率 = \frac{月初结存材料的成本差异}{月初结存材料的计划成本} \times 100\%$$

为了汇总反映发出材料的计划成本和成本差异，并据以计算发出材料的实际成本，发料凭证汇总表中的材料成本应按计划成本和成本差异分列。

任务案例 2-6： 重庆渝通机械有限公司某种材料按计划成本计价核算，2017 年 3 月份发料凭证汇总表如表 2-4 所示。

表 2-4　原材料费用分配表

2017 年 3 月　　　　　　　　　　　　　　　　　　　　　　　　金额单位：元

用途		直接计入（计划成本）	分配计入（计划成本）			合计（计划成本）	差异额（差异率 1%）	实际成本
			分配标准	分配率	金额			
基本车间耗用	甲产品	24 000	14 500	$\frac{99\,500}{19\,900} = 5$	72 500	96 500	965	97 465
	乙产品	13 000	5 400		27 000	40 000	400	40 400
	小计	37 000	19 900		99 500	136 500	1 365	137 865
辅助车间费用	供电车间	8 200				8 200	82	8 282
	供水车间	1 600				1 600	16	1 616
	小计	9 800				9 800	98	9 898
基本车间一般耗用		2 500				2 500	25	2 525
管理部门耗用		2 700				2 700	27	2 727
销售部门耗用		3 000				3 000	30	3 030
合计		55 000				154 500	1 545	156 045

根据发料凭证汇总表，编制发出材料计划成本和调整材料成本差异的会计分录如下：

（1）按计划成本归集材料费用。

借：基本生产成本——甲产品　　　　　　　　　　　　　　　　　　96 500

　　　　　　　　　——乙产品　　　　　　　　　　　　　　　　　40 000

　　辅助生产成本——供电车间　　　　　　　　　　　　　　　　　8 200

　　　　　　　　　——供水车间　　　　　　　　　　　　　　　　1 600

　　制造费用　　　　　　　　　　　　　　　　　　　　　　　　　2 500

　　管理费用　　　　　　　　　　　　　　　　　　　　　　　　　2 700

销售费用	3 000
贷：原材料——××材料	154 500

（2）调整材料成本差异。

由于材料成本差异率为正，属超支差异，说明之前按计划成本归集成本费用时记少了，则调整时应增加相应的成本费用。

借：基本生产成本——甲产品	965
——乙产品	400
辅助生产成本——供电车间	82
——供水车间	16
制造费用	25
管理费用	27
销售费用	30
贷：材料成本差异——××材料	1 545

如果上例中的材料成本差异率为 -1%，则属节约差异，说明之前按计划成本归集成本费用时记多了，调整时应冲减相应的成本费用。调整材料成本差异分录为：

借：基本生产成本——甲产品	965
——乙产品	400
辅助生产成本——供电车间	82
——供水车间	16
制造费用	25
管理费用	27
销售费用	30
贷：材料成本差异——××材料	1 545

如果调整节约差异时，借记"材料成本差异"账户，贷记成本费用类账户也是可以的，只是金额用蓝字，不会影响最终的核算结果。

【小知识】

调整发出材料成本差异时，不论是超支差异还是节约差异，其账户对应关系相同，区别是超支差异用蓝字登记，节约差异用红字登记。要注意的是材料购进入库时，如果是节约，材料成本差异在贷方登记，如果是超支，则在借方登记。简而言之，计划成本下材料成本差异的处理原则是：购进材料入库时"节约在贷方，超支在借方"，发出材料时"节约用红字，超支用蓝字"。购进材料入库时的会计处理如下：

借：原材料
　　材料成本差异（超支）
　　贷：材料采购
借：原材料
　　贷：材料成本差异（节约）
　　　　材料采购

一般来说，材料品种繁多的企业多采用计划成本进行日常核算，对于规模较小、材料品种简单、采购业务不多的企业，则多采用实际成本进行日常核算。企业在选用材料核算方法后，不得随意变更，如需变更，应按变更会计政策的原则进行处理。

1.4 归集和分配燃料费用

燃料费用分配的程序和方法，与原材料费用分配的程序和方法相同，具体如下：

一是在燃料费用占产品成本比重较小的情况下，产品成本明细账中无须单独设"燃料及动力"成本项目，应将燃料费用直接计入"直接材料"成本项目；存货核算中"燃料"可作为"原材料"账户的二级账户进行核算；燃料费用分配可在材料费用分配表中加以反映。

二是在燃料费用占产品成本比重较大的情况下，产品成本明细账中应单独设置"燃料及动力"成本项目；存货核算应增设"燃料"一级账户，燃料费用分配表应单独编制。

直接用于产品生产的燃料费用，应记入"基本生产成本"账户，车间管理消耗的燃料费用、辅助生产消耗的燃料费用、厂部进行生产经营管理消耗的燃料费用、进行产品销售消耗的燃料费用等，应分别记入"制造费用""辅助生产成本""管理费用""销售费用"等账户。已领用的燃料费用总额，应记入"燃料"或"原材料"账户的贷方。

对于几种产品共同消耗的燃料费用，一般可按产品耗用燃料的定额消耗量或定额费用标准进行分配，如果所耗燃料费用与各产品所耗的生产工时成正比，也可按各产品的生产工时标准进行分配。

任务案例2-7： 重庆渝通机械有限公司2017年3月燃料费用分配如表2-5所示。

表2-5 燃料费用分配表

2017年3月   金额单位：元

用途		成本项目	直接计入	分配计入			燃料费用合计
				生产工时	分配率	分配金额	
基本车间耗用	甲产品	燃料及动力		500	$\dfrac{2\,800}{700}=4$	2 000	2 000
	乙产品	燃料及动力		200		800	800
	小计			700		2 800	2 800
辅助车间耗用	运输车间	燃料及动力	500				500
合计			500	—	—	2 800	3 300

根据费用分配表，编制会计分录如下：

借：基本生产成本——甲产品　　　　　　　　　　　　　　　2 000
　　　　　　　　　——乙产品　　　　　　　　　　　　　　　 800
　　辅助生产成本——运输车间　　　　　　　　　　　　　　　 500
　　贷：原材料（或燃料）　　　　　　　　　　　　　　　　　3 300

1.5 分配低值易耗品

低值易耗品是指不作为固定资产核算的各种用具物品，如工具、管理用具、玻璃器皿以及在经营过程中周转使用的包装物等。

低值易耗品的摊销额在产品成本中所占比重较小，没有专设成本项目。根据现行会计制度，产品生产用的低值易耗品摊销额记入"制造费用"账户，辅助生产车间低值易耗品的摊销额记入"辅助生产成本"账户，销售产品用低值易耗品的摊销额记入"销售费用"账户，厂部管理用低值易耗品的摊销额记入"管理费用"账户。已领用的低值易耗品总额，应记入"周转材料"账户的贷方。

【小知识】

"周转材料"账户主要核算低值易耗品和包装物的增减变动及其结存情况，企业也可根据需要单独设置"低值易耗品"和"包装物"两个账户。

常用的低值易耗品摊销方法有一次摊销法和五五摊销法。

1.5.1　一次摊销法

采用一次摊销法摊销低值易耗品，在领用低值易耗品时，将其价值一次计入当期成本、费用等；报废时，报废的残料价值冲减有关成本、费用账户。

任务案例2-8：重庆渝通机械有限公司对于某些单位价值较低的生产工具采用一次摊销法摊销。2017年3月领用一批生产工具1 000元，其中，供电车间400元，供水车间300元，基本生产车间300元。根据以上资料，应编制会计分录如下：

```
借：辅助生产成本——供电车间                        400
              ——供水车间                        300
    制造费用——基本生产车间                        300
        贷：周转材料——低值易耗品                      1 000
```

若报废时，基本生产车间的低值易耗品尚有100元残料入库，则应编制会计分录如下：

```
借：原材料                                     100
    贷：制造费用——基本生产车间                      100
```

一次摊销法的核算简便，但如果低值易耗品的使用期较长，采用这种方法会使各月的成本费用负担不太合理，还会产生账外财产，不便实行价值监督。它一般适用于单位价值较低、使用期限较短或者容易破损的低值易耗品。

1.5.2　五五摊销法

采用五五摊销法摊销低值易耗品，在领用时先摊销其账面价值的一半，在报废时再摊销其账面价值的另一半。五五摊销法既适用于价值较低、使用期限较短的低值易耗品，也适用于每期领用数量和报废数量大致相等的低值易耗品。

在采用五五摊销法的情况下，需要单独设置"周转材料——低值易耗品——在用""周转材料——低值易耗品——在库""周转材料——低值易耗品——摊销"明细科目。

任务案例2-9：重庆渝通机械有限公司生产车间领用专用工具一批，成本为48 000元，该批低值易耗品采用五五摊销法进行摊销。应编制会计分录如下：

（1）领用时，将在库低值易耗品转入在用低值易耗品，同时摊销其价值的一半。

```
借：周转材料——低值易耗品——在用                   48 000
    贷：周转材料——低值易耗品——在库                   48 000
借：制造费用                                 24 000
    贷：周转材料——低值易耗品——摊销                   24 000
```

（2）报废时，再摊销其价值的另一半，同时注销报废低值易耗品的价值及其累计摊销额。

借：制造费用　　　　　　　　　　　　　　　　　　　　　24 000
　　贷：周转材料——低值易耗品——摊销　　　　　　　　　　　　24 000
借：周转材料——低值易耗品——摊销　　　　　　　　　　48 000
　　贷：周转材料——低值易耗品——在用　　　　　　　　　　　　48 000

五五摊销法的优点是：①低值易耗品在报废以前账面价值一直保留一半，因而便于对低值易耗品进行价值监督；②低值易耗品的价值分两次摊销，对于成本、费用的负担比较合理。其缺点是核算工作量比较大。

任务2　归集与分配外购动力费用

【任务描述】

（1）外购动力费用有两种核算方法，一种是支付外购动力费用时就按其用途借记有关成本、费用账户，贷记"银行存款"账户，另一种是支付时先通过"应付账款"账户核算，月末再按照用途借记各成本、费用账户，贷记"应付账款"账户。

（2）在没有仪表记录的情况下，外购动力费可以按照生产工时比例、机器工时比例或定额耗用量等标准进行分配。

【相关知识】

外购动力费用是指向外单位购买电力、蒸汽等动力所支付的费用。进行外购动力费用核算，一是动力费用支出的核算，二是动力费用分配的核算。

2.1　核算外购动力费用支出业务

动力按其来源，分为自制和外购两类。自制动力通过辅助生产成本核算，下面主要说明外购动力的核算。外购动力费用有两种核算方法：

一种是支付外购动力费用时就按其用途借记有关成本、费用账户，贷记"银行存款"账户。由于外购动力费用一般不是在每月末支付，而是在每月下旬的某日支付，因此采用这种方法记入的动力费用，就是上月付款日至本月付款日期间的动力费用，而不是当月发生的动力费用，这会影响各月动力费用核算的正确性。但如果每月支付动力费用的日期基本固定，且每月付款日到月末的应付动力费用相差不多时，各月付款日到月末的应付动力费用可以互相抵消，则不会影响各月动力费用核算的正确性。

另一种是通过"应付账款"账户核算，即在付款时先借记"应付账款"账户，贷记"银行存款"账户；待月末再按照外购动力的用途借记各成本、费用账户，贷记"应付账款"账户。这种方法每月只需在月末分配一次动力费用，可减少核算工作量。在实际工作中多数企业采用这种方法。按照上述核算方法，"应付账款"账户借方所记本月所付动力费用与贷方所记本月应付动力费用往往不等，从而出现月末余额。如果是借方余额，表示本月支付款大于应付款的多付动力费用，可以冲抵下月应付费用；如果是贷方余额，则表示本月应付款大于支付款的应付未付动力费用，可以在下月支付。

2.2　分配外购动力费用

外购动力费用的分配，是指根据外购动力的用途，归入不同账户的过程。为了加强对能源的核算和控制，生产工艺用动力一般与生产工艺用燃料合设"燃料及动力"成本项目。直接用于产品生产的动力费用，应记入"基本生产成本"账户，直接用于辅助生产的动力费用，应记入"辅助生产成本"账户，用于车间管理的动力费用，记入"制造费用"账户，用于厂部管理的动力费用，记入"管理费用"账户，用于销售机构的动力费用，记入"销售费用"账户。外购动力费用总额则记入"应付账款"或"银行存款"账户的贷方。

在有仪表记录的情况下，应根据仪表所显示的耗用量以及动力的单价计算；在没有仪表记录的情况下，可以按照生产工时比例、机器工时比例或定额耗用量等标准进行分配。

$$动力费用分配率 = \frac{车间动力费用总额}{各种产品动力费用分配标准之和} \times 100\%$$

某种产品应负担的动力费用 = 该产品动力费用分配标准 × 动力费用分配率

任务案例 2 - 10：重庆渝通机械有限公司 2017 年 4 月耗用外购电力共计 5 000 元，根据各部门、车间的电表记录情况：行政管理部门耗电 900 元；供水车间耗电 500 元；基本生产车间耗电共计 3 600 元，其中一般照明用电 600 元，其余为生产产品用电（A 产品生产工时为 900，B 产品生产工时为 600）。根据上述资料编制外购动力费用分配表，如表 2 - 6 所示。

表 2 - 6　外购动力费用分配表

2017 年 4 月

用途		成本项目	生产工时/小时	分配率/（元·小时$^{-1}$）	分配金额/元
基本车间	A 产品	燃料及动力	900	$\dfrac{3\ 000}{900+600}=2$	1 800
	B 产品	燃料及动力	600		1 200
	小计		1 500		3 000
辅助车间	供水车间	水电费			500
	小计				500
基本车间一般耗用		水电费			600
管理部门耗用		水电费			900
合计			1 500		5 000

表中，A 产品、B 产品共同耗电的分配如下：

$$动力费用分配率 = \frac{3\ 600 - 600}{900 + 600} = 2（元/小时）$$

A 产品应分配的动力费用 = 900 × 2 = 1 800（元）

B 产品应分配的动力费用 = 600 × 2 = 1 200（元）

根据外购动力费用分配表，编制会计分录如下：

借：基本生产成本——A 产品　　　　　　　　　　　　　　1 800
　　　　　　　　——B 产品　　　　　　　　　　　　　　1 200
　　辅助生产成本——供水车间　　　　　　　　　　　　　　500
　　制造费用　　　　　　　　　　　　　　　　　　　　　600
　　管理费用　　　　　　　　　　　　　　　　　　　　　900

　　　　贷：应付账款　　　　　　　　　　　　　　　　　　　5 000

【知识拓展】

如果没有单独设"燃料及动力"成本项目，应将用于产品生产的动力费用记入"制造费用"成本项目，作为制造费用进行核算，月末再按一定的标准分配转入"基本生产成本"账户。

任务3　归集与分配职工薪酬费用

【任务描述】

（1）为了正确计算工资费用，必须清楚应付职工薪酬的内容和工资总额的组成，掌握计时工资和计件工资的计算方法。

（2）月度终了，企业应将本月应付职工薪酬按用途进行分配，借记有关账户，贷记"应付职工薪酬——工资"等账户。

【相关知识】

3.1　应付职工薪酬的内容

职工薪酬是指企业在职工在职期间和离职后提供给职工的全部货币性薪酬和非货币性薪酬，既包括提供给职工本人的薪酬，也包括提供给职工配偶、子女或其他被赡养人的福利等。职工薪酬包括：

（1）职工工资、奖金、津贴和补贴，具体包括构成工资总额的计时工资、计件工资、支付给职工的超额劳动报酬和增收节支的劳动报酬、为了补偿职工特殊或额外的劳动消耗和因其他特殊原则支付给职工的津贴，以及为了保证职工工资水平不受物价影响支付给职工的物价补贴等。

（2）职工福利费，是指企业为职工集体提供的福利，如补助生活困难职工等。

（3）医疗保险费、养老保险费、失业保险费、工伤保险费和生育保险费等社会保险费。

（4）住房公积金。

（5）工会经费和职工教育经费。

（6）非货币性福利，包括企业以自己的产品或其他有形资产发放给职工作为福利、企业向职工提供无偿使用自己拥有的资产（如提供给企业高级管理人员的汽车、住房等）、企业为职工无偿提供商品或类似医疗保健的服务等。

（7）因解除与职工的劳动关系所给予的补偿。

（8）其他与获得职工提供的服务相关的支出。

为了反映职工薪酬的发放和提取情况，应设置"应付职工薪酬"科目进行核算，该科目应按照职工薪酬的类别设置"工资""职工福利""社会保险费""住房公积金""工会经费""职工教育经费""解除职工劳动关系补偿""非货币性福利"等明细科目。这里重点讲解工资和社会保险的归集和分配。

3.2　工资总额的组成

工资总额是指企业在一定时期内实际支付给职工的劳动报酬总数。企业的工资总额一般由计时工资、计件工资、奖金、津贴和补贴、加班加点工资、特殊情况下支付的工资六个部分组成。

3.2.1   计时工资

计时工资是按照职工的计时标准和工作时间支付给职工的劳动报酬。工资标准是指每一个职工在单位时间（月、日或小时）内应得的工资额。不同职务、不同工种和不同等级的职工的工资标准不同。

3.2.2   计件工资

计件工资是按照计件工资标准和职工完成工作的数量支付给职工的劳动报酬。计件工资分为个人计件工资和集体计件工资，其中集体计件工资还应在集体成员内部按照每一职工劳动的数量和质量进行分配。

3.2.3   奖金

奖金是按照职工的超额劳动工作量和增收节支业绩支付给职工的劳动报酬，包括生产奖、节约奖、劳动竞赛奖、机关事业单位的奖励工资、企业支付的其他奖金。

3.2.4   津贴和补贴

津贴是为了补偿职工特殊或额外的劳动消耗和其他特殊原因支付给职工的劳动报酬，如保健津贴等；补贴是为了保证职工的工资水平不受物价变动的影响支付给职工的劳动报酬，如物价补贴等。

3.2.5   加班加点工资

加班加点工资是按照规定标准和职工加班加点的时间支付给职工的劳动报酬，如节日加班工资等。

3.2.6   特殊情况下支付的工资

特殊情况下支付的工资是按照国家法律、法规和政策规定支付给职工的非工作时间的劳动报酬，如病假、产假、探亲假工资等。

对于支付给职工但不属于工资性的支出，则不列入工资费用。如创新发明奖、自然科学奖、科学技术进步奖、合理化建议和技术改进奖以及支付给运动员、教练员的奖金；有关劳动保险和职工福利方面的各项费用；有关离退休及退职人员待遇的各项支出；劳动保护的各项支出；出差伙食补助费等就属于不应列入工资费用内容之中的支出。

3.3   工资费用的原始记录

进行工资费用核算，必须有一定的原始记录作为依据。不同的工资制度所依据的原始记录不同。计算计时工资费用，应以考勤记录中的工作时间记录为依据；计算计件工资费用，应以产量记录中的产品数量和质量记录为依据。因此，考勤记录和产量记录是工资费用核算的主要原始记录。

3.3.1   考勤记录

它是登记职工出勤时间和缺勤时间的原始记录，其形式可以采用考勤簿、考勤卡等。月末，考勤人员应将由车间、部门负责人检查签章后的考勤记录，及时送交会计部门。经会计部门审核的考勤记录，可作为计算计时工资的依据。

3.3.2　产量记录

它是登记工人或生产小组在出勤时间内完成产品的数量、质量和生产工时数量的原始记录。产量记录通常有工作通知单、工序进程单和工作班产量记录等形式。经会计部门审核后的产量记录，即可作为计算计件工资的依据。

3.4　计算工资费用

根据工资费用的原始记录和工资标准、工资等级计算工资费用，并按其用途进行分配，是工资费用核算的主要内容。企业可根据具体情况采用各种不同的工资制度，其中，最基本的工资制度是计时工资制度和计件工资制度。

3.4.1　计算计时工资

计时工资是根据考勤记录登记的每位职工出勤或缺勤天数，按照规定的工资标准计算的工资。计时工资标准有日薪制和月薪制两种。

在日薪制下，应付给职工的计时工资按日薪标准乘以职工出勤天数计算。某日出勤时间不足 8 小时的，还应按日薪标准计算小时工资率。临时工的计时工资多采用日薪制。

由于月薪制应用较广泛，因此下面重点介绍月薪制下的计时工资的计算。月薪制，即不论各月日历数多少，职工每月标准工资（全勤工资）相同。如果有缺勤，则需换算日工资率，再按出勤或缺勤天数计算计时工资。具体有两种计算方法：一是缺勤法，即按月标准工资扣减缺勤工资计算计时工资；二是出勤法，即按出勤天数换算的日工资率计算计时工资。

1. 计算日工资标准：

（1）每月固定按 30 天计算：

$$日工资率 = \frac{月标准工资}{30\ 天} \times 100\%$$

（2）每月固定按平均制度工作天数 21 天计算：

$$日工资率 = \frac{月标准工资}{21\ 天} \times 100\%$$

2. 应付计时工资的计算方法

（1）缺勤法下应付计时工资的计算公式：

应付工资 = 月标准工资 − （事假天数 × 日工资率）−（病假天数 × 日工资率 × 病假扣款率）

（2）出勤法下应付计时工资的计算公式：

应付工资 = 出勤天数 × 日工资率 + 病假天数 × 日工资率 ×（1 − 病假扣款率）

【小知识】

按 30 天计算日工资率，缺勤期间的休假、节假日都算缺勤，照扣工资，按 21 天计算日工资率，双休、节假日不计算工资，更能体现按劳分配的原则；而且职工缺勤天数总比出勤天数少，计算缺勤工资比计算出勤工资更简便。因此，按 21 天计算日工资率、按缺勤法计算工资的方法，相对说来比较好。

任务案例 2 - 11： 重庆渝通机械有限公司以 21 天作为月平均法定工作日数。职工王盛的月工资为 1 050 元，另外，4 月随工资发放的各种奖金、津贴、补贴共计 600 元。4 月王盛出勤情况为：病假 3 天，事假 2 天，出勤 16 天。根据王盛的工龄，其病假工资支付比率按工资标准的70%计算。

根据以上资料，计算王盛的应付工资。

（1）按缺勤法计算：

$$王盛日工资率 = \frac{1\ 050}{21} = 50\ （元/天）$$

应扣缺勤事假工资 $= 2 \times 50 = 100$ （元）

应扣缺勤病假工资 $= 3 \times 50 \times （1-70\%） = 45$ （元）

应付工资 $= 1\ 050 + 600 - 100 - 45 = 1\ 505$ （元）

（2）按出勤法计算，该月王盛出勤16天（节假日除外）：

应算出勤工资 $= 16 \times 50 = 800$ （元）

应算病假工资 $= 3 \times 50 \times 70\% = 105$ （元）

应付工资 $= 800 + 105 + 600 = 1\ 505$ （元）

上例中，两种方法计算出来的应付计时工资相等，是因为该月的实际法定工作日刚好等于月平均法定工作日数21天。在实际工作中，由于各月实际法定工作日数和月平均法定工作日数往往不同，采用不同的方法计算应付工资，有时会发生较大差异。因此，企业采用某种工资计算方法应保持相对稳定性，不能随意变换。

3.4.2 计算计件工资

计件工资是根据工作班产量记录或工作通知单登记的产量，乘以规定的计件单价计算的工资。这里的产量包括质量验收合格的产品数量以及由于材料质量原因导致的料废品数量。若属于工人失职导致的工废品，就不能再计算和支付计件工资，有的还应由工人赔偿损失。同一个工人在月份内可能从事计件工资单价不同的各种产品的生产，因而计件工资的计算公式应该是：

$$应付计件工资 = \sum（合格品数量 + 料废品数量）\times 该种产品的计件单价$$

产品的计件单价是根据工人生产单位产品的工时定额乘以该级别工人的小时工资率得出的。

【小知识】

废品有工废品和料废品两种，计算工资时料废品要支付工资，而工废品则不再支付工资。

任务案例2-12： 重庆渝通机械有限公司一车间工人刘渝为四级工，月标准工资840元。5月份完成合格品产量为：A产品150件，B产品100件。A、B产品的工时定额分别为0.5小时/件、1小时/件。试计算5月份应付刘渝计件工资。

$$刘渝的小时工资率 = \frac{840}{21 \times 8} = 5\ （元/小时）$$

A产品计件单价 $= 5 \times 0.5 = 2.5$ （元/件）

B产品计件单价 $= 5 \times 1 = 5$ （元/件）

应付计件工资 $= 150 \times 2.5 + 100 \times 5 = 875$ （元）

在实际工作中，为简化计件工资的计算，还可以根据工人完成的定额工时数和他的小时工资率计算计件工资。由于产量记录和工序进程单都有相应的定额工时数，并且不同产品的定额工时可以加总，因此采用此法可达到简化目的。

承上例，工人刘渝完成的定额工时和相应计件工资为

A 产品定额工时 $=0.5 \times 150 = 75$（小时）

B 产品定额工时 $=1 \times 100 = 100$（小时）

应付计件工资 = 定额工时之和 × 小时工资率

$$= (75 + 100) \times 5 = 875 （元）$$

如果产品是由小组的全部工人共同完成的，则某小组全部计件工资还需要在小组内各工人之间按照贡献大小进行合理分配。

3.4.3　计算奖金、津贴和补贴以及加班加点工资

奖金分为单项奖和综合奖两种。单项奖按规定的奖励条件和奖金标准及有关原始记录计算；综合奖由班组、车间或部门评定分配。

各种津贴、补贴应根据国家规定的享受范围和标准进行计算。

加班加点工资，应根据加班天数和加点时数，以及职工个人的日工资率和小时工资率计算。

【小知识】

节假日加班，应按照工资的 3 倍支付加班工资；双休日加班，应按照工资的 2 倍支付加班工资。

根据上述计算出的计时工资、计件工资及其他奖金、津贴、加班加点工资，就可以计算职工的应付工资和实发工资。其计算公式为：

应付职工薪酬 = 应付计件工资 + 应付计时工资 + 奖金 + 津贴补贴 + 加班加点工资 + 特殊情况下支付的工资

在实际工作中，为了减少现金收付工作，便利职工收付有关款项，企业向职工支付工资时，一般可支付某些福利费用和交通补贴等代发款项，并且扣除职工应付的房租费、托儿费、个人所得税等代扣款项。实发工资计算公式为：

实发工资 = 应付职工薪酬 − 代扣款项

3.5　归集和分配职工薪酬费用

会计部门应该根据计算出的职工工资，按车间、部门分别编制工资结算单，单中按照职工类别和姓名，分行填列应付每一个职工的各种工资、代发代扣款项和应发金额，作为与职工进行工资结算的依据。工资结算单中应付工资的金额也是计算工资费用的依据。

月度终了，企业应将本月应付工资按用途进行分配，借记有关账户，贷记"应付职工薪酬——工资"等账户。其中，基本生产工人的工资记入"基本生产成本"账户，辅助生产工人的工资记入"辅助生产成本"账户，车间管理人员的工资记入"制造费用"账户，销售人员的工资记入"销售费用"账户，管理部门人员的工资记入"管理费用"账户，应由在建工程、研发支出负担的工资记入"在建工程""研发支出"账户，因解除与职工的劳动关系给予的补偿，记入"管理费用"账户。

【知识拓展】

企业以其自产产品或外购商品作为非货币性福利发放给职工的，应当根据受益对象，按照该产品或商品的公允价值和相关税费，计入相关资产成本或当期损益，同时确认应付职工

薪酬。将企业拥有的住房等资产无偿提供给职工使用的，应当根据受益对象，将该住房每期应计提的折旧计入相关资产成本或费用，同时确认应付职工薪酬。租赁住房等资产供职工无偿使用的，应当根据受益对象，将每期应付的租金计入相关资产成本或费用，并确认应付职工薪酬。难以认定受益对象的非货币性福利，直接计入管理费用和应付职工薪酬。企业以其自产产品发放给职工的，借记"管理费用""基本生产成本""辅助生产成本""制造费用"等科目，贷记"应付职工薪酬"科目。产成品发放后，借记"应付职工薪酬"科目，贷记"主营业务收入"科目，同时，还应结转产成品的成本。涉及增值税销项税额的，还应进行相应的处理。

基本生产工人工资中的计件工资，属于直接计入费用，可根据工资结算单直接计入产品生产成本；计时工资则属于间接计入费用，应按产品的生产工时比例计入产品生产成本；奖金、津贴和补贴，以及特殊情况下支付的工资等，一般也属于间接计入费用，应按直接计入的工资比例或生产工时比例计入产品生产成本。

企业提取的各种社会保险和职工福利费也在应付职工薪酬中核算。职工福利费主要用于职工医疗卫生、职工困难补助、职工食堂补助，以及按照国家规定开支的其他职工福利支出。按现行政策规定，企业可以根据实际情况采用先提取后使用的方法，提取比例由企业根据自身实际情况合理确定，但最大提取比例不得超过工资总额的14%。年末，如果当年提取的福利费大于支用数的，应予冲回，反之应当补提，同时修订次年度福利费的提取比例。福利费也可以按实际发生额据实列支，直接计入相关成本、费用。

任务案例2-13： 重庆渝通机械有限公司2017年4月的职工薪酬费用分配见表2-7。

表2-7 职工薪酬费用分配表

编制单位：重庆渝通机械有限公司　　　　2017年4月　　　　　　　　金额单位：元

应借账户		成本项目	生产工时/小时	分配率/(元·小时$^{-1}$)	工资费用	计提标准	社会保险费	合计
基本生产成本	甲产品	直接人工	3 000	$\frac{60\,000}{5\,000}=12$	36 000	20%	7 200	43 200
	乙产品	直接人工	2 000		24 000		4 800	28 800
	小计		5 000		60 000		12 000	72 000
辅助生产成本	供电车间				10 000	20%	2 000	12 000
	供水车间				5 000		1 000	6 000
	小计				15 000		3 000	18 000
制造费用					4 000	20%	800	4 800
销售费用					6 000	20%	1 200	7 200
管理费用					6 000	20%	1 200	7 200
合计					91 000		18 200	109 200

根据表2-7，编制如下会计分录：

（1）分配工资费用的分录为：

借：基本生产成本——甲产品　　　　　　　　　　　　　　　36 000

　　　　　　　　——乙产品　　　　　　　　　　　　　　　24 000

```
        辅助生产成本——供电车间                        10 000
                  ——供水车间                         5 000
        制造费用                                      4 000
        销售费用                                      6 000
        管理费用                                      6 000
           贷：应付职工薪酬——工资                            91 000
```
（2）提取社会保险费的会计分录为：
```
借：基本生产成本——甲产品                        7 200
              ——乙产品                         4 800
    辅助生产成本——供电车间                        2 000
              ——供水车间                         1 000
    制造费用                                      800
    销售费用                                    1 200
    管理费用                                    1 200
       贷：应付职工薪酬——社会保险                        18 200
```
实际工作中，也可以将工资分配与提取社会保险的分录合二为一，应编制分录如下：
```
借：基本生产成本——甲产品                       43 200
              ——乙产品                        28 800
    辅助生产成本——供电车间                       12 000
              ——供水车间                        6 000
    制造费用                                    4 800
    销售费用                                    7 200
    管理费用                                    7 200
       贷：应付职工薪酬——工资                            91 000
                  ——社会保险                        18 200
```
如果计提职工福利费，则借记相关成本费用账户，贷记"应付职工薪酬——职工福利"。

任务4　归集与分配其他要素费用

【任务描述】

（1）企业的固定资产应定期提取折旧，进行折旧费用的核算，掌握折旧费用的计算和折旧费用的分配。

（2）固定资产修理按管理要求和修理的规模不同，可分为经常性修理和大修理两种，掌握这两种修理类型的核算方法。

（3）企业在生产经营过程中，还会发生借款利息、各种税费、邮电费、租赁费、印刷费等，在费用发生时，都应计入相应的成本费用类账户。

【相关知识】

其他要素费用，是指除了上述外购材料、燃料、动力、职工薪酬等要素费用之外的其他要素费用，包括折旧费、修理费用、利息费用、税金及其他费用。

4.1 归集与分配折旧费用

企业的固定资产在长期使用过程中，虽然保持着原有的实物形态，但其价值会随着固定资产的损耗而逐渐减少。固定资产由于损耗而减少的价值就是固定资产的折旧。进行折旧费用的核算，先要计算折旧，然后分配折旧费用。

4.1.1 计算折旧费用

1. 计提折旧的依据

固定资产的原值、净残值、使用寿命是影响固定资产折旧的主要因素，也是计提折旧的主要依据。企业应根据固定资产的性质和使用情况，合理确定固定资产的使用寿命和预计净残值。由于净残值是事先估计的，按现行制度规定，固定资产预计净残值率一般应为固定资产原值的 3%~5%。固定资产的使用寿命、预计净残值一经确定，便不得随意变更。

2. 计提折旧的范围

企业拥有的固定资产，并非全都应计提折旧，应计提折旧的固定资产有：

（1）房屋、建筑物。

（2）所有使用中的固定资产，包括季节停用、大修理停用的固定资产。

（3）以融资租赁方式租入的固定资产。

（4）以经营租赁方式租出的固定资产。

企业不应计提折旧的固定资产有：

（1）未使用或不需用的固定资产。

（2）已提足折旧继续使用的固定资产。

（3）未提足折旧提前报废的固定资产。

（4）以经营租赁方式租入的固定资产。

（5）国家规定不提折旧的固定资产，如土地。

实际工作中，计提折旧的固定资产原值以月初余额为准，因此，当月增加的固定资产，当月不提折旧；当月减少的固定资产，当月照提折旧。

【知识拓展】

对于已达到预定可使用状态但尚未办理竣工决算的固定资产，应当按照估计价值确定其成本，并计提折旧；待办理竣工决算后，再按实际成本调整原来的暂估价值，但不调整原来已计提的折旧额。

3. 折旧的计算方法

折旧的计算方法不仅影响企业成本、费用的数额，而且影响企业的收入和纳税。我国目前主要是采用平均年限法和工作量法。

（1）平均年限法。

平均年限法，是将固定资产应提折旧总额在固定资产预计使用年限内平均分摊的方法。这种方法适用于固定资产各期的负荷程度基本相同的情况，每期计提的折旧费也相同。有关计算公式如下：

$$年折旧额 = \frac{原值 - （残值收入 - 清理费用）}{使用年限}$$

$$= \frac{原值 - 净残值}{使用年限}$$

固定资产月折旧额 = 固定资产年折旧额 ÷ 12

$$年折旧率 = \frac{年折旧额}{原值} \times 100\%$$

$$或年折旧率 = \frac{1 - 净残值率}{使用年限} \times 100\%$$

月折旧率 = 年折旧率 ÷ 12

任务案例2－14： 重庆渝通机械有限公司某项固定资产原值为 100 000 元，预计可使用 20 年，净残值率为 4%。假设该固定资产没有计提减值准备，计算其年折旧率和月折旧额。

$$年折旧率 = \frac{1 - 净残值率}{使用年限} \times 100\% = \frac{1 - 4\%}{20} = 4.8\%$$

年折旧额 = 100 000 × 4.8% = 4 800（元）

月折旧额 = 4 800 ÷ 12 = 400（元）

（2）工作量法。

工作量法，是指将固定资产的应提折旧额在固定资产预计总工作量中平均分摊的方法。这种方法适用于损耗程度与完成工作量成正比关系的固定资产或在使用年限内不能均衡使用的固定资产折旧。有关计算公式如下：

$$单位工作量折旧额 = \frac{原值 \times (1 - 净残值率)}{预计总工作量}$$

某项固定资产月折旧额 = 当月实际完成工作量 × 单位工作量折旧额

在实际工作中，工作量通常表现为工作小时、行驶里程、工作台班数等，在计算折旧额时，可分别导入上述公式进行计算。

任务案例2－15： 重庆渝通机械有限公司有运输货车一辆，原值为 150 000 元，预计净残值率为 5%，预计总行驶里程 60 万千米。2017 年 6 月共行驶 5 000 千米。该辆汽车的单位工作量折旧额和该月的折旧额计算如下：

每千米折旧额 = 150 000 × （1 - 5%） ÷ 600 000 = 0.237 5（元）

该月折旧额 = 0.237 5 × 5 000 = 1 187.5（元）

折旧的方法、折旧率或单位折旧额一经确定，不得随意变更，以免各月的成本费用数据不可比，防止人为调节各月成本费用的错误做法。

【小知识】

平均年限法和工作量法是按照时间和完成的工作量平均计提折旧，统称为直线法。除此以外，我国会计制度还允许采用双倍余额递减法、年数总和法等加速折旧法。加速折旧法主要用于技术含量高、技术进步快的固定资产。

4.1.2　分配折旧费用

固定资产虽然有些直接作用于某种产品生产，但实际生产中通常用于多种产品的生产。因此，固定资产折旧费一般不单设成本项目，不直接记入"基本生产成本"账户。一般而言，企业基本生产车间使用的固定资产计提的折旧额，应记入"制造费用"账户，辅助生产车间使用的固定资产计提的折旧额，应记入"辅助生产成本"账户，企业管理部门使用的固定资产计提的折旧额，应记入"管理费用"账户，企业销售部门使用的固定资产计提的折旧额，应记入"销售费用"账户，企业经营租赁方式租出的固定资产计提的折旧额，应记入"其他业务成本"账户。全部折旧额为固定资产价值的减少，记入"累计折旧"账户。

固定资产折旧费用的分配是通过编制固定资产折旧费用分配表进行的，企业应根据分配表编制会计分录，并据以登记有关总账和明细账。

任务案例 2－16：重庆渝通机械有限公司 2017 年 4 月折旧费用分配如表 2－8 所示。

表 2－8　折旧费用分配表

编制单位：重庆渝通机械有限公司　　　　2017 年 4 月　　　　　　　　　　单位：元

应借账户	使用单位	月初固定资产原值	折旧额
辅助生产成本	供电车间	24 000	600
	供水车间	36 000	900
	小计	60 000	1 500
制造费用	基本生产车间	3 000 000	13 000
管理费用	行政管理部门	45 000	1 125
销售费用	销售部门	12 000	300
合计		3 117 000	15 925

根据折旧费用分配表，编制会计分录如下：

借：辅助生产成本——供电车间　　　　　　　　　　600
　　　　　　　　——供水车间　　　　　　　　　　900
　　制造费用　　　　　　　　　　　　　　　　13 000
　　管理费用　　　　　　　　　　　　　　　　 1 125
　　销售费用　　　　　　　　　　　　　　　　　 300
　　贷：累计折旧　　　　　　　　　　　　　　　　　15 925

【小知识】

基本生产车间提取的折旧是一种间接费用，不能记入"基本生产成本"账户，而是记入"制造费用"账户，辅助生产车间提取的折旧则一般记入"辅助生产成本"，但如果辅助生产车间单独设置了成本项目进行核算，则辅助生产车间提取的折旧记入"制造费用"账户。

4.2　归集与分配修理费用

固定资产在较长的使用过程中，各组成部件会发生不同程度的损坏。为了保持固定资产的良好状况，应对其进行必要的修理，以恢复正常性能。固定资产修理按管理要求和修理的规模，可分为经常性修理和大修理两种。

4.2.1　经常性修理费用的核算

经常性修理是为维持固定资产正常工作状态的修理，每次修理的范围和规模较小，修理费用较低，修理次数频繁，因此，经常性修理费一般都作为当期损耗直接计入管理费用。

任务案例 2－17：重庆渝通机械有限公司以银行存款支付本月发生的固定资产经常性修

理费用共计 10 000 元，试进行账务处理。

根据以上资料，编制会计分录如下：

借：管理费用　　　　　　　　　　　　　　　　　　　　　　　　　10 000

　　贷：银行存款　　　　　　　　　　　　　　　　　　　　　　　　　10 000

4.2.2　大修理费用的核算

大修理是为恢复固定资产原生产能力的修理，在固定资产整个使用期内修理次数较少，每次修理的范围和规模较大且支出费用较高。通常，固定资产大修理发生的时间间隔都在一年以上。发生大修理费用时，借记"长期待摊费用"账户，贷记"银行存款"等账户；摊销时，借记"管理费用"账户，贷记"长期待摊费用"账户。

任务案例 2-18：重庆渝通机械有限公司有 10 辆汽车，2017 年 3 月公司进行两年一次的大修理，花费大修理费用 36 000 元，以银行存款支付。修理费用按月摊销，两年摊完，试进行相关账务处理。

每月应摊销大修理费用 = 36 000 ÷（2 × 12）= 1 500 元

发生大修理费时，

借：长期待摊费用——大修理费用　　　　　　　　　　　　　　　　36 000

　　贷：银行存款　　　　　　　　　　　　　　　　　　　　　　　　36 000

每月摊销时，

借：管理费用　　　　　　　　　　　　　　　　　　　　　　　　　1 500

　　贷：长期待摊费用——大修理费用　　　　　　　　　　　　　　　1 500

4.3　核算利息费用

企业发生的短期借款利息，一般作为财务费用处理。对于短期借款利息的支付，则根据以下情况进行处理：

（1）如果短期借款利息按季支付，并且数额较大，通常采用预提法。即在每个季度的前两个月，将本月应负担的利息费用预提出来，借记"财务费用"账户，贷记"应付利息"账户；在每个季度的第三个月实际支付时，按已预提的利息额，借记"应付利息"账户，按实际支付的利息额与预提数的差额，借记"财务费用"账户，按实际支付的利息额，贷记"银行存款"账户。

（2）如果短期借款利息是按月支付，或按季支付但数额较小，则采用直接转销法。即在实际支付利息的月份，全额直接计入当期损益，借记"财务费用"账户，贷记"银行存款"账户。

任务案例 2-19：重庆渝通机械有限公司 2017 年 1 月 1 日向银行借入 1 000 000 元，期限 6 个月，年利率 6%，每季度付息一次，到期归还本金。公司采用预提法进行利息费用的核算，根据以上资料，编制会计分录如下：

1、2 月各预提利息费用 5 000 元，共预提 10 000 元。

每月预提利息额 = 1 000 000 × 6% ÷ 12 = 5 000 元

借：财务费用　　　　　　　　　　　　　　　　　　　　　　　　　5 000

　　贷：应付利息　　　　　　　　　　　　　　　　　　　　　　　　5 000

3 月末实际支付借款利息 15 000 元。

借：应付利息	10 000
财务费用	5 000
贷：银行存款	15 000

按照权责发生制原则，长期借款的利息费用应分期确认。企业取得的长期借款，通常采用到期一次还本付息的方式，分期确认的利息费用应当按以下原则计入有关成本、费用：

属于筹建期间的，计入管理费用；属于生产经营期间的，计入财务费用。如果长期借款用于购建固定资产的，在固定资产尚未达到预定可使用状态前，所发生的利息计入在建工程成本；固定资产达到预定可使用状态后发生的利息支出计入财务费用。核算时，根据借款用途，分别借记"在建工程""管理费用""财务费用"等账户，贷记"长期借款"账户。

4.4　核算企业应缴纳的税费

企业按规定计算的应缴房产税、车船税、印花税和土地使用税，应作为税金及附加计入当期损益。

应缴房产税根据房产账面原值或租出房屋的租金收入，按一定方法和规定的税率计算。应缴车船税按照车船种类、数量、吨位等和规定的征收定额计算。应缴土地使用税根据具体情况，按用地面积和不同等级的计税标准计算。根据计算出的税金，借记"税金及附加"账户，贷记"应交税费"账户。

印花税是对书立、购销、加工、租赁、借款等合同和营业账簿等凭证行为征收的税款，根据不同征税项目的性质分别按比例税率或计税定额计算。根据会计制度规定，企业缴纳的印花税不通过"应交税费"账户核算，购买印花税票，并且当金额较小时，借记"税金及附加"账户，贷记"银行存款"账户。

任务案例2－20： 重庆渝通机械有限公司本月用支票购买印花税票500元，本月应交房产税3 000元，应交车船税1 000元，应交土地使用税2 500元。公司应编制如下会计分录：

借：税金及附加	7 000
贷：应交税费——应交房产税	3 000
——应交车船税	1 000
——应交土地使用税	2 500
银行存款	500

4.5　核算其他费用

除以上各项之外的其他费用，如邮电费、租赁费、印刷费、图书资料费、办公用品费、试验检验费、排污费、差旅费、保险费、交通补助费等，一般均不单设成本项目。在费用发生时，根据有关付款凭证，按发生的车间、部门和用途，分别借记"制造费用""辅助生产成本""管理费用"等账户。

任务案例2－21： 重庆渝通机械有限公司本月用银行存款支付各部门的邮电费、租赁费、办公费、保险费等其他费用如下：供电车间500元，基本生产车间400元，管理部门1 800元，销售部门300元（其他费用分配表略）。应编制的会计分录如下：

|借：辅助生产成本——供电车间|500|
|　　制造费用——基本生产车间|400|

管理费用	1 800
销售费用	300
贷：银行存款	3 000

　　企业的各种要素费用通过上述分配，已经按照费用的用途分别记入"基本生产成本""辅助生产成本""制造费用""销售费用""管理费用""财务费用"和"在建工程"等账户的借方。其中记入"基本生产成本"账户借方的费用，已经分别计入各有关产品生产成本明细账的"直接材料""燃料及动力""直接人工"等成本项目。

【拓展阅读】

加班工资该如何计算

一、加班如何"补钱"？

　　按照规定，在节假日安排劳动者加班的用人单位，应按照不低于劳动者本人日或小时工资的300%支付加班工资，不得以调休等方式代替。在休息日安排劳动者加班的用人单位，可以给劳动者安排补休而不支付加班工资；如果不给补休，则应当按照不低于劳动者本人日或小时工资的200%支付加班工资。

　　过节费和加班工资在性质上不同，不能互相代替。加班工资是对劳动者休息时间的经济补偿，过节费虽然也属于工资的组成部分，但带有福利性质，无须劳动者提供额外工作。此外，由于加班是指用人单位因生产经营需要，经与工会和劳动者协商后延长的工作时间，因此，在节假日，用人单位根据需要安排劳动者值班，不能视为加班。

二、工资基数怎么算？

　　在确定加班工资的计算基数时，劳动合同中对工资有约定的，应按不低于劳动合同约定的劳动者本人所在岗位相对应的工资标准确定。劳动合同中没有约定的，可由用人单位与员工代表通过集体协商，在集体合同中明确。用人单位与劳动者无上述约定的，按劳动者本人所在岗位正常出勤月工资的70%确定。要注意的是，如果上述办法确定的加班工资计算基数低于最低工资的，则按最低工资计算，计算公式为：

　　节假日加班工资＝加班工资的计算基数÷20.92×300%

　　休息日加班工资＝加班工资的计算基数÷20.92×200%

　　计算加班工资时，日工资按平均每月工作时间20.92天折算，小时工资则在日工资的基础上再除以8小时。

　　资料来源：http://www.teck–sss.com/Article/fan/200802/298.html

控制产品的材料成本

　　许多日本工业公司依赖海外供应原料，同时又把产品推销到海外。在这种情况下，如何廉价购进原料，如何高价售出产品，是胜败的关键。所以，围绕着企业的经济环境时常发生急剧变化的今天，必须对材料费与售价的比率予以最大关注。

　　由于物价水平在提高，所以工资也是年年上涨。如何回笼高工资呢？材料费与销售价的比率为80%以上的制造厂就因此丧失了生存的条件。制造厂应该经常开发材料费与销售价的比率为40%的产品。如果现在比率在60%以上，而利润日趋减少，就表明已经到了必须把自家生产改为向厂外加工的地步了,如果已经依靠向厂外加工,而材料费与销售价的比率为80%,那么无疑是亏损了。总之,必须把企业商品的材料费对销售价的比率,作为检查企业能否生存的一个标志来考虑。

【项目训练】

一、简答题

1. 对于几种产品共同耗用的材料,应怎样计算并分配到各种产品成本的直接材料项目?

2. 计划成本法下和实际成本法下原材料费用分配的核算有哪些不同?请谈谈两种方法的适用范围。

3. 简述职工薪酬的主要内容。

二、单项选择题

1. 在企业生产产品成本中,"直接人工"项目不包括（　　）。

A. 直接参加生产的工人的工资

B. 按生产工人工资计提的福利费

C. 直接参加生产的工人的计件工资

D. 企业行政管理人员工资

2. 某企业本月生产甲产品520件,乙产品480件,共领用原材料15 000千克,单价0.8元,合计金额12 000元。本月甲、乙产品定额耗用量分别为19 500千克和10 500千克。则材料费用分配率为（　　）元/千克。

A. 0.50　　　　　　B. 0.55　　　　　　C. 0.40　　　　　　D. 0.60

3. 直接人工费用的分配方法主要有（　　）。

A. 材料定额耗用量比例法　　　　　B. 产品定量比例法

C. 生产工时比例法　　　　　　　　D. 定额成本计价法

4. 计入产品成本的各种工资,按其用途不可能借记（　　）。

A. 基本生产成本　　　　　　　　　B. 制造费用

C. 辅助生产成本　　　　　　　　　D. 管理费用

5. 厂部行政管理部门水电费应记入（　　）。

A. 制造费用　　　　　　　　　　　B. 管理费用

C. 基本生产成本　　　　　　　　　D. 财务费用

6. 基本生产车间固定资产折旧费应列入（　　）。

A. 基本生产成本　　　　　　　　　B. 辅助生产成本

C. 制造费用　　　　　　　　　　　D. 管理费用

7. 专设销售机构人员的工资,应记入（　　）。

A. 管理费用　　　　　　　　　　　B. 制造费用

C. 财务费用　　　　　　　　　　　D. 销售费用

8. 产品生产领用低值易耗品,应记入（　　）账户。

A. 制造费用　　　　　　　　　　　B. 基本生产成本

C. 管理费用　　　　　　　　　　　D. 辅助生产成本

9. 材料采用计划成本计价时,不会用到（　　）账户。

A. 原材料　　　　　　　　　　　　B. 在途物资

C. 材料采购　　　　　　　　　　　　D. 材料成本差异

10. 不计入产品成本的人工费用有（　　　）。

A. 生产工人工资　　　　　　　　　　B. 车间管理人员工资

C. 按生产工人工资比例计提的住房公积金　　D. 会计人员工资

11. 摊销期在一年以上的待摊费用应作为（　　　）处理。

A. 长期待摊费用　　　　　　　　　　B. 制造费用

C. 管理费用　　　　　　　　　　　　D. 其他长期资产

三、多项选择题

1. 下列固定资产中，应计提折旧的是（　　　）。

A. 未使用的建筑物　　　　　　　　　B. 土地

C. 当月减少的固定资产　　　　　　　D. 以经营租赁方式租入的固定资产

2. 下列项目中，属于职工薪酬的有（　　　）。

A. 养老保险　　　　　　　　　　　　B. 工资奖金

C. 职工福利费　　　　　　　　　　　D. 住房公积金

3. 发生下列各项费用时，可以直接借记"基本生产成本"账户的有（　　　）。

A. 车间照明用电费　　　　　　　　　B. 构成产品实体的原材料费用

C. 车间管理人员工资　　　　　　　　D. 车间生产工人工资

E. 生产产品的机器设备计提的折旧

4. 低值易耗品的摊销方法有（　　　）。

A. 一次摊销法　　　　　　　　　　　B. 约当产量法

C. 工作量法　　　　　　　　　　　　D. 五五摊销法

5. 计入产品成本的工资，按其用途应分别借记（　　　）。

A. 基本生产成本　　　　　　　　　　B. 辅助生产成本

C. 制造费用　　　　　　　　　　　　D. 管理费用

6. 材料费用的分配标准有（　　　）。

A. 产品体积　　　　　　　　　　　　B. 产品重量

C. 材料定额消耗　　　　　　　　　　D. 材料定额费用

7. 固定资产计提折旧方法主要有（　　　）。

A. 年限平均法　　　　　　　　　　　B. 年数总和法

C. 工作量法　　　　　　　　　　　　D. 双倍余额递减法

8. 按计划预提利息费用可能借记（　　　）。

A. 应付利息　　　　　　　　　　　　B. 管理费用

C. 财务费用　　　　　　　　　　　　D. 在建工程

四、判断题

1. 用于几种产品生产共同耗用的，构成产品实体的原材料费用，可以直接计入各种产品成本。（　　　）

2. 当企业只生产一种产品时，生产工人工资以及福利费直接计入该种产品成本。（　　　）

3. 材料费用是产品成本的重要组成部分，因此各部门领用的材料费用都应计入产品成本。（　　　）

4. 车间领用的材料费用，不一定都记入产品成本的"直接材料"成本项目。（　　）

5. 专设销售机构的固定资产修理费用应间接计入生产成本。（　　）

6. 基本生产车间固定资产折旧费应直接计入产品生产成本。（　　）

7. 固定资产折旧费是产品成本的组成部分，所以应该全部直接计入或间接计入产品成本。（　　）

8. 企业生产工人的工资以及福利费直接计入产品成本，其他部门人员的工资及福利费间接计入产品成本。（　　）

五、业务分析题

1. 某厂生产 A、B、C 三种产品。本月三种产品共耗用甲材料 33 600 千克，每千克 12.5 元，总金额 420 000 元。三种产品本月投产量分别为 4 000 件、3 200 件和 1 600 件，甲材料消耗定额分别为 3 千克、2.5 千克和 5 千克。利用下表采用定额消耗量比例法分配甲材料费用。

甲材料费用分配表

2017 年 1 月　　　　　　　　　　　　　　　　　　金额单位：元

产品	投产量/件	单位定额/（千克·件$^{-1}$）	定额消耗总量/千克	分配率	应分配材料费用/元
A 产品					
B 产品					
C 产品					
合计					

要求：写出分配率的计算过程，并编写材料分配的分录。

2. 某企业生产 A、B 两种产品，2017 年 9 月份共同耗用燃料费用 32 800 元。本月生产的 A 产品 60 件，B 产品 80 件。单位消耗定额为：A 产品 10 元，B 产品 13 元。按定额费用比例分配燃料费用。另有辅助生产车间耗用燃料 4 500 元，行政管理部门耗用 5 700 元，车间一般耗用 3 800 元。

要求：计算分配燃料费用，并编制会计分录。

3. A 企业生产甲、乙、丙三种产品，共同耗用原材料 93 500 元。甲、乙、丙三种产品的实际产量分别为 2 000 件、2 500 件、3 000 件，单位产品材料消耗定额分别为 20 千克、10 千克、15 千克。试计算分配各产品应负担的材料费。

4. 红峰制造有限公司设有两个基本生产车间，第一车间只生产 D－Ⅰ型产品，第二生产车间生产 D－Ⅱ和 D－Ⅲ型两种产品，另设有机修和供水两个辅助生产车间。第二基本车间 2017 年 1 月两种产品共耗用 A3 板材的实际成本 117 600 元，原材料消耗记录表明：D－Ⅱ和 D－Ⅲ型两种产品消耗的 A3 型板材的数量分别为 33 000 千克和 23 000 千克。该公司材料按实际成本计价，2017 年 1 月发出材料如下表所示。

材料费用分配表

2017 年 1 月　　　　　　　　　　　　　　　　　　　　　　金额单位：元

用途		直接计入	分配计入			合计
			耗用量/千克	分配率	分配金额	
生产 D－Ⅰ产品耗用		36 750				36 750
生产 D－Ⅱ产品耗用			33 000			
生产 D－Ⅲ产品耗用		165 000	23 000			
小计		201 750	56 000		117 600	375 350
辅助车间耗用	机修车间	1 700				1 700
	供水车间	26 600				26 600
基本车间一般耗用		940				940
管理部门耗用		5 500				5 500
合计		236 490			117 600	354 090

要求：

（1）按实际耗用量比例法将 D－Ⅱ和 D－Ⅲ型两种产品共同耗用的 A3 型板材进行分配，并将结果填入材料费用分配表。

（2）根据材料费用分配表进行账务处理。

5. 某企业基本生产车间生产 A、B 两种产品，本月发生的生产工人的计时工资共计 90 000 元，A 产品完工 500 件，B 产品完工 800 件，单件产品工时定额：A 产品 2 小时，B 产品 1 小时。试计算分配 A、B 两种产品各自应负担的工资费用。另外，车间管理人员的工资为 8 000 元，企业管理人员的工资为 3 000 元。

要求：

（1）进行工资分配的核算。

（2）如果企业按工资的 14% 提取职工福利费，试进行福利费分配的核算。

归集与分配综合费用

企业在生产过程中不仅要发生外购材料、外购燃料、职工薪酬等要素费用，还会发生辅助生产费用、制造费用等综合费用。在本项目里，我们的任务就是学习各种综合费用是如何归集起来，并采用什么方法分配到成本费用中去的。

1. 理解要素费用核算与综合费用核算的关系。了解辅助生产费用的内容，熟悉辅助生产费用的归集，掌握分配辅助生产费用各种分配方法的适用情况及优缺点，以及在不同方法下的账务处理。
2. 了解制造费用的概念，熟悉制造费用的归集，掌握分配制造费用的几种方法。
3. 了解生产损失的概念，熟悉生产损失的归集，掌握生产损失的分配方法。

上一项目已述及，各种要素费用是如何归集起来，并采用什么方法分配到成本费用中去。本项目将对企业发生的辅助生产费用、制造费用等综合费用怎样归属到相应的成本、费用项目中进行讲解。

任务1　归集与分配辅助生产费用

【任务描述】

（1）为保证企业基本生产车间、行政管理部门等正常运转就少不了辅助生产车间的帮助，就会产生辅助生产费用，首先应熟悉哪些费用应归集到辅助生产费用中去。

（2）辅助生产费用通常在"辅助生产成本"这个账户中进行归集，月末需要将辅助生产车间发生的各项费用分配到各受益对象中去，应掌握辅助生产费用的各种分配方法。

【相关知识】

1.1　归集辅助生产费用

企业的辅助生产，主要是指为保证企业基本生产车间、行政管理部门等正常运转而进行的产品生产或劳务供应等生产活动。很多企业常设置专门的辅助生产车间来组织辅助产品的生产和劳务的供应。有的企业只生产一种产品或提供一种劳务，如供电、运输等辅助生产；有的则生产多种产品或提供多种劳务，如从事工具、模具的制造等辅助生产。辅助生产产品和劳务成本的高低，会影响企业产品成本和期间费用的水平，因此，正确及时地组织辅助生产费用的核算，加强对辅助生产费用的监督，对于正确计算产品成本和各项期间费用，以及节约支出、降低成本有着重要意义。

辅助生产费用是指辅助生产车间为生产产品或提供劳务而发生的原材料费用、动力费用、工资及福利费等。企业通常设置"生产成本——辅助生产成本"或者直接设置"辅助生产成本"总账账户（本书采用此方法）来归集所发生的辅助生产费用。"辅助生产成本"是一个成本类账户，该账户下，一般按车间、车间下按产品或劳务种类来设置明细账，再按规定的成本项目或费用项目设立专栏进行明细核算。

辅助生产车间发生的制造费用，其核算方式可根据制造费用发生的多少、辅助生产车间规模的大小等情况来确定。若辅助生产车间发生的制造费用多，车间规模较大，同时辅助生产车间要对外销售产品或提供劳务，就应单独设置"制造费用——辅助生产车间"账户进行核算。反之，辅助生产车间就不用单独设置"制造费用——辅助生产车间"明细账，而是将发生的制造费用直接记入"辅助生产成本"账户及其明细账的借方（本书采取此方式）。

1.2　分配辅助生产费用

辅助生产费用的分配，是指在月末，将辅助生产车间发生的各项费用分配到各受益对象中去的过程，"辅助生产成本"一般是没有期末余额的。

辅助生产车间既可以提供劳务又可以生产产品。所提供的劳务，如供电、供水、运输和修理等，其发生的辅助生产费用通常于月末在各受益对象之间按照一定的标准和方法进行分配后，从"辅助生产成本"账户的贷方，转入"基本生产成本""制造费用""管理费用""销售费用""在建工程"等账户的借方；所生产的产品，如修理用备件、模具、工具等，在产品完工时，从"辅助生产成本"账户的贷方转入"原材料""周转材料"等账户的借方。

辅助生产车间提供的产品和劳务，除了给基本生产车间和企业管理部门使用外，还可以提供给其他辅助生产车间使用。所以，为了将辅助生产费用正确地分配给各受益对象，在分配辅助生产费用时，还应考虑辅助生产车间之间相互提供劳务的情况。

辅助生产费用的分配是通过编制辅助生产费用分配表进行的。通常采用的辅助生产费用分配方法：直接分配法、交互分配法、顺序分配法、计划成本分配法和代数分配法。

1.2.1　直接分配法

直接分配法，是指将各种辅助生产费用直接分配给辅助生产车间以外的各受益单位，而不考虑各辅助生产车间之间相互提供劳务的一种分配方法。

直接分配法主要适用于辅助生产内部相互提供劳务不多，不进行交互分配对辅助生产成本和企业产品成本影响不大的企业。其优点是分配结转比较简单，缺点是各辅助生产车间之间相互提供的产品或劳务成本差额较大时，会影响分配结果的准确性。

直接分配法的基本公式如下：

$$某辅助生产车间费用分配率 = \frac{该车间辅助生产费用总额}{该车间对外提供的劳务量}$$

各受益对象应分配的金额 = 各受益对象耗用劳务量 × 费用分配率

任务案例 3 - 1： 重庆渝通机械有限公司有供电和供水两个辅助生产车间，主要为本公司基本生产车间和行政管理部门等服务，2017 年 1 月供电车间发生费用为 9 600 元，供水车间发生费用为 238 000 元，辅助生产车间提供劳务数量如表 3 - 1 所示。

表 3 - 1　辅助生产车间供应劳务数量表

受益单位		耗用数量	
		耗电/度	耗水/吨
辅助生产车间	供电车间	—	8 000
	供水车间	4 000	—
基本生产车间	生产产品	9 000	30 000
	管理部门	4 000	15 000
公司行政管理部门		2 000	20 000
公司专设销售机构		1 000	5 000
合计		20 000	78 000

辅助生产费用分配如表 3 - 2 所示。

表 3 - 2　辅助生产费用分配表
（直接分配法）

项目		供电车间		供水车间		合计金额/元
		供电量/度	金额/元	供水量/吨	金额/元	
待分配费用			9 600		238 000	247 600
辅助生产车间对外劳务量		16 000		70 000		—
辅助生产费用分配率			0.6		3.4	—
辅助生产车间	供电车间			8 000	—	—
	供水车间	4 000	—			—
基本生产车间	生产产品	9 000	5 400	30 000	102 000	107 400
	管理部门	4 000	2 400	15 000	51 000	53 400
公司行政管理部门		2 000	1 200	20 000	68 000	69 200
公司专设销售机构		1 000	600	5 000	17 000	17 600
合计			9 600		238 000	247 600

表中有关数字计算如下：

（1）供电车间：

①供电车间对外提供的劳务量：20 000 - 4 000 = 16 000（度）

②供电车间费用分配率：$\dfrac{9\ 600}{16\ 000} = 0.6$（元/度）

③各受益对象分配额：

基本生产车间生产产品：9 000×0.6＝5 400（元）

基本生产车间管理部门：4 000×0.6＝2 400（元）

公司行政管理部门：2 000×0.6＝1 200（元）

公司专设销售机构：1 000×0.6＝600（元）

（2）供水车间：

①供水车间对外提供的劳务量：78 000－8 000＝70 000（吨）

②供水车间费用分配率：238 000÷70 000＝3.4（元/吨）

③各受益对象分配额：

基本生产车间生产产品：30 000×3.4＝102 000（元）

基本生产车间管理部门：15 000×3.4＝51 000（元）

公司行政管理部门：20 000×3.4＝68 000（元）

公司专设销售机构：5 000×3.4＝17 000（元）

（3）根据辅助生产费用分配表，编制会计分录如下：

借：基本生产成本　　　　　　　　　　　　　107 400

　　制造费用　　　　　　　　　　　　　　　 53 400

　　管理费用　　　　　　　　　　　　　　　 69 200

　　销售费用　　　　　　　　　　　　　　　 17 600

　　　贷：辅助生产成本——供电车间　　　　　　　　　9 600

　　　　　　　　　　　——供水车间　　　　　　　　238 000

【教学互动】

请同学们用"T"形账户计算任务案例3－1中供电车间和供水车间的辅助生产成本，看看两个车间的辅助生产成本余额分别是多少。（如果辅助生产车间没有在产品，分配辅助生产费用后各辅助车间的成本余额应为零，否则，就可能是账务处理出现了错误。）

【技能实训】

某企业有供电和供水两个辅助生产车间，主要为本企业基本生产车间和行政管理部门等服务，供电车间本月发生费用为36 960元，供水车间本月发生费用为54 000元，辅助生产车间供应劳务数量如表3－3所示。

表3－3　辅助生产车间供应劳务数量表

受益单位		耗用数量	
		耗电/度	耗水/吨
辅助生产车间	供电车间	—	3 000
	供水车间	12 000	—
基本生产车间	生产产品	48 000	
	管理部门	8 000	24 000
企业行政管理部门		4 000	2 000
企业专设销售机构		1 600	1 000
合计		73 600	30 000

要求：用直接分配法分配辅助生产费用并作出相应会计分录。

技能实训参考答案：

辅助生产费用分配如表3-4所示。

表3-4　辅助生产费用分配表
（直接分配法）

项目		供电车间		供水车间		合计金额/元
		供电量/度	金额/元	供水量/吨	金额/元	
待分配费用			36 960		54 000	90 960
辅助生产车间对外劳务量		61 600		27 000		—
辅助生产费用分配率			0.6		2	—
辅助生产车间	供电车间			3 000	—	—
	供水车间	12 000	—			—
基本生产车间	生产产品	48 000	28 800			28 800
	管理部门	8 000	4 800	24 000	48 000	52 800
企业行政管理部门		4 000	2 400	2 000	4 000	6 400
企业专设销售机构		1 600	960	1 000	2 000	2 960
合计			36 960		54 000	90 960

表中有关数字计算如下：

（1）供电车间：

①供电车间对外提供的劳务量：73 600 - 12 000 = 61 600（度）

②供电车间费用分配率：$\dfrac{36\ 960}{61\ 600} = 0.6$（元/度）

③各受益对象分配额：

基本生产车间生产产品：48 000 × 0.6 = 28 800（元）

基本生产车间管理部门：8 000 × 0.6 = 4 800（元）

公司行政管理部门：4 000 × 0.6 = 2 400（元）

公司专设销售机构：1 600 × 0.6 = 960（元）

（2）供水车间：

①供水车间对外提供的劳务量：30 000 - 3 000 = 27 000（吨）

②供水车间费用分配率：$\dfrac{54\ 000}{27\ 000} = 2$（元/吨）

③各受益对象分配额：

基本生产车间管理部门：24 000 × 2 = 48 000（元）

公司行政管理部门：2 000 × 2 = 4 000（元）

公司专设销售机构：1 000 × 2 = 2 000（元）

（3）根据辅助生产费用分配表，编制会计分录如下：

借：基本生产成本　　　　　　　　　　　　　　　　　　28 800

制造费用	52 800
管理费用	6 400
销售费用	2 960
贷：辅助生产成本——供电车间	36 960
——供水车间	54 000

【小知识】

在直接分配法中，对辅助生产车间相互提供的劳务都不分配，而其他辅助生产车间耗用的费用是由辅助生产车间之外的各部门分摊了。

1.2.2　交互分配法

交互分配法的特点是辅助生产费用是通过两次分配完成的。首先将辅助生产费用在辅助生产车间进行交互分配，然后将各辅助生产车间交互分配后的实际费用（交互分配前的费用加上交互分配转入的费用，减去交互分配转出的费用）在辅助生产车间以外的部门进行分配。

交互分配法主要适用于实行车间核算的企业。其优点是提高了分配结果的准确率，因为辅助生产内部相互提供的劳务都进行了交互分配。缺点是要计算两次费用分配率，进行两次分配，增加了工作量；另外费用分配率是根据交互分配前的待分配费用计算的，分配结果不精确。为了减少工作量，在各月辅助生产费用水平相差不大的情况下，可以用上月的辅助生产费用分配率作为交互分配的分配率。

交互分配法的步骤及基本公式如下：

第一步：交互分配。辅助生产车间以外的受益对象不进行分配，只将辅助生产费用在各辅助生产车间之间进行交互分配。公式为：

$$交互分配率 = \frac{某辅助生产车间费用总额}{该车间提供的劳务总量}$$

某辅助生产车间费用分配额 = 该辅助生产车间耗用劳务量 × 交互分配率

第二步：计算交互分配后的费用。公式为：

交互分配后的费用 = 该车间原费用总额 − 交互分配转出的费用 + 交互分配转入的费用

第三步：对外分配。将辅助生产车间交互分配后的新费用在辅助生产车间以外各受益对象间进行分配。公式为：

$$对外分配率 = \frac{交互分配后的费用}{该车间提供的劳务总量 - 其他辅助车间耗用劳务量}$$

各受益对象承担分配额 = 该部门耗用劳务量 × 对外分配率

【小知识】

采用交互分配法要计算两次分配率：

（1）交互分配时的分配率。

（2）对外分配时的分配率。

任务案例 3 − 2：重庆渝通机械有限公司有供电和供水两个辅助生产车间，主要为本公司基本生产车间和行政管理部门等服务，2017 年 2 月供电车间发生费用 29 000 元，供水车间发生费用 203 400 元，提供劳务量如表 3 − 5 所示。

表 3 – 5　辅助生产车间供应劳务数量表

受益单位		耗用数量	
		耗电/度	耗水/吨
辅助生产车间	供电车间	—	6 000
	供水车间	4 000	—
基本生产车间	生产产品	20 000	25 000
	管理部门	12 000	12 000
公司行政管理部门		2 500	13 000
公司专设销售机构		1 500	4 000
合计		40 000	60 000

辅助生产费用分配如表 3 – 6 所示。

表 3 – 6　辅助生产费用分配
（交互分配法）

项目		供电车间			供水车间			合计金额/元
		供电量/度	分配率/(元·度$^{-1}$)	金额/元	供水量/吨	分配率/(元·吨$^{-1}$)	金额/元	
待分配费用		40 000	0.725	29 000	60 000	3.39	203 400	232 400
交互分配	供电车间	—	—	—	6 000	3.39	20 340	20 340
	供水车间	4 000	0.725	2 900	—	—	—	2 900
对外分配新费用		36 000	1.29	46 440	54 000	3.443 7	185 960	232 400
对外分配	生产产品	20 000	1.29	25 800	25 000	3.443 7	86 092.50	111 892.50
	基本生产车间管理部门	12 000	1.29	15 480	12 000	3.443 7	41 324.40	56 804.40
	公司行政管理部门	2 500	1.29	3 225	13 000	3.443 7	44 768.30	47 993.30
	公司专设销售机构	1 500	1.29	1 935	4 000	3.443 7	13 774.80	15 709.80

表中有关数字计算如下：

（1）交互分配。

①供电车间分配率：29 000 ÷ 40 000 = 0.725（元/度）

供电车间分给供水车间的费用：4 000 × 0.725 = 2 900（元）

②供水车间分配率：203 400 ÷ 60 000 = 3.39（元/吨）

供水车间分给供电车间的费用：6 000 × 3.39 = 20 340（元）

（2）计算对外分配费用。

①供电车间对外分配新费用：29 000 – 2 900 + 20 340 = 46 440（元）

②供水车间对外分配新费用：203 400－20 340＋2 900＝185 960（元）

（3）对外分配。

①供电车间分配：

供电车间对外分配率：46 440÷（40 000－4 000）＝1.29（元/度）

基本生产车间生产产品：20 000×1.29＝25 800（元）

基本生产车间管理部门：12 000×1.29＝15 480（元）

公司行政管理部门：2 500×1.29＝3 225（元）

公司专设销售机构：1 500×1.29＝1 935（元）

②供水车间分配情况：

供水车间对外分配率：185 960÷（60 000－6 000）＝3.443 7（元/吨）

基本生产车间生产产品：25 000×3.443 7＝86 092.50（元）

基本生产车间管理部门：12 000×3.443 7＝41 324.40（元）

公司专设销售机构：4 000×3.443 7＝13 774.80（元）

公司行政管理部门：185 960－86 092.50－41 324.40－13 774.80＝44 768.30（元）

（4）根据辅助生产费用分配表，编制会计分录如下：

①交互分配会计分录：

借：辅助生产成本——供电车间　　　　　　　　　　　　　　20 340
　　贷：辅助生产成本——供水车间　　　　　　　　　　　　　　20 340
借：辅助生产成本——供水车间　　　　　　　　　　　　　　2 000
　　贷：辅助生产成本——供电车间　　　　　　　　　　　　　　2 900

②对外分配会计分录：

借：基本生产成本　　　　　　　　　　　　　　　　　　111 892.50
　　制造费用　　　　　　　　　　　　　　　　　　　　56 804.40
　　管理费用　　　　　　　　　　　　　　　　　　　　47 993.30
　　销售费用　　　　　　　　　　　　　　　　　　　　15 709.80
　　贷：辅助生产成本——供电车间　　　　　　　　　　　　　　46 440
　　　　　　　　　　　——供水车间　　　　　　　　　　　　　　185 960

【技能实训】

某企业有供电和供水两个辅助生产车间，主要提供本企业基本生产车间和行政管理部门等服务，供电车间本月发生费用为 4 380 元，供水车间本月发生费用为 17 000 元，辅助生产车间供应劳务数量如表 3-7 所示。

表 3-7　辅助生产车间供应劳务数量表

受益单位		耗用数量	
		耗电/度	耗水/吨
辅助生产车间	供电车间	—	1 200
	供水车间	1 500	—

续表

受益单位		耗用数量	
		耗电/度	耗水/吨
基本生产车间	生产产品	2 000	2 500
	管理部门	1 600	
企业行政管理部门		900	1 000
企业专设销售机构			300
合计		6 000	5 000

要求：用交互分配法分配辅助生产费用并作出相应会计分录。

技能实训参考答案：

辅助生产费用分配如表3-8所示。

表3-8　辅助生产费用分配表

（交互分配法）

项目		供电车间			供水车间			合计金额/元
		供电量/度	分配率/(元·度⁻¹)	金额/元	供水量/吨	分配率/(元·吨⁻¹)	金额/元	
待分配费用		6 000	0.73	4 380	5 000	3.4	17 000	21 380
交互分配	供电车间	—	—	—	1 200	3.4	4 080	4 080
	供水车间	1 500	0.73	1 095	—	—	—	1 095
对外分配新费用		4 500	1.636 7	7 365	3 800	3.688 2	14 015	21 380
对外分配	生产产品	2 000	1.636 7	3 273.40	2 500	3.688 2	9 220.50	12 493.90
	基本生产车间管理部门	1 600	1.636 7	2 618.72	—	—	—	2 618.72
	公司行政管理部门	900	1.636 7	1 472.88	1 000	3.688 2	3 688.04	5 160.92
	公司专设销售机构	—	—	—	300	3.688 2	1 106.46	1 106.46

表中有关数字计算如下：

（1）交互分配。

①供电车间分配率：4 380÷6 000=0.73（元/度）

供电车间分给供水车间的费用：1 500×0.73=1 095（元）

②供水车间分配率：17 000÷5 000=3.4（元/吨）

供水车间分给供电车间费用：1 200×3.4=4 080（元）

（2）计算对外分配费用。

①供电车间对外分配新费用：4 380-1 095+4 080=7 365（元）

②供水车间对外分配新费用：17 000 − 4 080 + 1 095 = 14 015（元）

（3）对外分配。

①供电车间分配情况：

供电车间对外分配率：$\dfrac{7\ 365}{6\ 000 - 1\ 500} = 1.636\ 7$（元/度）

基本生产车间生产产品：$2\ 000 \times 1.636\ 7 = 3\ 273.40$（元）

基本生产车间管理部门：$1\ 600 \times 1.636\ 7 = 2\ 618.72$（元）

公司行政管理部门：7 365 − 3 273.40 − 2 618.72 = 1 472.88（元）

②供水车间分配情况：

供水车间对外分配率：$\dfrac{14\ 015}{5\ 000 - 1\ 200} \approx 3.688\ 2$（元/吨）

基本生产车间生产产品：$25\ 00 \times 3.688\ 2 = 9\ 220.5$（元）

公司专设销售机构：$300 \times 3.688\ 2 = 1\ 106.46$（元）

公司行政管理部门：14 015 − 9 220.5 − 1 106.46 = 3 688.04（元）

（4）根据辅助生产费用分配表，编制会计分录如下：

①交互分配会计分录：

借：辅助生产成本——供电车间　　　　　　　　　　　　　　　4 080

　　贷：辅助生产成本——供水车间　　　　　　　　　　　　　　　4 080

借：辅助生产成本——供水车间　　　　　　　　　　　　　　　1 095

　　贷：辅助生产成本——供电车间　　　　　　　　　　　　　　　1 095

②对外分配会计分录：

借：基本生产成本　　　　　　　　　　　　　　　　　　　12 493.90

　　制造费用　　　　　　　　　　　　　　　　　　　　　2 618.72

　　管理费用　　　　　　　　　　　　　　　　　　　　　5 160.92

　　销售费用　　　　　　　　　　　　　　　　　　　　　1 106.46

　　贷：辅助生产成本——供电车间　　　　　　　　　　　　　　　7 365

　　　　　　　　——供水车间　　　　　　　　　　　　　　14 015

1.2.3　顺序分配法

顺序分配法又称梯形分配法，是指各辅助生产车间之间的费用分配是按照受益金额多少的顺序排列，受益少的排在前面，先将费用分配出去；受益多的排在后面，然后将费用分配出去。排在前面的分配给排列在后面的辅助生产车间费用，排在后面的不再分配给排在前面的辅助生产车间费用。

顺序分配法主要适用于各辅助生产车间之间相互提供劳务有明显顺序的企业，而且排在前的辅助生产车间耗用排在后的辅助生产车间费用较少的情况下使用。其优点是各种辅助生产费用只计算一次，计算简便；缺点是分配结果不太准确，而且不利于调动排在前的辅助生产车间降低耗用的积极性，因为排在前的辅助生产车间不负担排在后的辅助生产车间的费用。

顺序分配法的操作步骤及基本公式如下：

第一步：按受益金额多少排列顺序。

第二步：计算排在前面的辅助生产车间的分配率，再计算各受益对象应承担的辅助生产费用。公式为：

$$先分配车间费用分配率 = \frac{该车间本月辅助生产费用}{辅助生产劳务总量}$$

各受益对象承担的费用 = 各受益对象耗用量 × 费用分配率

第三步：计算排在后面的辅助生产车间的分配率，再计算除先分配辅助生产车间以外的受益对象应承担的辅助生产费用。公式为：

$$后分配车间费用分配率 = \frac{该车间本月辅助生产费用 + 先分配车间分来的费用}{辅助生产劳务总量 - 提供给先分配车间的劳务量}$$

除先分配车间外各受益对象应承担的费用 = 除先分配车间外各受益对象耗用量 × 费用分配率

任务案例 3 - 3：重庆渝通机械有限公司有供电和供水两个辅助生产车间，主要为本公司基本生产车间和行政管理部门等服务，2017 年 3 月，供电车间发生费用为 17 400 元，供水车间发生费用为 51 000 元，各辅助生产车间供应的对象和数量如表 3 - 9 所示。

表 3 - 9　辅助生产车间供应劳务数量表

受益单位		耗用数量	
		耗电/度	耗水/吨
辅助生产车间	供电车间	—	2 500
	供水车间	4 000	—
基本生产车间	生产产品	15 000	6 000
	管理部门	5 000	3 000
公司行政管理部门		3 000	600
公司专设销售机构		2 000	400
合计		29 000	12 500

辅助生产费用分配如表 3 - 10 所示。

表 3 - 10　辅助生产费用分配表
（顺序分配法）

项目		供水车间（先分配）		供电车间（后分配）		费用合计/元
		数量/吨	费用/元	数量/度	费用/元	
车间本月发生的劳务及费用		12 500	51 000	29 000	17 400	68 400
待分配费用			51 000		27 600	78 600
劳务总量		12 500		25 000		
费用分配率			4.08		1.104	
辅助生产车间	供水车间			4 000		
	供电车间	2 500	10 200			10 200

项目		供水车间（先分配）		供电车间（后分配）		费用合计/元
		数量/吨	费用/元	数量/度	费用/元	
基本生产车间	生产产品	6 000	24 480	15 000	16 560	41 040
	管理部门	3 000	12 240	5 000	5 520	17 760
公司行政管理部门		600	2 448	3 000	3 312	5 760
公司专设销售机构		400	1 632	2 000	2 208	3 840
合计			51 000		27 600	78 600

表中有关数字计算如下：

（1）排列顺序。

供电车间耗用的水费 = 51 000 ÷ 12 500 × 2 500 = 10 200（元）

供水车间耗用的电费 = 17 400 ÷ 29 000 × 4 000 = 2 400（元）

由于供电车间耗用的劳务费用大于供水车间耗用的劳务费用，因此，供水车间排在前面先分配，供电车间排在后面后分配。

（2）计算先分配辅助生产车间——供水车间的分配率及各受益对象承担的费用。

①分配率 = 51 000 ÷ 12 500 = 4.08（元/吨）

②各受益对象承担的费用：

供电车间应承担的费用：2 500 × 4.08 = 10 200（元）

基本生产车间生产产品：6 000 × 4.08 = 24 480（元）

基本生产车间管理部门：3 000 × 4.08 = 12 240（元）

公司行政管理部门：600 × 4.08 = 2 448（元）

公司专设销售机构：400 × 4.08 = 1 632（元）

（3）计算后分配辅助生产车间——供电车间的分配率及除先分配的供水车间外各受益对象承担的费用。

①分配率 $= \dfrac{17\ 400 + 10\ 200}{29\ 000 - 4\ 000} = 1.104$（元/度）

②除先分配的供水车间外各受益对象承担的费用：

基本生产车间生产产品：15 000 × 1.104 = 16 560（元）

基本生产车间管理部门：5 000 × 1.104 = 5 520（元）

公司行政管理部门：3 000 × 1.104 = 3 312（元）

公司专设销售机构：2 000 × 1.104 = 2 208（元）

（4）编制会计分录。

①供水车间的分配。

借：辅助生产成本——供电车间　　　　　　　　　　　　　　　　　　10 200

　　　基本生产成本　　　　　　　　　　　　　　　　　　　　　　　24 480

　　　制造费用　　　　　　　　　　　　　　　　　　　　　　　　　12 240

　　　管理费用　　　　　　　　　　　　　　　　　　　　　　　　　 2 448

　　　销售费用　　　　　　　　　　　　　　　　　　　　　　　　　 1 632

贷：辅助生产成本——供水车间	51 000

②供电车间的分配。

借：基本生产成本	16 560
制造费用	5 520
管理费用	3 312
销售费用	2 208
贷：辅助生产成本——供电车间	27 600

【小知识】

顺序分配法的特点：

（1）排列在前的车间将费用分配给排在后面的车间，不再承担后面车间的费用；

（2）后面车间应分配的费用，要在自己本身费用的基础上加上前面车间分配转入的费用。

【技能实训】

某企业有供电和供水两个辅助生产车间，主要为本企业基本生产车间和行政管理部门等服务，供电车间本月发生费用为 3 685 元，供水车间本月发生费用为 20 400 元，辅助生产车间供应劳务数量如表 3－11 所示。

表 3－11　辅助生产车间供应劳务数量表

受益单位		耗用数量	
		耗电/度	耗水/吨
辅助生产车间	供电车间	—	1 600
	供水车间	1 500	—
基本生产车间	生产产品	5 000	2 000
	管理部门	3 400	1 200
企业行政管理部门		2 500	800
企业专设销售机构		1 600	400
合计		14 000	6 000

要求：用顺序分配法分配辅助生产费用并作出相应会计分录。

技能实训参考答案：

辅助生产费用分配如表 3－12 所示。

表 3－12　辅助生产费用分配表
（顺序分配法）

项目	供水车间（先分配）		供电车间（后分配）		费用合计/元
	数量/吨	费用/元	数量/度	费用/元	
车间本月发生的劳务及费用	6 000	20 400	14 000	3 685	24 085
待分配费用		20 400		9 125	29 525

续表

项目		供水车间（先分配）		供电车间（后分配）		费用合计/元
		数量/吨	费用/元	数量/度	费用/元	
辅助生产车间以外的劳务总量		4 400		12 500		
费用分配率			3.4		0.73	
辅助生产车间	供水车间			1 500	—	—
	供电车间	1 600	5 440			5 440
基本生产车间	生产产品	2 000	6 800	5 000	3 650	10 450
	管理部门	1 200	4 080	3 400	2 482	6 562
公司行政管理部门		800	2 720	2 500	1 825	4 545
公司专设销售机构		400	1 360	1 600	1 168	2 528
合计		6 000	20 400	14 000	9 125	29 525

表中有关数字计算如下：

（1）排列顺序。

供电车间耗用的水费 = 20 400 ÷ 6 000 × 1 600 = 5 440（元）

供水车间耗用的电费 = 3 685 ÷ 14 000 × 1 500 = 394.82（元）

由于供电车间耗用的费用大于供水车间耗用的费用，因此，供水车间排在前面先分配，供电车间排在后面后分配。

（2）计算先分配辅助生产车间——供水车间的分配率及各受益对象承担的费用。

①分配率 $= \dfrac{20\ 400}{6\ 000} = 3.4$（元/吨）

②各受益对象承担的费用：

供水车间分给供电车间费用：1 600 × 3.4 = 5 440（元）

基本生产车间生产产品：2 000 × 3.4 = 6 800（元）

基本生产车间管理部门：1 200 × 3.4 = 4 080（元）

公司行政管理部门：800 × 3.4 = 2 720（元）

公司专设销售机构：400 × 3.4 = 1 360（元）

（3）计算后分配辅助生产车间——供电车间的分配率及除先分配的供水车间外各受益对象承担的费用。

①分配率 $= \dfrac{3\ 685 + 5\ 440}{14\ 000 - 1\ 500} = 0.73$（元/度）

②除先分配的供水车间外各受益对象承担的费用：

基本生产车间生产产品：5 000 × 0.73 = 3 650（元）

基本生产车间管理部门：3 400 × 0.73 = 2 482（元）

公司行政管理部门：2 500 × 0.73 = 1 825（元）

公司专设销售机构：1 600 × 0.73 = 1 168（元）

（4）编制会计分录。

①供水车间。

借：辅助生产成本——供电车间	5 440
基本生产成本	6 800
制造费用	4 080
管理费用	2 720
销售费用	1 360
贷：辅助生产成本——供水车间	20 400

②供电车间。

借：基本生产成本	3 650
制造费用	2 482
管理费用	1 825
销售费用	1 168
贷：辅助生产成本——供电车间	9 125

1.2.4　计划成本分配法

计划成本分配法，是指先根据劳务的计划单位成本和各受益单位（包括辅助生产车间）的受益量进行分配，然后再将计划成本分配额与实际费用（原待分配费用加上按计划成本分入的费用）之间的差额进行调整分配。辅助生产车间实际发生的费用与计划分配额之间的差异采用简化计算方法全部计入管理费用。

计划成本分配法适用于单位计划成本比较稳定、准确的企业。其优点是按照计划单位成本分配，辅助生产实际费用的高低对各受益单位成本费用没有影响，便于考核和分析各受益单位的经济责任；各种辅助生产费用只分配一次，且计划单位成本已事先确定，能简化和加速分配计算工作；对辅助生产成本超支或节约数额的计算，能考核计划的执行情况。其缺点是必须参照历史或上年资料，制定本年的计划单位成本，且力求准确，在年度内也不宜变动。

【小知识】

要采用计划成本分配法，必须具备较正确的计划成本资料。分配辅助生产费用时，先按计划单位成本进行分配，然后再分配结转成本差异。

任务案例3-4：重庆渝通机械有限公司有供电和供水两个辅助生产车间，主要为本公司基本生产车间和行政管理部门等服务，2017年4月，供电车间发生费用为21 000元，供水车间发生费用为109 400元。假如供电车间计划单位成本为0.7元/度，供水车间计划单位成本为3元/吨。各辅助生产车间供应的对象和数量如表3-13所示。

表3-13　辅助生产车间供应劳务数量表

受益单位		耗用数量	
		耗电/度	耗水/吨
辅助生产车间	供电车间	—	3 500
	供水车间	4 000	—

续表

受益单位		耗用数量	
		耗电/度	耗水/吨
基本生产车间	生产产品	13 000	15 000
	管理部门	12 000	10 000
公司行政管理部门		2 000	9 500
公司专设销售机构		1 000	3 000
合计		32 000	41 000

辅助生产费用分配如表 3 - 14 所示。

表 3 - 14　辅助生产费用分配表

(计划成本法)

项目		按计划成本分配				成本差异分配	
		供电车间		供水车间			
		数量/度	费用/元	数量/吨	费用/元	供电车间	供水车间
待分配费用			21 000		109 400		
劳务总量		32 000		41 000			
费用分配率		0.7		3			
分配费用			22 400		123 000		
辅助生产车间	供电车间			3 500	10 500		
	供水车间	4 000	2 800				
基本生产车间	生产产品	13 000	9 100	15 000	45 000		
	管理部门	12 000	8 400	10 000	30 000		
公司行政管理部门		2 000	1 400	9 500	28 500	9100	-10 800
公司专设销售机构		1 000	700	3 000	9 000		
合计			22 400		123 000	9100	-10 800

表中有关数字计算如下:

(1) 按计划单位成本计算。

①供电车间分配情况:

供电车间分给供水车间的费用 = 4 000 × 0.7 = 2 800 (元)

基本生产车间生产产品: 13 000 × 0.7 = 9 100 (元)

基本生产车间管理部门: 12 000 × 0.7 = 8 400 (元)

公司行政管理部门: 2 000 × 0.7 = 1 400 (元)

公司专设销售机构: 1 000 × 0.7 = 700 (元)

②供水车间分配情况:

供水车间分给供电车间费用 = 3 500 × 3 = 10 500（元）

基本生产车间生产产品：15 000 × 3 = 45 000（元）

基本生产车间管理部门：10 000 × 3 = 30 000（元）

公司行政管理部门：9 500 × 3 = 28 500（元）

公司专设销售机构：3 000 × 3 = 9 000（元）

（2）辅助生产车间实际成本。

供电车间实际成本 = 21 000 + 10 500 = 31 500（元）

供水车间实际成本 = 109 400 + 2 800 = 112 200（元）

（3）辅助生产车间计划成本。

供电车间计划成本 = 32 000 × 0.7 = 22 400（元）

供水车间计划成本 = 41 000 × 3 = 123 000（元）

（4）辅助生产车间成本差异。

供电车间成本差异 = 31 500 – 22 400 = 9 100（元）

供水车间成本差异 = 112 200 – 123 000 = – 10 800（元）

（5）编制会计分录。

①按计划成本分配：

借：辅助生产成本——供电车间	10 500	
——供水车间	2 800	
基本生产成本	54 100	
制造费用	38 400	
管理费用	29 900	
销售费用	9 700	
贷：辅助生产成本——供电车间		22 400
——供水车间		123 000

②分配结转差异（超支用蓝字，节约用红字）。

借：管理费用	10 800	
贷：辅助生产成本——供水车间		10 800
借：管理费用	9 100	
贷：辅助生产成本——供电车间		9 100

1.2.5 代数分配法

代数分配法，是运用代数中多元一次联立方程的原理，先根据题意列出方程，计算出辅助生产产品或劳务的单位成本，然后再根据各受益单位的受益量和单位成本计算分配辅助生产费用的方法。

代数分配法适用于辅助生产车间较少的企业。其优点是分配结果准确；缺点是在辅助生产车间较多的情况下，未知数较多，计算复杂。

代数分配法的操作步骤为：

第一步：根据各辅助生产车间相互提供产品和劳务的数量，求解联立方程式，计算辅助生产产品或劳务的单位成本；

第二步：根据各受益单位耗用产品或劳务的数量和单位成本，计算分配辅助生产费用。

任务案例3-5：重庆渝通机械有限公司有供电和供水两个辅助生产车间，主要为本公司基本生产车间和行政管理部门等服务，2017年5月，供电车间发生费用为9 490元，供水车间发生费用为17 000元，各辅助生产车间供应对象和数量如表3-15所示。

表3-15 辅助生产车间供应对象和数量表

受益单位		耗用数量	
		耗电/度	耗水/吨
辅助生产车间	供电车间	—	1 000
	供水车间	2 000	—
基本生产车间	生产产品	4 000	1 500
	管理部门	3 000	1 000
行政管理部门		2 500	900
专设销售机构		1 500	600
合计		13 000	5 000

辅助生产费用分配如表3-16所示。

表3-16 辅助生产费用分配表
(代数分配法)

项目		供电车间		供水车间		合计
		数量/度	费用/元	数量/吨	费用/元	
劳务总量及总费用		13 000	9 490	5 000	17 000	26 490
计算出的单位成本			1.023		3.809	
辅助生产车间	供电车间			1 000	3 809	3 809
	供水车间	2 000	2 046			2 046
基本生产车间	生产产品	4 000	4 092	1 500	5 713.5	9 805.5
	管理部门	3 000	3 069	1 000	3 809	6 878
公司行政管理部门		2 500	2 557.5	900	3 428.1	5 985.6
公司专设销售机构		1 500	1 534.5	600	2 285.4	3 819.9
合计		13 000	13 299	5 000	19 045	32 344

表中有关数字计算如下：

(1) 设电的单位成本为 x 元/度，水的单位成本为 y 元/吨，联立方程式如下：

$$\begin{cases} 9\ 490 + 1\ 000y = 13\ 000x \\ 17\ 000 + 2\ 000x = 5\ 000y \end{cases}$$

解得：$x = 1.023$（元/度），$y = 3.809$（元/吨）

(2) 各受益对象应负担的费用。

①供电车间分配情况：

供电车间分给供水车间的费用 = 2 000 × 1.023 = 2 046（元）

基本生产车间生产产品：4 000 × 1.023 = 4 092（元）

基本生产车间管理部门：3 000 × 1.023 = 3 069（元）

公司行政管理部门：2 500 × 1.023 = 2 557.5（元）

公司专设销售机构：1 500 × 1.023 = 1 534.5（元）

②供水车间分配情况：

供水车间分给供电车间费用 = 1 000 × 3.809 = 3 809（元）

基本生产车间生产产品：1 500 × 3.809 = 5 713.5（元）

基本生产车间管理部门：1 000 × 3.809 = 3 809（元）

公司行政管理部门：900 × 3.809 = 3 428.1（元）

公司专设销售机构：600 × 3.809 = 2 285.4（元）

（3）编制会计分录。

借：辅助生产成本——供电车间		3 809
——供水车间		2 046
基本生产成本		9 805.5
制造费用		6 878
管理费用		5 985.6
销售费用		3 819.9
贷：辅助生产成本——供电车间		13 299
——供水车间		19 045

任务2 归集与分配制造费用

【任务描述】

（1）企业各个生产单位为生产产品和提供劳务而发生的各项间接费用，以及企业各生产单位所发生的固定资产使用费应计入制造费用，首先应熟悉哪些费用应归集到制造费用中去。

（2）月末还需将归集的制造费用按一定标准在生产的各种产品间进行合理分配，应掌握制造费用的各种分配方法。

【相关知识】

2.1 制造费用概述

2.1.1 制造费用的含义

制造费用是构成产品成本的综合性成本项目，是指企业各个生产单位（包括基本生产车间和分厂）为生产产品和提供劳务而发生的各项间接费用，以及企业各生产单位所发生的固定资产使用费。伴随着科技进步和企业生产工艺水平的不断提高，制造费用在产品成本中的比重越来越高。因此，正确核算制造费用对于正确计算产品成本至关重要。

2.1.2 制造费用的核算内容

（1）直接用于产品生产，但核算中不便于单独核算或管理上又没有要求，因而没有专设成本项目的生产费用。如机器设备的折旧费、保险费等。

（2）间接用于产品生产，无法直接判断被哪个成本计算对象所耗用的生产费用。如生产车间的照明费、机物料消耗费用等。

（3）车间或其他生产部门用于组织和管理生产而发生的费用。如车间管理部门用的照明费、办公费、车间管理人员的薪金等。

2.2　归集制造费用

为核算与监督制造费用的发生，将其归集起来，企业应设置"制造费用"账户，该账户总括地反映企业在一定时期内发生的制造费用及其分配情况，其借方登记一定时期内发生的全部制造费用，贷方登记制造费用的分配额，期末一般无余额。此外，企业还应分别按生产车间设置制造费用明细账，并按明细项目设置专栏进行明细核算。制造费用明细账如表3－17所示。

表3－17　制造费用明细账

生产车间：基本生产车间　　　　　　　　年　月　　　　　　　　单位：元

年		凭证		摘要	折旧费	办公费	职工薪酬	水费	……	其他	合计
月	日	种类	号数								
				……							
				……							
				本月合计							
				月末结转							

在制造费用发生时，根据有关凭证、费用分配表，编制的会计分录如下：

借：制造费用
　　贷：原材料
　　　　应付职工薪酬
　　　　累计折旧
　　　　……

2.3　分配制造费用

企业需要先分配辅助生产成本，把由车间承担的辅助生产费用计入制造费用，然后再分配制造费用。制造费用一般按照车间分别归集，在月末时按照一定的标准在各车间所生产的产品间进行合理分配。制造费用的分配原则：生产单一产品的车间，其制造费用直接计入该种产品的成本；生产多种产品的车间，其制造费用应采取一定的分配方法，按一定比例分配后计入每种产品的成本。

制造费用分配的方法一般有生产工人工资比例法、生产工人工时比例法、机器工时比例法、年度计划分配率分配法等。企业应结合自己的实际情况，选择合理的分配方法，经确定后不得随意改变。

2.3.1 生产工人工资比例法

生产工人工资比例法是按各种产品生产工人工资的比例作为标准来分配制造费用的方法。其优点是核算工作简便，缺点是只能用于各种产品机械化水平大致相同的企业，否则会影响费用分配的合理性。计算公式为：

$$制造费用分配率 = \frac{制造费用总额}{各产品生产工人工资之和}$$

某种产品应承担的制造费用 = 该产品生产工人工资 × 制造费用分配率

任务案例 3 - 6：重庆渝通机械有限公司 2017 年 1 月基本生产车间生产 A、B 两种产品，发生制造费用 15 000 元，A 产品工人工资为 14 000 元，B 产品工人工资为 16 000 元，采用生产工人工资比例法分配制造费用。

任务处理：

$$制造费用分配率 = \frac{15\,000}{14\,000 + 16\,000} = 0.5$$

A 产品分担制造费用 = 14 000 × 0.5 = 7 000（元）

B 产品分担制造费用 = 16 000 × 0.5 = 8 000（元）

根据上列计算结果，编制制造费用分配表，如表 3 - 18 所示。

表 3 - 18　制造费用分配表

生产车间：基本生产车间　　　　　　　　　2017 年 1 月　　　　　　　　　金额单位：元

产品名称	生产工人工资	分配率	分配金额
A 产品	14 000	0.5	7 000
B 产品	16 000		8 000
合计	30 000	—	15 000

根据制造费用分配表，编制会计分录：

借：基本生产成本——A 产品　　　　　　　　　　　　　　　　　　　　7 000
　　　　　　　　——B 产品　　　　　　　　　　　　　　　　　　　　8 000
　　贷：制造费用　　　　　　　　　　　　　　　　　　　　　　　　　　　15 000

【技能实训】

某企业基本生产车间生产甲、乙、丙三种产品，发生制造费用 60 000 元，甲产品工人工资为 15 000 元，乙产品工人工资为 45 000 元，丙产品工人工资为 20 000 元，要求按生产工人工资比例法分配制造费用并作出相应会计分录。

技能实训参考答案：

$$制造费用分配率 = \frac{60\,000}{15\,000 + 45\,000 + 20\,000} = 0.75$$

甲产品分担制造费用 = 15 000 × 0.75 = 11 250（元）

乙产品分担制造费用 = 45 000 × 0.75 = 33 750（元）

丙产品分担制造费用 = 20 000 × 0.75 = 15 000（元）

根据上列计算结果，编制制造费用分配表，如表 3 - 19 所示。

表 3 - 19 制造费用分配表

生产车间：基本生产车间　　　　　　　　2017 年 1 月　　　　　　　　金额单位：元

产品名称	生产工人工资	分配率	分配金额
甲产品	15 000		11 250
乙产品	45 000	0.75	33 750
丙产品	20 000		15 000
合计	80 000	—	60 000

根据制造费用分配表，编制会计分录。

借：基本生产成本——甲产品　　　　　　　　　　　　11 250
　　　　　　　　——乙产品　　　　　　　　　　　　33 750
　　　　　　　　——丙产品　　　　　　　　　　　　15 000
　　贷：制造费用　　　　　　　　　　　　　　　　　　　　　60 000

2.3.2 生产工人工时比例法

生产工人工时比例法是按各种产品生产工人工时数为标准来分配制造费用的方法。其优点是将劳动生产率与产品负担的制造费用结合起来，使分配结果比较合理，在实际工作中运用得较多。计算公式为：

$$制造费用分配率 = \frac{制造费用总额}{各产品生产工人工时之和}$$

某种产品应承担的制造费用 = 该产品生产工人工时 × 制造费用分配率

任务案例 3 - 7： 重庆渝通机械有限公司 2017 年 2 月基本生产车间生产 A、B 两种产品，发生制造费用 100 000 元，A 产品实际生产工时为 18 000 小时，B 产品实际生产工时为 22 000 小时，采用生产工人工时比例法分配制造费用。

任务处理：

$$制造费用分配率 = \frac{100\,000}{18\,000 + 22\,000} = 2.5（元／小时）$$

A 产品分担制造费用 = 18 000 × 2.5 = 45 000（元）
B 产品分担制造费用 = 22 000 × 2.5 = 55 000（元）
根据上列计算结果，编制制造费用分配表，如表 3 - 20 所示。

表 3 - 20 制造费用分配表

生产车间：基本生产车间　　　　　　　　2017 年 2 月　　　　　　　　金额单位：元

产品名称	生产工人工时	分配率	分配金额
A 产品	18 000		45 000
B 产品	22 000	2.5	55 000
合计	40 000	—	100 000

根据制造费用分配表，编制会计分录：

借：基本生产成本——A 产品　　　　　　　　　　　　　　　　　　　　 45 000

　　　　　　　　　——B 产品　　　　　　　　　　　　　　　　　　　　 55 000

　　贷：制造费用　　　　　　　　　　　　　　　　　　　　　　　　　　　　　 100 000

【技能实训】

某企业基本生产车间生产甲、乙、丙三种产品，发生制造费用 500 000 元，甲产品实际生产工时为 10 000 小时，乙产品实际生产工时为 35 000 小时，丙产品实际生产工时为 5 000 小时，要求按生产工人工时比例法分配制造费用并作出相应会计分录。

技能实训参考答案：

$$制造费用分配率 = \frac{500\ 000}{10\ 000 + 35\ 000 + 5\ 000} = 10（元/小时）$$

甲产品分担制造费用 = 10 000 × 10 = 100 000（元）

乙产品分担制造费用 = 35 000 × 10 = 350 000（元）

丙产品分担制造费用 = 5 000 × 10 = 50 000（元）

根据上列计算结果，编制制造费用分配表，如表 3 – 21 所示。

表 3 – 21　制造费用分配表

生产车间：基本生产车间　　　　　　　　2017 年 2 月　　　　　　　　金额单位：元

产品名称	生产工人工时	分配率	分配金额
甲产品	10 000		100 000
乙产品	35 000	10	350 000
丙产品	5 000		50 000
合计	50 000	—	500 000

根据制造费用分配表，编制会计分录：

借：基本生产成本——甲产品　　　　　　　　　　　　　　　　　　　　 100 000

　　　　　　　　　——乙产品　　　　　　　　　　　　　　　　　　　　 350 000

　　　　　　　　　——丙产品　　　　　　　　　　　　　　　　　　　　 50 000

　　贷：制造费用　　　　　　　　　　　　　　　　　　　　　　　　　　　　　 500 000

2.3.3　机器工时比例法

机器工时比例法是按各种产品所用的机器设备运转时间为标准来分配制造费用的方法。采用这种方法，必须做好各种产品所耗用机器工时的原始记录工作，才能保证制造费用分配的正确性。机械化程度和自动化程度较高的车间适合使用这种方法，因为这种车间里，与机器设备使用有关的费用所占比重较大。计算公式为：

$$制造费用分配率 = \frac{制造费用总额}{各产品机器工时之和}$$

某种产品应承担的制造费用 = 该产品机器工时 × 制造费用分配率

任务案例 3 – 8：重庆渝通机械有限公司 2017 年 3 月基本生产车间生产 A、B 两种产品，发生制造费用 10 000 元，A 产品耗机器工时为 12 000 小时，B 产品耗机器工时为 13 000 小时，采用机器工时比例法分配制造费用。

任务处理：

制造费用分配率 $= \dfrac{10\ 000}{12\ 000 + 13\ 000} = 0.4$（元/小时）

A 产品分担制造费用 $= 12\ 000 \times 0.4 = 4\ 800$（元）

B 产品分担制造费用 $= 13\ 000 \times 0.4 = 5\ 200$（元）

根据上列计算结果，编制制造费用分配表，如表 3-22 所示。

表 3-22 制造费用分配表

生产车间：基本生产车间　　　　　　　　　2017 年 3 月　　　　　　　　　金额单位：元

产品名称	机器工时	分配率	分配金额
A 产品	12 000	0.4	4 800
B 产品	13 000		5 200
合计	25 000	—	10 000

根据制造费用分配表，编制会计分录：

借：基本生产成本——A 产品　　　　　　　　　　　　　　4 800

　　　　　　　　——B 产品　　　　　　　　　　　　　　5 200

　贷：制造费用　　　　　　　　　　　　　　　　　　　　　　10 000

【技能实训】

某企业基本生产车间生产甲、乙、丙三种产品，发生制造费用 40 000 元，甲产品耗机器工时为 20 000 小时，乙产品耗机器工时为 16 000 小时，丙产品耗机器工时为 14 000 小时，要求按机器工时比例法分配制造费用并作出相应会计分录。

技能实训参考答案：

制造费用分配率 $= \dfrac{40\ 000}{20\ 000 + 16\ 000 + 14\ 000} = 0.8$（元/小时）

甲产品分担制造费用 $= 20\ 000 \times 0.8 = 16\ 000$（元）

乙产品分担制造费用 $= 16\ 000 \times 0.8 = 12\ 800$（元）

丙产品分担制造费用 $= 14\ 000 \times 0.8 = 11\ 200$（元）

根据上列计算结果，编制制造费用分配表，如表 3-23 所示。

表 3-23 制造费用分配表

生产车间：基本生产车间　　　　　　　　　2017 年 1 月　　　　　　　　　金额单位：元

产品名称	机器工时	分配率	分配金额
甲产品	20 000		16 000
乙产品	16 000	0.8	12 800
丙产品	14 000		11 200
合计	50 000	—	40 000

根据制造费用分配表，编制会计分录：

借：基本生产成本——甲产品　　　　　　　　　　　　　　16 000

——乙产品	12 800
——丙产品	11 200
贷：制造费用	40 000

【小知识】

为解决季节性生产企业制造费用负担水平波动的问题，及时分配制造费用，企业可采用计划分配率的方法分配制造费用。

2.3.4　年度计划分配率分配法

年度计划分配率分配法，是在企业正常生产经营条件下，根据年度开始前确定的全年适用的计划分配率对制造费用进行分配的一种方法。采用这种方法，不管每月实际发生的制造费用是多少，当月各种产品成本中的制造费用都按年度计划确定的分配率来分配，"制造费用"余额到年末再做调整。但是年度内如发现全年制造费用的实际数与计划数有较大差额，应及时调整计划分配率。

其计算步骤及计算公式为：

第一步：计算年度计划分配率。

$$制造费用计划分配率 = \frac{年度制造费用总额}{年度计划产量的定额工时之和}$$

第二步：每月按年度计划分配率算出分配额。

某产品当月应分配的制造费用 = 该种产品实际产量定额工时 × 制造费用计划分配率

第三步：年末调整"制造费用"余额。

采用这种方法分配制造费用时，实际发生的制造费用与计算分配的制造费用之间会有差异，因而在全年前 11 个月中，"制造费用"账户可能有余额。余额若在借方，表示实际发生的制造费用大于按计划分配的费用；余额若在贷方，表示实际发生的制造费用小于按计划分配的费用。一般应在年末调整计入 12 月份的产品成本。实际发生额大于计划分配额，借记"基本生产成本"账户，贷记"制造费用"账户；实际发生额小于计划分配额的，则用红字冲减。

任务案例 3-9： 重庆渝通机械有限公司 2017 年基本生产车间全年制造费用计划 150 000元，全年计划生产 A 产品的定额工时为 7 000 小时，计划生产 B 产品的定额工时为 5 000 小时；4 月份实际发生制造费用 8 000 元，4 月份 A 产品实耗工时 300 小时，B 产品实耗工时400 小时。（制造费用账户期初借方余额 1 000 元）

第一步：计算年度计划分配率。

$$制造费用计划分配率 = \frac{150\ 000}{7\ 000 + 5\ 000} = 12.5（元/小时）$$

第二步：按年度计划分配率算出本月产品分配制造费用。

A 产品制造费用 = 300 × 12.5 = 3 750（元）

B 产品制造费用 = 400 × 12.5 = 5 000（元）

根据上列计算结果，编制制造费用分配表，如表 3-24 所示。

表 3 - 24　制造费用分配表

生产车间：基本生产车间　　　　　　　　　2017 年 4 月　　　　　　　　　　金额单位：元

产品名称	本月实际生产工时	计划分配率	本月分配额
A 产品	300	12.5	3 750
B 产品	400		5 000
合计	700	—	8 750

月末登记制造费用总账，如表 3 - 25 所示。

表 3 - 25　制造费用总账

单位：元

2017 年		摘要	借方	贷方	借或贷	余额
月	日					
4	1	期初余额			借	1 000
	30	本月实际发生制造费用	8 000		借	9 000
	30	月末分配转出		8 750	借	250

第三步：年末调整。

承上例，若到 12 月底发现，全年制造费用实际发生额为 200 000 元，年终制造费用账户有借方余额 50 000 元，按计划分配率分配，A 产品已负担 90 000 元，B 产品已负担 60 000 元，要求按分配比例进行调整。

A 产品调整金额 = 90 000 ÷ 150 000 × 50 000 = 30 000（元）

B 产品调整金额 = 60 000 ÷ 150 000 × 50 000 = 20 000（元）

编制分录如下：

借：基本生产成本——A 产品　　　　　　　　　　　　　　　　　　　30 000

　　　　　　　　——B 产品　　　　　　　　　　　　　　　　　　　20 000

　　贷：制造费用　　　　　　　　　　　　　　　　　　　　　　　　　　　50 000

若到 12 月底发现，全年制造费用实际发生额为 110 000 元，年终制造费用账户有贷方余额 40 000 元，按计划分配率分配，A 产品已负担 60 000 元，B 产品已负担 90 000 元，要求按分配比例进行调整。

A 产品调整金额 = 60 000 ÷ 150 000 × 40 000 = 16 000（元）

B 产品调整金额 = 90 000 ÷ 150 000 × 40 000 = 24 000（元）

编制分录如下：

借：基本生产成本——甲产品　　　　　　　　　　　　　　　　　　　16 000

　　　　　　　　——乙产品　　　　　　　　　　　　　　　　　　　24 000

　　贷：制造费用　　　　　　　　　　　　　　　　　　　　　　　　　　　40 000

任务3　归集与分配损失性费用

【任务描述】

（1）企业生产过程中会产生废品，为加强废品损失的控制管理，正确核算产品成本，应对废品损失进行归集和分配。

（2）企业停工期间会发生原材料费用、职工薪酬和制造费用等，为加强对停工损失的管理，正确核算产品成本，应对停工损失进行归集和分配。

【相关知识】

损失性费用是指在生产过程中发生的由于生产原因造成的损失，即企业因生产组织管理不合理或不执行技术操作规程而造成的各种生产性损失，包括废品损失和停工损失。

3.1　废品损失的归集与分配

3.1.1　废品损失概述

废品损失是指在生产过程中发生的和入库后发现的不可修复废品的生产成本，以及可修复废品的修复费用扣除回收的废品残料价值和应收赔款以后的损失。

废品损失不包括的内容：①产品入库后由于保管不善等造成的变质损失，属于管理上的原因，其变质损失不作为废品损失处理，应作为管理费用。②经鉴定不需要返修可以降价出售的不合格品，应与合格品同样计算成本，其降价损失不作为废品损失，在计算损益时体现。③实行"三包"（包退、包修、包换）的企业产品出售以后发现的废品所发生的一切损失，作为管理费用，不计入废品损失。

3.1.2　核算废品损失的原始凭证和账户

废品损失核算的原始凭证是废品通知单。废品通知单应填写废品的名称和数量、产生的原因及责任人等主要内容，如表 3-26 所示。

表 3-26　废品通知单

车间：　　　　　　生产班组：　　　　　　编号：　　　　　　日期：

原工作通知单号	零件		计量单位	加工单价	工序	定额工时	实际工时	应负担的工资	废品数量		
	名称	编号							工废	料废	退料
造成废品的原因											
责任人			赔偿情况			备注						
姓名	工号	工种	数量	单价	金额						

企业为反映一定时期内发生废品损失的情况，加强废品损失的控制管理，一般设"废品损失"账户进行废品损失的归集和分配，并在"基本生产成本"账户的成本项目中增设

"废品损失"项目。该账户借方登记可修复废品的修复费用和不可修复废品的生产成本；贷方登记过失人的赔偿和回收废料的价值。月末，将企业的全部废品净损失（账户借贷双方相抵后的差额），转入"基本生产成本"账户，即借记"基本生产成本"，贷记"废品损失"，结转后该账户无期末余额。该账户按车间设明细账，账内按产品品种分设专栏进行明细核算。

【小知识】

对废品发生较少的企业可以将发生的废品损失直接冲减产品成本，不需单独核算分配损失，也不设置"废品损失"账户。

3.1.3　可修复废品损失的核算

第一步：归集修复费用。可修复废品的修复费用包括材料费用、人工费用和制造费用等，发生后应全部归集到"废品损失"账户的借方。借记"废品损失"账户，贷记"原材料""应付职工薪酬""制造费用"等账户。

第二步：如有废料残值和应收赔款时，根据废料交库凭证及其他有关结算凭证，借记"原材料""其他应收款"等账户，贷记"废品损失"账户。

第三步：确认废品净损失，废品净损失等于修复费用减去残值，再减去赔款。借记"基本生产成本"账户，贷记"废品损失"账户。

【小知识】

可修复废品返修以前发生的费用在"基本生产成本"账户及有关成本计算单中，不必转出，因为它不是废品损失；修复完成继续正常加工发生的费用也不是废品损失，应记入"基本生产成本"账户及相应明细账。

任务案例 3-10：重庆渝通机械有限公司 2017 年 1 月生产 A 产品 1 000 件，生产过程中发现可修复废品 10 件，修复 10 件废品共耗材料费 500 元，应付工人工资 300 元，应分配制造费用 100 元，另用库存现金支付修复费用 80 元；废品残料入库，估价 150 元；经查明原因，过失人小王赔款 100 元，其余作为废品净损失处理。

第一步：发生损失时，将修复费用记入"废品损失"，编制分录如下：

借：废品损失——A 产品　　　　　　　　　　　　　　　　　　　980

　　贷：原材料　　　　　　　　　　　　　　　　　　　　　　　500

　　　　应付职工薪酬　　　　　　　　　　　　　　　　　　　　300

　　　　制造费用　　　　　　　　　　　　　　　　　　　　　　100

　　　　库存现金　　　　　　　　　　　　　　　　　　　　　　 80

第二步：回收废品残料和应收赔款时，编制分录如下：

借：原材料　　　　　　　　　　　　　　　　　　　　　　　　　150

　　其他应收款——小王　　　　　　　　　　　　　　　　　　　100

　　　　贷：废品损失——A 产品　　　　　　　　　　　　　　　250

第三步：确认废品净损失，转入合格产品成本。

确认废品净损失 = 980 - 250 = 730（元）

借：基本生产成本——A 产品　　　　　　　　　　　　　　　　　730

　　贷：废品损失——A 产品　　　　　　　　　　　　　　　　　730

3.1.4 不可修复废品损失的核算

归集与分配不可修复的废品损失，首先要计算废品的成本。一种方法是按废品所耗实际费用计算；另一种方法是按废品所耗定额费用计算。

1. 按废品所耗实际费用计算废品成本

采用这种方法时，应将报废前发生的各项费用在废品与合格品之间进行分配，因为报废前发生的费用是一起计算的。此方法的操作步骤及公式如下：

第一步：计算废品损失额，将其从基本生产成本中转出，即借记"废品损失"，贷记"基本生产成本"。

公式为：

某成本项目分配数量 = 合格产品数量 + 废品数量 × 完工程度

某项生产费用分配率 = 该项生产费用 ÷（合格品数量 + 废品数量）

某成本项目废品成本 = 废品数量 × 分配率

第二步：回收废品残料及应收有关赔偿时，借记"原材料""其他应收款"等账户，贷记"废品损失"账户。

第三步：核算废品净损失，废品净损失等于废品生产成本减去残值，再减去赔款。将废品净损失转入合格产品成本，即借记"基本生产成本"账户，贷记"废品损失"账户。

任务案例 3－11： 重庆渝通机械有限公司 2017 年 2 月基本车间生产 A 产品完工 4 000 件，其中 200 件为不可修复废品，是在完工验收入库时发现的。A 产品的成本资料如下：直接材料（一次投料）8 000 元，直接人工 3 000 元，制造费用 2 000 元，共计 13 000 元。有废品残值 100 元回收，责任人小张应赔偿 200 元。要求按废品所耗实际费用计算废品成本，编制废品损失计算表及会计分录。

任务处理：

根据上述资料，编制不可修复废品成本计算表，如表 3－27 所示。

表 3－27　废品损失计算表（按实际成本计算）

生产单位：基本生产车间　　　　　2017 年 2 月　　　　　产品名称：A　　废品数量：200 件

项目	直接材料/元	直接人工/元	制造费用/元	合计/元
生产总成本/元	8 000	3 000	2 000	13 000
分配数量/件	4 000	4 000	4 000	
分配率/（元·千克⁻¹）	2	0.75	0.5	
废品生产成本/元	400	150	100	650
废料残值/元				100
责任人赔偿/元				200
废品净损失/元				350

表中有关数字计算如下：

直接材料分配率 = 8 000 ÷ 4 000 = 2（元/件）

直接人工分配率 = 3 000 ÷ 4 000 = 0.75（元/件）

制造费用分配率 = 2 000 ÷ 4 000 = 0.5（元/件）

废品承担的直接材料 = 200 × 2 = 400（元）

废品承担的直接人工 = 200 × 0.75 = 150（元）

废品承担的制造费用 = 200 × 0.5 = 100（元）

废品净损失 = 650 − 100 − 200 = 350（元）

根据废品损失计算表编制会计分录如下：

（1）计算废品损失额，将其由基本生产成本中转出。

借：废品损失——A 产品 650

贷：基本生产成本——A 产品——直接材料 400

——A 产品——直接人工 150

——A 产品——制造费用 100

（2）回收废品残料及应收有关赔款时：

借：原材料 100

其他应收款——小张 200

贷：废品损失——A 产品 300

（3）核算废品净损失，转入合格产品成本。

借：基本生产成本——A 产品——废品损失 350

贷：废品损失——A 产品 350

2. 按废品所耗定额费用计算废品成本

为简化核算程序，在消耗定额比较健全的企业，可按废品所耗定额费用计算废品成本。即按废品的实际数量和各项消耗定额计算不可修复废品的生产成本。其操作步骤和会计分录与按废品所耗实际费用计算废品成本相似，这里不再赘述。

任务案例 3 - 12： 重庆渝通机械有限公司不可修复废品成本按定额成本计价，2017 年 3 月 B 产品发生不可修复废品 5 件，每件直接材料定额 100 元，每件工时定额为 20 小时，每小时直接人工 5 元、制造费用 6 元。不可修复废品回收残料计价 200 元，并作为辅助材料入库；应由过失人赔款 150 元。废品净损失由当月同种产品成本负担，试进行相关的会计处理。

（1）计算废品损失额，将其从基本生产成本中转出。

不可修复废品的生产成本 = 5 × 100 + 5 × 20 × 5 + 5 × 20 × 6 = 1 600（元）

借：废品损失——B 产品 1 600

贷：基本生产成本——B 产品——直接材料 500

——直接人工 500

——制造费用 600

（2）回收废品残料及应收有关赔款时：

借：原材料 200

其他应收款 150

贷：废品损失——B 产品 350

（3）确认废品净损失。

废品净损失 = 1 600 − 200 − 150 = 1 250（元）

借：基本生产成本——B 产品——废品损失 1 250

贷：废品损失——B 产品	1 250

3.2 停工损失的归集与分配

停工损失是指企业生产单位（生产车间或车间内某个班组）在停工期间发生的各项费用，包括停工期间发生的原材料费用、职工薪酬和制造费用等。停工范围有大有小，时间有长有短，以具体停工时间来计算停工损失。为简化计算，停工不满 1 个工作日的，可以不计算停工损失。应由过失单位或保险公司负责的赔款，从停工损失中扣除。企业的停工可以分为正常停工和非正常停工。正常停工，包括季节性停工、正常生产周期内的修理期间的停工、计划内减产停工等。非正常停工，包括原材料或工具等短缺停工、设备故障停工、电力中断停工、自然灾害停工等。季节性停工、修理期间的正常停工费用在产品成本核算范围内，应计入产品成本；非正常停工费用应计入企业当期损益。

停工损失的归集和分配，其原始凭证为停工报告单和各种费用分配表等，设置"停工损失"账户进行核算。"停工损失"账户借方登记生产单位发生的各项停工损失，贷方登记应索赔的停工损失和分配结转的停工净损失，该账户应按车间和成本项目进行明细核算。其核算步骤如下：

第一步：归集停工期间发生的各项费用，即根据停工报告单、领料单、工资分配表、制造费用分配表等，结算停工期间发生的实际费用，借记"停工损失"账户，贷记"原材料""应付职工薪酬""制造费用"等账户。

第二步：查明原因后进行损失处理，若应收过失赔偿款，则借记"其他应收款"；若由于自然灾害等引起的非生产停工损失，则借记"营业外支出"，贷记"停工损失"。

第三步：结转停工净损失，即将停工期间发生的各项费用减去应收索赔款后的余额，记入"基本生产成本"账户。贷记"停工损失"账户。

任务案例 3 – 13：重庆渝通机械有限公司 2017 年 4 月由于意外断电停工两天，正在生产的 A 产品发生停工损失 6 000 元，其中材料损失 2 000 元，职工薪酬损失 3 000 元，制造费用损失 1 000 元，查明原因后，由责任部门赔偿 1 000 元，其余计入产品成本。

第一步：发生损失时，记入"停工损失"账户。

借：停工损失	6 000
贷：原材料	2 000
应付职工薪酬	3 000
制造费用	1 000

第二步：查明原因后进行损失处理。

（1）应收过失人赔款。

借：其他应收款	1 000
贷：停工损失	1 000

（2）结转停工净损失。

停工净损失 = 6 000 – 1 000 = 5 000 （元）

借：基本生产成本——A 产品	5 000
贷：停工损失	5 000

【小知识】

为了简化核算工作，辅助生产车间一般不单独核算停工损失。季节性生产企业的季节性停工，是生产经营过程中的正常现象，停工期间发生的各项费用不属于停工损失，应计入生产成本。

【拓展阅读】

企业的辅助生产同样重要

绝大多数企业都有基本生产车间和辅助生产车间，虽然辅助生产车间主要为基本生产车间、企业行政管理部门等提供服务，但它们在企业生产中的作用是举足轻重的。

以钢铁企业为例，一般钢铁企业的辅助生产分为动力、机修、运输三大部门。属于动力部门的有发电、给水、燃气等车间；属于机修部门的有生产修理用备件的铸造、锻造和机械加工车间，专门从事修理工作的机械设备修理车间、电气设备修理车间（有的企业并入动力部门）和冶金炉修理车间等；属于运输部门的有铁路运输和汽车运输及轮船运输等。

在辅助生产部门工作的职工人数，约占钢铁企业职工人数的30%，这些部门所提供的产品、劳务和作业价值，在基本生产车间产品成本构成中达10%，因此，正确组织辅助生产部门产品、作业和劳务的成本计算，对加强钢铁企业成本管理具有同样重要的意义。

【项目训练】

一、简答题

1. 什么叫直接分配法？其优点、缺点和适用范围是什么？

2. 直接分配法与交互分配法的区别是什么？

3. 制造费用的分配方法有哪些？

二、单项选择题

1. 下列属于辅助生产费用分配方法的是（　　）。

A. 生产工时比例分配法　　　　　　　B. 机器工时比例分配法

C. 定额成本法　　　　　　　　　　　D. 计划成本分配法

2. 采用交互分配法时，对外分配的费用总额为（　　）。

A. 交互分配前的费用

B. 交互分配前费用减去交互分配转出的费用

C. 交互分配前的费用加上交互分配转入的费用

D. 交互分配前的费用减去交互分配转出的费用，再加上交互分配转入的费用。

3. 直接分配法，是将辅助生产费用（　　）。

A. 直接分配给辅助生产以外的各受益单位的方法

B. 直接计入辅助生产成本的方法

C. 直接计入基本生产成本的方法

D. 直接分配给所有受益单位的方法

4. 辅助生产费用分配方法中分配结果最正确的是（　　）

A. 直接分配法　　　　　　　　　　　B. 代数分配法

C. 交互分配法　　　　　　　　　　　D. 顺序分配法

5. 单位计划成本比较稳定、准确的企业，可以采用的辅助生产费用分配法为（   ）。

A. 直接分配法
B. 交互分配法
C. 代数分配法
D. 计划成本分配法

6. 在各辅助生产车间相互提供劳务很少的情况下，适宜采用的辅助生产费用分配方法是（   ）。

A. 直接分配法
B. 交互分配法
C. 代数分配法
D. 计划成本分配法

7. 为简化计算工作，按计划成本法分配辅助生产费用时，成本差异应全部计入（   ）。

A. 生产成本
B. 制造费用
C. 管理费用
D. 辅助生产成本

8. 辅助生产明细账一般按（   ）设立。

A. 车间以及产品和劳务
B. 车间
C. 产品品种
D. 产品名称

9. 计算工作已实现电算化的企业，可以采用（   ）。

A. 直接分配法
B. 交互分配法
C. 代数分配法
D. 计划成本分配法

10. "制造费用"账户可能出现余额的分配方法是（   ）。

A. 生产工人工时比例法
B. 年度计划分配率法
C. 生产工人工资比例法
D. 机器工时比例法

11. 将劳动生产率和产品负担的费用水平联系起来，使分配结果较为合理的制造费用分配方法是（   ）。

A. 生产工人工时比例法
B. 生产工人工资比例法
C. 年度计划分配率法
D. 机器工时比例法

12. 机器工时比例分配法适用于（   ）。

A. 制造费用较多的车间
B. 季节性生产的车间
C. 机械化程度较高的车间
D. 机械化程度大致相同的各种产品

13. "废品损失"账户核算的内容之一是（   ）。

A. 生产过程中发现的不可修复废品的生产成本
B. 出售不合格品的降价损失
C. 产品销售后的修理费用
D. 库存产品因水灾而变质的损失

14. 下列各项中，不应计入废品损失的是（   ）。

A. 不可修复废品的生产成本
B. 用于修复废品的材料费用
C. 用于修复废品的人工费用
D. 可修复废品的生产成本

15. 停工损失不包括（   ）期间发生的损失。

A. 季节性停工
B. 大修理停工
C. 自然灾害停工
D. 计划减产停工

三、多项选择题

1. 企业最常用的辅助生产费用分配方法有（   ）。

A. 代数分配法　　　　　　　　　　B. 交互分配法

C. 直接分配法　　　　　　　　　　D. 顺序分配法

2. 采用代数分配法分配辅助生产费用（　　　）。

A. 能够提供正确的分配计算结果

B. 能够简化费用的分配计算工作

C. 适用于实现电算化的企业

D. 适用于辅助生产车间较少的企业

3. 下列属于辅助生产费用分配方法的有（　　　）。

A. 直接分配法　　　　　　　　　　B. 交互分配法

C. 代数分配法　　　　　　　　　　D. 计划成本分配法

4. 辅助生产车间不设"制造费用"账户核算的原因是（　　　）。

A. 辅助生产车间数量较少

B. 辅助生产车间不对外提供商品

C. 制造费用较少

D. 辅助生产车间规模较小

5. 顺序分配法的缺点有（　　　）。

A. 各种辅助生产费用只计算一次

B. 分配结果不太准确

C. 必须参照上年或历史资料

D. 不便于调动排列在先的辅助生产车间降低耗用

6. 下列说法正确的是（　　　）。

A. 直接分配法，是对各辅助生产车间的成本费用进行交互分配和直接分配两次分配

B. 计划成本法，便于考核和分析各受益单位的经济责任

C. 顺序分配法的优点是计算简便，各种辅助生产费用只计算一次

D. 交互分配法，是对各辅助生产车间的成本费用进行交互分配和直接分配两次分配

7. 制造费用的分配方法有（　　　）。

A. 直接分配法　　　　　　　　　　B. 交互分配法

C. 机器工时比例法　　　　　　　　D. 生产工人工资比例分配法

8. 下列属于制造费用的是（　　　）。

A. 生产车间的保险费　　　　　　　B. 厂部办公楼折旧

C. 在产品盘亏和毁损　　　　　　　D. 生产车间管理人员工资

9. 下列不属于企业废品损失的有（　　　）。

A. 可修复废品的修复费用　　　　　B. 不可修复废品的净损失

C. 产品销售后发生的产品"三包"费用　D. 产品运输过程中的意外损失

10. 下列说法正确的是（　　　）。

A. 为简化核算工作，辅助生产车间一般不单独核算停工损失

B. 季节性停工期间发生的各项费用不属于停工损失，计入生产成本

C. 季节性停工期间发生的各项费用不属于停工损失，计入管理费用

D. 变质损失应作为停工损失处理

四、判断题

1. 采用交互分配法，计算结果十分准确。 （　　）
2. 交互分配法，只需进行一次分配。 （　　）
3. 直接分配法适用于辅助生产车间之间提供劳务较多的企业。 （　　）
4. 顺序分配法适用于计算工作已实现电算化的企业。 （　　）
5. 交互分配法的工作量比直接分配法大。 （　　）
6. 辅助生产车间发生的制造费用，必须通过"制造费用"账户核算。 （　　）
7. 无论采用什么方法对制造费用进行分配，"制造费用"科目月末都没有余额。

（　　）
8. 凡是修复后可以正常使用的废品就是可修复废品。 （　　）
9. 本期发生的废品损失应当全部由本期的完工产品负担。 （　　）
10. 停工损失不满 1 个工作日的，可以不计算停工损失。 （　　）

五、业务分析题

1. 某企业设置蒸汽和运输两个辅助生产车间、部门。蒸汽车间本月发生费用 19 000 元，运输部门本月发生费用 20 000 元，辅助生产车间供应劳务数量如下表所示。

辅助生产车间供应劳务数量表

受益单位	蒸汽/立方米	运输/千米
辅助生产车间——蒸汽	—	1 500
辅助生产车间——运输	1 000	—
基本生产车间（一般耗用）	16 000	30 000
行政管理部门	3 000	8 500
合计	20 000	40 000

要求：采用直接分配法计算分配辅助生产费用并填写下表，编制会计分录。

辅助生产费用分配表（直接分配法）

项目		蒸汽车间		运输车间		合计金额/元
		蒸汽/立方米	金额/元	运输/千米	金额/元	
待分配费用						
辅助生产车间以外劳务量						
辅助生产费用分配率						
辅助生产部门	蒸汽车间					
	运输车间					
基本生产车间						
行政管理部门						
合计						

2. 引用第一题的资料，采用交互分配法计算分配辅助生产费用并填写下表，编制会计分录。

辅助生产费用分配表（交互分配法）

项目		蒸汽车间			运输车间			合计/元
		劳务量/立方米	分配率	分配额/元	劳务量/千米	分配率	分配额/元	
待分配费用								
交互分配	蒸汽车间							
	运输车间							
对外分配费用								
对外分配	基本生产车间							
	管理部门							

3. 引用第一题的资料，采用代数分配法计算分配辅助生产费用并填写下表，编制会计分录。

辅助生产费用分配表（代数分配法）

项目			蒸汽车间		运输车间		费用合计/元
			数量/立方米	费用/元	数量/千米	费用/元	
劳务提供总量及金额							
用代数法算出的实际单位成本							
辅助生产车间	蒸汽车间	运输费					
		蒸汽费					
	运输车间	运输费					
		蒸汽费					
基本生产车间		运输费					
		蒸汽费					
行政管理部门		运输费					
		蒸汽费					
合计							

4. 引用第一题的资料，采用计划成本分配法计算分配辅助生产费用并填写下表，编制会计分录。（计划单位成本：蒸汽每立方米0.2元，运输每千米1元）。

辅助生产费用分配表（计划成本法）

项目			计划分配			成本差异分配			实际成本
			蒸汽	运输	小计	蒸汽	运输	小计	
劳务供应总量									
分配率									
分配费用/元									
辅助生产车间	蒸汽车间	数量							
		金额/元							
	运输车间	数量							
		金额/元							
基本生产车间		数量							
		金额/元							
行政管理部门		数量							
		金额/元							

5. 某企业设有供水和供电两个辅助生产车间，供水车间本月发生的费用 27 000 元，供电车间本月发生的费用 36 960 元，辅助生产车间供应劳务数量如下表所示。

辅助生产车间供应劳务数量表

受益单位	耗水/吨	耗电/度
辅助生产车间——供水	—	12 000
辅助生产车间——供电	3 000	—
A 产品		48 000
基本生产车间	24 000	14 000
行政管理部门	2 000	4 000
销售部门	1 000	2 000
合计	30 000	80 000

要求：引用第一题的资料，采用顺序分配法计算分配辅助生产费用并填写下表，编制会计分录。

辅助生产费用分配表（顺序分配法）

项目	供电车间		供水车间		费用合计/元
	数量/度	费用/元	数量/吨	费用/元	
车间本月发生的劳务及费用					
待分配费用					

续表

项目		供电车间		供水车间		费用合计/元
		数量/度	费用/元	数量/吨	费用/元	
劳务总量						
费用分配率						
辅助生产车间	供电车间					
	供水车间					
A 产品						
基本生产车间						
行政管理部门						
销售部门						
合计						

6. 某企业基本生产车间生产甲、乙、丙三种产品，发生制造费用 90 000 元，甲产品的生产工时为 30 000 小时，乙产品的生产工时为 50 000 小时，丙产品的生产工时为 10 000 小时，要求按生产工人工时比例法分配制造费用，并填写下表。

制造费用分配表

生产车间：×× 　　　　　　　　　　　×年×月

产品名称	生产工时/小时	分配率	分配金额/元
甲产品			
乙产品			
丙产品			
合计			

7. 某企业基本生产车间生产甲、乙、丙三种产品，发生制造费用 80 000 元，甲产品工人工资为 14 000 元，乙产品工人工资为 10 000 元，丙产品工人工资为 16 000 元，要求按生产工人工资比例法分配制造费用，并填写下表。

制造费用分配表

生产车间：×× 　　　　　　　　　　　×年×月

产品名称	生产工人工资/元	分配率	分配金额/元
甲产品			
乙产品			
丙产品			
合计			

8. 某企业基本生产车间生产甲、乙、丙三种产品，发生制造费用 54 000 元，共耗机器工时 9 000 小时，其中甲产品耗机器工时 2 000 小时，乙产品耗机器工时 3 000 小时，丙产品耗机器工时 4 000 小时，要求按机器工时比例法分配制造费用，并填写下表。

制造费用分配表

生产车间：××   ×年×月

产品名称	机器工时/小时	分配率	分配金额/元
甲产品			
乙产品			
丙产品			
合计			

9. 某车间全年制造费用计划 10 000 元，全年计划生产甲产品的定额工时为 600 小时，计划生产乙产品的定额工时为 400 小时；5 月份实际发生制造费用 540 元，5 月份甲产品实耗工时 25 小时，乙产品实耗工时 35 小时。（制造费用账户期初贷方余额 120 元），要求按年度计划分配率法分配制造费用，并填写制造费用分配表和登记制造费用总账（写出计划分配率的计算过程）。

制造费用分配表

生产车间：××   ×年×月

产品名称	本月实际生产工时/小时	计划分配率	本月分配额/元
甲产品			
乙产品			
合计			

月末登记制造费用总账，如下表所示。

制造费用总账

××年		摘要	借方	贷方	借或贷	余额
月	日					
5	1	期初余额			贷	120
	31	本月实际发生制造费用				
	31	月末分配转出				

承上，若到 12 月底发现，全年制造费用实际发生额为 9 600 元，年终制造费用账户贷方余额为 400 元，按计划分配率法分配，甲产品已负担 6 800 元，乙产品已负担 3 200 元，要求按分配比例进行调整，并编制会计分录。

10. 某企业本月生产 A 产品 300 件，生产过程中发现可修复废品 8 件，修复 8 件废品共耗材料费 150 元，应付工人工资 200 元，应分配制造费用 50 元，另用库存现金支付修复费用 80 元；废品残料入库，估价 90 元；经查明原因，过失人张三赔款 100 元，其余作为废品净损失处理。要求：编制有关会计分录。

11. 某企业生产甲产品完工 1 000 件，其中 200 件为不可修复废品，是在完工验收入库时发现的。废品残值 100 元，责任人赔偿 200 元。甲产品的成本资料如下：

直接材料（一次投料）8 000
直接人工　　　　　　3 000
制造费用　　　　　　2 000
合　　计　　　　　　13 000

要求填写下表及编制会计分录（按废品所耗实际费用计算废品成本）。

废品损失计算表（按实际成本计算）

生产单位：××车间　　　　　×年×月　　　　　产品名称：甲　　　　　废品数量：200 件

项目			
生产总成本/元			
分配数量/件			
分配率/（元/件）			
废品生产成本/元			
废料残值/元			
责任人赔偿/元			
废品净损失/元			

12. 某企业由于意外断电停工两天，发生正在生产的甲产品停工损失 8 000 元，其中材料损失 3 000 元，工人薪酬损失 4 000 元，制造费用损失 1 000 元，查明原因后，由责任部门赔偿 1 000 元，其余计入产品成本。要求编制会计分录。

分配完工产品与在产品的成本

　　成本核算实务中用于分配完工产品与在产品成本的常用方法有：在产品忽略不计法、在产品按固定成本计价法、在产品按所耗原材料费用计价法、约当产量法、在产品按定额成本计价法和定额比例法等。企业应根据月末在产品数量的多少、各月末在产品数量变化的大小、各项费用在成本中所占的比重以及定额管理基础的好坏等具体条件进行选择，以使计算结果合理准确。

　　1. 了解在产品的概念。
　　2. 熟悉在产品收发存的日常核算工作，掌握在产品盘盈盘亏的处理方法。
　　3. 掌握选择完工产品与在产品之间费用分配方法应考虑的具体条件。
　　4. 熟练掌握完工产品和在产品之间分配费用的各种方法的特点及具体的分配计算过程。
　　5. 掌握结转完工产品成本的账务处理方法。

　　企业在生产过程中发生的生产费用，在各种产品之间进行归集和分配之后，应计入本月各种产品成本的生产费用，都已集中反映在"基本生产成本"账户和所属各种产品成本明细账中。月末，企业生产的产品有三种情况：（1）当月产品已全部完工，产品成本明细账中归集的生产费用之和，就是该完工产品的成本；（2）当月全部产品都没有完工，产品成本明细账中归集的生产费用之和，就是该种在产品的成本；（3）当月产品一部分完工一部分没有完工，产品成本明细账中归集的生产费用之和，就应该在完工产品与在产品之间进行合理分配。本项目就是针对第三种情况，提出生产费用在完工产品与在产品之间进行分配的具体方法，让我们学会如何准确计算出月末完工产品成本与在产品成本。

任务1　核算在产品的数量

【任务描述】

　　（1）在产品亦称在制品，是指在生产过程中正处于加工或等待加工的产品，有广义和狭义在产品之分。我们应理解在产品的定义，明确其日常核算管理要求。

（2）掌握在产品数量的确认方式，通过对任务案例的处理、分析，掌握在产品盘盈盘亏的核算处理方法。

【相关知识】

1.1　在产品概述

1.1.1　在产品的定义

在产品亦称在制品，是指在生产过程中正处于加工或等待加工的产品，具体可从广义和狭义两方面来进行描述。

广义的在产品是从整个企业角度来看的，指没有完成全部生产过程，不能作为商品销售的产品，包括在各个生产单位加工中的在制品和已完成一个或几个生产步骤，尚需继续加工的自制半成品（入库或未入库），返修的废品，不包括不可修复废品和对外销售的半成品。

狭义的在产品是就某一生产车间或某一生产步骤而言的，仅指在本生产车间或该生产步骤正在加工中的在制品，不包括车间或生产步骤完工的半成品。

1.1.2　在产品收发存的日常核算

在产品数量的确认，是正确计算产品成本的一个重要条件。在实际工作中，确定在产品数量的方式通常有两种：一是通过账面核算资料确定，二是通过月末实地盘点确定。第一种方式下，要求企业按照在产品名称、类别、批次设置"在产品台账"（也叫"在产品收发结存账簿"），以便正确记录在产品的收入、转出、报废及结存数量，为计算在产品成本提供资料。在产品台账可由车间核算人员登记，也可由企业生产调度部门专人登记，一般格式如表4-1所示。

表4-1　在产品台账

生产车间：第一车间　　　　　　　　产品名称：甲产品　　　　　　　　单位：件

| 2017 年 | | 摘要 | 投入生产 | | 完工转出 | | | 结存 | |
月	日		凭证号	数量	凭证号	合格品	废品	已完工	未完工
1	1	上月转入							100
1	6	本月投入		500					
1	31	完工转出				400			
1	31	本月合计		500		400		400	200

1.1.3　在产品清查的核算

为了核实在产品的数量，保护在产品的安全完整，企业必须认真做好在产品的清查工作。清查可以定期或不定期进行。清查时，应根据盘点结果和账面资料编制在产品盘存表，填制在产品的账面数、实存数和盘盈盘亏数，以及盈亏的原因和处理意见等；对于报废和毁损的在产品，还应登记其残值。成本核算人员应对在产品的清查结果进行审核，并及时进行账务处理。

在产品盘盈时，按计划成本或定额成本借记"基本生产成本"账户，贷记"待处理财产损溢"账户；按规定核销时，冲减制造费用，则借记"待处理财产损溢"账户，贷记

"制造费用"账户。

在产品盘亏时,应借记"待处理财产损溢"账户,贷记"基本生产成本"账户;按规定核销时,再根据不同情况分别转入"制造费用""其他应收款""营业外支出"等账户。

【小知识】

核销盘亏在产品时,准予计入产品成本的损失,转入"制造费用"账户的借方;应由保险公司或责任人赔偿部分,转入"其他应收款"账户借方;自然灾害造成的非常损失,扣除保险赔偿后转入"营业外支出"账户的借方。

任务案例4-1: 重庆渝通机械有限公司2017年1月28日,基本生产车间在产品清查结果如下:甲产品的在产品盘盈30件,单位定额成本为310元;乙产品的在产品由于自然灾害毁损80件,单位定额成本为50元,其中应由保险公司赔偿3 000元,试进行相关的账务处理。

任务处理:

在产品盘盈的处理:

(1)审批前。

借:基本生产成本——甲产品　　　　　　　　　　　　　　　9 300
　　贷:待处理财产损溢——待处理流动资产损溢　　　　　　　9 300

(2)审批后。

借:待处理财产损溢——待处理流动资产损溢　　　　　　　　9 300
　　贷:制造费用　　　　　　　　　　　　　　　　　　　　　9 300

在产品盘亏、毁损的处理:

(1)审批前。

借:待处理财产损溢——待处理流动资产损溢　　　　　　　　4 000
　　贷:基本生产成本——乙产品　　　　　　　　　　　　　　4 000

(2)审批后,分原因进行处理。

借:其他应收款　　　　　　　　　　　　　　　　　　　　　3 000
　　营业外支出　　　　　　　　　　　　　　　　　　　　　1 000
　　贷:待处理财产损溢——待处理流动资产损溢　　　　　　　4 000

在产品数量的核算,是生产费用在完工产品和在产品之间分配的基础,在产品数量的确定正确与否,关系到分配结果的准确性,企业一方面要做好在产品收发结存的日常核算工作,以提供可靠的在产品账面核算资料;另一方面要做好在产品的定期清查工作,以提供在产品的实际资料。

1.2　在产品与完工产品的成本计算关系

企业在生产过程中发生的费用,在各种产品之间进行归集和分配后,应计入本月各种产品成本的生产费用,都已集中反映在"基本生产成本"账户和所属各种产品成本明细账中。要确定完工产品的总成本与单位成本,还必须按一定的分配标准,将"基本生产成本"账户中归集的费用,在完工产品与在产品之间进行分配。在产品成本与完工产品成本计算关系可用以下两个公式表示:

月初在产品成本+本月生产费用=本月完工产品成本+月末在产品成本

说明:前两项费用之和,即生产产品所发生的累计生产费用,应该由完工产品和月末在产品共同承担。分配方法是将前两项费用之和在完工产品与月末在产品之间按一定的比例进行分配，从而计算完工产品成本和月末在产品成本。

本月完工产品成本＝月初在产品成本＋本月生产费用－月末在产品成本

说明：先确定月末在产品成本，再从前两项费用之和中减去月末在产品成本，倒挤计算出完工产品成本。

任务2　计算完工产品与在产品的成本

【任务描述】

（1）理解选择完工产品与在产品之间费用分配方法应考虑的具体条件，企业应根据实际情况合理选择，并正确应用。

（2）熟练掌握完工产品和在产品之间分配费用的各种方法的特点及具体的分配计算过程，重点掌握约当产量的计算和约当产量法的应用。

（3）熟练掌握结转完工产品成本的账务处理。

【相关知识】

科学合理地确定在产品成本，是正确计算完工产品成本的基础。企业应该根据在产品数量的多少、各月在产品数量变化的大小、各项费用比重的大小以及定额管理基础等具体条件并考虑管理要求，选择合理又简便的方法。实务中常用的方法有：在产品忽略不计法、在产品按固定成本计价法、在产品按所耗原材料费用计价法、约当产量法、在产品按定额成本计价法和定额比例法。月末"基本生产成本"账户余额即是月末在产品的成本，完工产品成本在月末应由"基本生产成本"账户转至"库存商品"账户。

2.1　在产品忽略不计法

2.1.1　在产品忽略不计法的特点

采用在产品忽略不计法，基本生产成本明细账中归集的生产费用，全部由本月完工产品承担，月末在产品不分担。也就是说，虽然每月月末有在产品，但不计算在产品成本，每月发生的费用全部由完工产品承担，并且账面上没有期末在产品成本，即

本月完工产品成本＝本月发生的生产费用

2.1.2　在产品忽略不计法适用范围

在产品忽略不计法适用于各月末在产品数量较小的企业，如采煤企业、自来水企业等。由于各月末在产品数量较小，月初和月末在产品的差额更小，因而不计算各月在产品成本对于完工产品成本的影响很小。

2.2　在产品按固定成本计价法

2.2.1　在产品按固定成本计价法的特点

采用在产品按固定成本计价法，年内各月在产品成本都按年初在产品成本计算，固定不变，在此种方法下：

本月完工产品成本＝月初在产品成本（年初数）＋本月发生生产费用－月末在产品成

本（年初数）

即，本月完工产品成本 = 本月发生生产费用

2.2.2　在产品按固定成本计价法适用范围

在产品按固定成本计价法适用于各月末之间在产品数量较少或虽然数量较多但各月末数量变化不大的产品，如炼铁企业和化工企业的产品等。由于各月末在产品数量变化不大，月初、月末在产品成本的差额也就不大，因而，不计算各月初、月末在产品成本的差额对于完工产品成本的确定影响也就很小。但值得注意的是，采用在产品按固定成本计价法时，应在每年末，对在产品进行实地盘点，并以实地盘存数为计算基础重新确定年末在产品成本，以免在产品成本与实际出入过大，影响成本计算的正确性。

2.3　在产品按所耗原材料费用计价法

2.3.1　在产品按所耗原材料费用计价法的特点

采用在产品按所耗原材料费用计价法，月末在产品成本只计算其所耗用的材料费用，不计算直接人工和制造费用。也就是说，产品的加工费用全部由完工产品成本负担，在此种方法下：

月末在产品成本 = 月末在产品数量 × 单位产品原材料成本

本月完工产品成本 = 月初在产品成本 + 本月生产费用 − 月末在产品成本

说明：

$$单位产品原材料成本 = \frac{原材料费用总额}{完工产品数量 + 月末在产品数量}$$

任务案例 4 - 2： 重庆渝通机械有限公司 2017 年 3 月生产甲产品，原材料费用在产品成本中所占比重较大，加工费用全部由完工产品负担。月初在产品成本（原材料费用）为 30 000 元，本月发生原材料费用 220 000 元，加工费用 10 000 元。完工产品 850 件，月末在产品 150 件。原材料在生产开始时一次投入，按数量比例分配费用，试计算完工产品和在产品成本。

任务处理：

（1）单位产品原材料成本 $= \dfrac{30\,000 + 220\,000}{850 + 150} = 250$（元/件）

（2）月末在产品负担的直接材料费用（月末在产品成本） $= 150 \times 250 = 37\,500$（元）

（3）完工产品负担的材料费用 $= 850 \times 250 = 212\,500$（元）

（4）本月完工产品成本 $= 30\,000 +$（$220\,000 + 10\,000$）$- 37\,500 = 222\,500$（元）

　　　　　或 $= 212\,500 + 10\,000 = 222\,500$（元）

根据本月发生的生产费用资料，编制产品成本计算单如表 4 - 2 所示。

表 4 - 2　产品成本计算单

产品名称：甲产品　　　　　　　　　　2017 年 3 月　　　　　　　　　　金额单位：元

项目	直接材料	加工费用	合计
月初在产品成本	30 000		30 000
本月生产费用	220 000	10 000	230 000

续表

项目	直接材料	加工费用	合计
生产费用合计	250 000	10 000	260 000
本月完工产品成本	212 500	10 000	222 500
月末在产品成本	37 500		37 500

2.3.2　在产品按所耗原材料费用计价法适用范围

在产品按所耗原材料费用计价法适用于各月末在产品数量较大、各月在产品数量变化较大以及原材料费用在产品成本中所占比重较大的产品，如酿酒、造纸和纺织等企业。由于产品成本中原材料费用比重大，工资及制造费用比重较小，对于未完工的在产品来说，其工资、制造费用就更小，这样月初、月末在产品加工费用的差额也就很小。

2.4　约当产量法

2.4.1　约当产量法的特点

约当产量，也称为在产品约当产量，是指在产品数量按其完工程度折算为相当于完工产品的数量，即在产品大约相当于多少完工产品。约当产量法，就是按完工产品产量与月末在产品约当产量的比例分配计算完工产品成本和月末在产品成本的方法，其应用由三步构成：

第一步，计算在产品约当产量

在产品约当产量 = 在产品数量×完工程度（或投料程度）

说明：月末在产品数量可通过实地盘点或在产品台账得出。

第二步，计算生产费用分配率（每件完工产品应分配的生产费用）

$$某项生产费用分配率 = \frac{某项生产费用累计数}{完工产品数量 + 月末在产品约当产量}$$

第三步，计算完工产品总成本和月末在产品成本

完工产品成本 = 完工产品数量×生产费用分配率

月末在产品成本 = 在产品约当产量×生产费用分配率

　　　　　　　 = 生产费用累计数 − 完工产品成本

2.4.2　约当产量法的具体应用

1.　计算在产品约当产量

计算在产品的约当产量是约当产量法应用的第一步，而在产品的完工程度的测定则是计算在产品约当产量的关键。在实际生产中，由于在产品耗用原材料的程度与耗用直接人工、制造费用的情况是不一样的，所以在分配不同的成本费用时，计算完工程度的方式也有所不同。

（1）分配原材料费用时在产品约当产量的计算。

第一种情况：原材料在开工前一次投入。

如果原材料在生产开始时，就已经全部投入，那么无论在产品完工程度如何，单位在产品所负担的材料费用与单位完工产品负担的材料费用是一样的，所以投料程度（完工程度）为100%，此时月末在产品约当产量等于月末在产品数量。

第二种情况：原材料在开工后陆续投入。

如果原材料是在生产过程中陆续投入的，并且与产品加工程度一致，则用于分配原材料费用的投料程度与用于分配加工费用的加工程度是相同的。但如果原材料与产品加工程度不一致，则应分两种情况计算各工序的投料程度。

①在每工序开始时一次投入本工序所需材料。原材料在每道工序开始时一次投入，则某工序在产品的投料程度，按该工序在产品的累计原材料费用定额，除以完工产品原材料费用定额计算确定。其计算公式如下：

$$某工序在产品投料程度 = \frac{前面各道工序投料定额 + 本工序投料定额}{单位完工产品投料定额} \times 100\%$$

某工序在产品约当产量 = 某工序在产品数量 × 该工序在产品投料程度

在产品约当产量 = $\sum$ 各工序在产品约当产量

任务案例4-3： 重庆渝通机械有限公司生产甲产品需经过三道工序，原材料分别在各工序生产开始时一次投入，该产品材料单位消耗定额为220元，其中：第一道工序132元，第二道工序66元，第三道工序22元；月末盘存该产品在产品数量有300件，其中：第一道工序进行中的有80件，第二道工序进行中的有120件，第三道工序进行中的有100件；要求：计算在产品在月末的约当产量。

任务处理：

第一步：计算各工序在产品的投料程度。

$$第一道工序在产品投料程度 = \frac{132}{220} \times 100\% = 60\%$$

$$第二道工序在产品投料程度 = \frac{132 + 66}{220} \times 100\% = 90\%$$

$$第三道工序在产品投料程度 = \frac{132 + 66 + 22}{220} \times 100\% = 100\%$$

第二步：计算月末在产品的约当产量。

月末在产品的约当产量 = 80 × 60% + 120 × 90% + 100 × 100% = 256（件）

②在每工序中陆续投入本工序所需材料。如果在每工序陆续投入本工序所需材料，则某工序在产品的投料程度，仍然按该工序在产品的累计原材料费用定额，除以完工产品原材料费用定额计算确定。而该工序在产品的累计原材料费用定额，就以前面各道工序材料消耗定额加上本工序材料消耗定额的50%。其计算公式如下：

$$某工序在产品投料程度 = \frac{前面各道工序投料定额 + 本工序投料定额 \times 50\%}{单位完工产品投料定额} \times 100\%$$

任务案例4-4： 重庆渝通机械有限公司生产甲产品需经过三道工序，原材料分别在各工序中陆续投入，该产品材料单位消耗定额为220元，其中：第一道工序132元，第二道工序66元，第三道工序22元；月末盘存该产品在产品数量有300件，其中：第一道工序进行中的有80件，第二道工序进行中的有120件，第三道工序进行中的有100件；要求：计算在产品在月末的约当产量。

任务处理：

第一步：计算各工序在产品的投料程度。

$$第一道工序在产品投料程度 = \frac{132 \times 50\%}{220} \times 100\% = 30\%$$

第二道工序在产品投料程度 $= \dfrac{132 + 66 \times 50\%}{220} \times 100\% = 75\%$

第三道工序在产品投料程度 $= \dfrac{132 + 66 + 22 \times 50\%}{220} \times 100\% = 95\%$

第二步：计算月末在产品的约当产量。

月末在产品的约当产量 $= 80 \times 30\% + 120 \times 75\% + 100 \times 95\% = 209$（件）

从任务案例 4 – 3、4 – 4 可以看出，在每道工序开始时一次投料与在每道工序中陆续投料所计算的投料程度和在产品约当产量是不一样的。

【小知识】

约当产量是要把在产品折算成相当于多少完工的产品，由于投料方式不同，折算方法不同。例如制作服装，布料是一次裁剪的，完工服装与未完工服装投入的布料都是一样的；而织毛衣时，毛线的投入和纺织的进度成正比，因此完工的毛衣与未完工毛衣所耗的毛线量显然是不一样的。

（2）分配直接人工和制造费用时在产品约当产量的计算。

①平均计算法。

在各工序在产品数量和单位产品在各工序的加工程度都差不多的情况下，由于后面各工序对在产品加工的程度可以抵补前面各道工序少加工的程度，因而对所有在产品的完工程度，都可以按照50%平均计算。

月末在产品约当产量 = 月末在产品数量 ×50%

②工序测定法。

如果各工序上的在产品数量和完工程度差别较大，则要分工序计算在产品的完工程度。工序测定法是按照各工序的累计工时定额占完工产品工时定额的比例计算的，其中每道工序内在产品完工程度可以按平均完工50%计算。其计算公式为：

某工序在产品完工程度 $= \dfrac{\text{前面各工序累计工时定额} + \text{本工序工时定额} \times 50\%}{\text{单位完工产品工时定额}} \times 100\%$

某工序在产品约当产量 = 某工序在产品数量 × 该工序在产品完工程度

在产品约当产量 = 各工序在产品约当产量之和

任务案例 4 – 5： 重庆渝通机械有限公司生产乙产品需经过两步工序，单位定额工时为500 小时，第一道工序用 220 小时，第二道工序用 280 小时，处于第一道工序的在产品有300 件，处于第二道工序的在产品有 200 件，求各工序的完工程度，并求月末在产品的约当产量。

任务处理：

第一步：计算各工序的在产品完工程度。

第一道工序在产品完工程度 $= \dfrac{220 \times 50\%}{500} \times 100\% = 22\%$

第二道工序在产品完工程度 $= \dfrac{220 + 280 \times 50\%}{500} \times 100\% = 72\%$

第二步：计算月末在产品约当产量。

月末在产品约当产量 $= 300 \times 22\% + 200 \times 72\% = 210$（件）

2. 应用在产品约当产量分配生产费用

在产品的约当产量计算出来后，就可以将生产费用在完工产品和月末在产品之间进行分配。分配标准是折合的生产总量，即完工产品数量和月末在产品约当产量之和。

任务案例 4-6：重庆渝通机械有限公司 2017 年 3 月生产丙产品，月末账上"基本生产成本——丙产品"余额为 20 000 元，本月完工 430 件，在产品 200 件，投料程度、完工程度均为 35%，求本月末完工产品成本与在产品成本。

任务处理：

第一步：计算折合生产总量。

完工产品数量 = 430（件）

在产品约当产量 = 200 × 35% = 70（件）

折合生产总量 = 430 + 70 = 500（件）

第二步：计算生产费用分配率。

$$生产费用分配率 = \frac{20\,000}{500} = 40（元/件）$$

第三步：计算完工产品成本和在产品成本。

完工产品成本 = 430 × 40 = 17 200（元）

在产品成本 = 70 × 40 = 2 800（元）

　　　　或 = 20 000 — 17 200 = 2 800（元）

任务案例 4-7：重庆渝通机械有限公司生产丁产品，需要经过三道工序加工制成，2017 年 3 月有关生产费用资料如表 4-3 所示。

表 4-3　丁产品生产费用表

产品名称：丁产品　　　　　　　　　　2017 年 3 月　　　　　　　　　金额单位：元

摘要	直接材料	直接人工	制造费用	合计
月初在产品成本	12 000	3 000	2 000	17 000
本月生产费用	60 000	15 000	10 000	85 000
生产费用合计	72 000	18 000	12 000	102 000

本月完工产品数量为 1 000 件，月末在产品数量 500 件，各工序在产品数量及定额资料如表 4-4 所示。

表 4-4　各工序在产品数量及定额资料表

工序	在产品数量/件	材料消耗定额/千克	工时定额/小时
1	120	50	25
2	200	50	30
3	180	80	45
合计	500	180	100

要求：如果原材料是开工前一次投入，且各工序上的在产品数量和完工程度差别较大，采用约当产量法计算完工产品与月末在产品的成本。

任务处理：

第一步：计算在产品的约当产量。

（1）分配材料费用时的约当产量。

由于原材料是开工前一次投入，所以，分配材料费用时的完工程度为100%。

直接材料约当产量 = 120×100% + 200×100% + 180×100% = 500（件）

（2）分配直接人工和制造费用时的约当产量。

由于各工序上的在产品数量和完工程度差别较大，所以，在计算分配直接人工和制造费用时的约当产量时采用工序测定法测定完工程度。

$$
各工序完工程度
\begin{cases}
第一道工序在产品完工程度 = \dfrac{25 \times 50\%}{100} \times 100\% = 12.5\% \\[2mm]
第二道工序在产品完工程度 = \dfrac{25 + 30 \times 50\%}{100} \times 100\% = 40\% \\[2mm]
第三道工序在产品完工程度 = \dfrac{25 + 30 + 45 \times 50\%}{100} \times 100\% = 77.5\%
\end{cases}
$$

加工费用约当产量 = 120×12.5% + 200×40% + 180×77.5% = 234.5（件）

根据计算结果编制月末在产品约当产量计算表，如表4-5所示。

表4-5 月末在产品数量约当产量计算表

工序	在产品数量/件	直接材料约当产量		加工费用约当产量	
		投料程度/%	约当产量/件	完工程度/%	约当产量/件
1	120	100	120	12.5	15
2	200	100	200	40	80
3	180	100	180	77.5	139.5
合计	500		500		234.5

第二步：计算生产费用分配率。

（1）直接材料分配率 = $\dfrac{72\,000}{1\,000 + 500}$ = 48（元/件）

（2）直接人工分配率 = $\dfrac{18\,000}{1\,000 + 234.5}$ = 14.58（元/件）

（3）制造费用分配率 = $\dfrac{12\,000}{1\,000 + 234.5}$ = 9.72（元/件）

第三步：计算完工产品成本与在产品成本。

（1）完工产品成本 = 48×1 000 + 14.58×1 000 + 9.72×1 000 = 72 300（元）

（2）在产品成本 = 102 000 - 72 300 = 29 700（元）

根据计算结果编制完工产品与在产品成本计算表，如表4-6所示。

表 4-6　丁产品完工产品和在产品成本计算表

产品名称：丁产品　　　　　　　　　　2017 年 3 月　　　　　　　　　金额单位：元

项目	直接材料	直接人工	制造费用	合计
生产费用合计	72 000	18 000	12 000	102 000
在产品约当产量/件	500	234.5	234.5	—
完工产品产量/件	1 000	1 000	1 000	—
分配率/（元·件$^{-1}$）	48	14.58	9.72	72.3
完工产品总成本	48 000	14 580	9 720	72 300
月末在产品成本	24 000	3 420	2 280	29 700

说明：因为在计算费用分配率时有保留小数位数，所以表中月末在产品成本各数据是用生产费用合计数减去完工产品成本数所得。

【技能实训】

基本资料如任务案例 4-7，但原材料的投入方式改为在每道工序开始前投入，要求采用约当产量法计算完工产品与月末在产品的成本。

技能实训参考答案：

第一步：计算在产品的约当产量。

（1）分配材料费用时的约当产量。

$$各工序投料程度 \begin{cases} 第一道工序在产品投料程度 = \dfrac{50}{180} \times 100\% = 27.78\% \\[2mm] 第二道工序在产品投料程度 = \dfrac{50+50}{180} \times 100\% = 55.56\% \\[2mm] 第三道工序在产品投料程度 = \dfrac{50+50+80}{180} \times 100\% = 100\% \end{cases}$$

直接材料约当产量 $= 120 \times 27.78\% + 200 \times 55.56\% + 180 \times 100\% = 324.5$（件）

（2）分配直接人工和制造费用时的约当产量。

同任务案例 4-7

根据计算结果编制月末在产品约当产量计算表，如表 4-7 所示。

表 4-7　月末在产品约当产量计算表

工序	在产品数量/件	直接材料约当产量		加工费用约当产量	
		投料程度/%	约当产量/件	完工程度/%	约当产量/件
1	120	27.78	33.3	12.5	15
2	200	55.56	111.2	40	80
3	180	100	180	77.5	139.5
合计	500		324.5		234.5

第二步：计算生产费用分配率。

（1）直接材料分配率 $= \dfrac{72\,000}{1\,000 + 324.5} = 54.36$（元/件）

（2）直接人工分配率 $= \dfrac{18\,000}{1\,000 + 234.5} = 14.58$（元/件）

（3）制造费用分配率 $= \dfrac{12\,000}{1\,000 + 234.5} = 9.72$（元/件）

第三步：计算完工产品成本与在产品成本。

（1）完工产品成本 $= 54.36 \times 1\,000 + 14.58 \times 1\,000 + 9.72 \times 1\,000 = 78\,660$（元）

（2）在产品成本 $= 102\,000 - 78\,660 = 23\,340$（元）

根据计算结果编制完工产品与在产品成本计算表，如表 4 - 8 所示。

表 4 - 8　丁产品完工产品和在产品成本计算表

产品名称：丁产品　　　　　　　　　　2017 年 3 月　　　　　　　　　金额单位：元

项目	直接材料	直接人工	制造费用	合计
生产费用合计	72 000	18 000	12 000	102 000
在产品约当产量/件	324.5	234.5	234.5	—
完工产品产量/件	1 000	1 000	1 000	—
分配率/（元·件$^{-1}$）	54.36	14.58	9.72	72.3
完工产品总成本	54 360	14 580	9 720	78 660
月末在产品成本	17 640	3 420	2 280	23 340

2.4.3　约当产量法适用范围

约当产量法适用于月末在产品数量较大、各月末在产品数量变化也较大、产品成本中原材料费用和人工及制造费用的比重相差不大的产品。

【小知识】

企业采用约当产量法，必须正确核算在产品数量和正确计算在产品的完工程度，才能正确确定在产品的直接材料费用和加工费用的约当产量，从而保证最终计算的完工产品成本的真实性、正确性。

2.5　在产品按定额成本计价法

2.5.1　在产品按定额成本计价法的特点

在产品按定额成本计价法是根据月末在产品数量和单位定额成本计算出月末在产品成本，然后将其从本月该种产品的全部生产费用（如果有月初在产品，包括月初在产品成本）中扣除，从而求得完工产品成本的方法，在此种方法下：

月末在产品定额成本 = 在产品直接材料定额成本 + 在产品直接人工定额成本

　　　　　　　　　　+ 在产品制造费用定额成本

　　　　　　　 = 在产品数量 ×（单位在产品直接材料费用定额 + 工时定额 × 计划小时工资率 + 工时定额 × 计划小时费用率）

完工产品总成本 = 月初在产品定额成本 + 本月发生生产费用 - 月末在产品定额成本

任务案例 4 - 8：重庆渝通机械有限公司 2017 年 4 月生产甲产品，月初在产品和本月发生的生产费用累计数为：直接材料 235 000 元、直接人工费用 80 000 元、制造费用 70 000 元，合计 385 000 元；本月完工产品 1 000 件，月末在产品 100 件，每件在产品的直接材料费用定额为 100 元，全部在产品定额工时为 200 小时，每小时各项费用的计划分配率为：直接人工 30 元、制造费用 15 元。要求：计算月末在产品定额成本和完工产品总成本，并编制产品成本计算单。

任务处理：

第一步：计算月末在产品定额成本。

月末在产品定额直接材料成本 = 100 × 100 = 10 000（元）

月末在产品定额人工成本 = 200 × 30 = 6 000（元）

月末在产品定额制造费用成本 = 200 × 15 = 3 000（元）

月末在产品定额成本 = 10 000 + 6 000 + 3 000 = 19 000（元）

第二步：计算完工产品总成本。

完工产品总成本 = 385 000 - 19 000 = 366 000（元）

根据计算结果编制产品成本计算单，如表 4 - 9 所示。

表 4 - 9　产品成本计算单

产品名称：甲产品　　　　　　　　　2017 年 4 月

完工产品数量：1 000 件　　　　　月末在产品数量：100 件　　　　　　　　单位：元

项目	直接材料	直接人工	制造费用	合计
生产费用合计	235 000	80 000	70 000	385 000
月末在产品成本	10 000	6 000	3 000	19 000
本月完工产品成本	225 000	74 000	67 000	366 000
完工产品单位成本	225	74	67	366

2.5.2　在产品按定额成本计价法适用范围

在产品按定额成本计价法适用于各种消耗定额和费用定额比较准确、稳定，各月在产品数量也比较稳定的产品，如果产品各项定额准确，月初和月末单位在产品实际费用脱离定额的差异就不会大，各月末在产品数量变化不大，月初在产品费用总额脱离月末在产品定额费用的总额差异也不会大。所以，月末在产品成本不计算成本差异，对完工产品成本影响不大。

2.6　定额比例法

2.6.1　定额比例法的特点

定额比例法是将完工产品和月末在产品的成本计算按照生产费用占完工产品和月末在产品的定额消耗量或定额费用的比例来分配求得，而且在计算时，也是分成本项目进行的，在这种方法下：

本月完工产品成本 = $\sum$（本月完工产品总定额 × 各成本项目费用分配率）

月末在产品成本 $= \sum$（月末在产品总定额 × 各成本项目费用分配率）

说明：

本月完工产品总定额 = 本月完工产品数量 × 单位产品定额消耗量

月末在产品总定额 $= \sum$（某工序月末在产品数量 × 该工序单位在产品定额消耗量）

$$某成本项目费用分配率 = \frac{该成本项目生产费用合计数}{本月完工产品总定额 + 月末在产品总定额}$$

注意：直接材料费用按原材料定额消耗量或原材料定额费用比例分配，其他成本项目按定额工时比例分配。

任务案例 4-9： 重庆渝通机械有限公司 2017 年 4 月生产戊产品，本月完工产品 2 000 件，单件产品原材料费用定额 5 元，工时定额 2 小时。月末在产品 500 件，单件在产品原材料费用定额 4 元，工时定额 1 小时。生产戊产品发生的费用如表 4-10 所示。

表 4-10　戊产品 4 月份生产费用表

产品名称：戊产品　　　　　　　　　　　2017 年 4 月　　　　　　　　　　金额单位：元

项目	直接材料	直接人工	制造费用	合计
月初在产品成本	2 000	800	1 500	4 300
本月生产费用	12 000	4 000	6 000	22 000
生产费用合计	14 000	4 800	7 500	26 300

要求：采用定额比例法分配本月生产费用。

根据以上资料，编制完工产品与月末在产品费用分配，如表 4-11 所示。

表 4-11　完工产品与月末在产品费用分配表

产品：戊产品　　　　　　　　　　　　　　　　　　　　　　　　金额单位：元

项目	直接材料	直接人工	制造费用	合计
本月生产费用合计数	14 000	4 800	7 500	26 300
完工产品定额成本或定额工时	10 000	4 000（小时）	4 000（小时）	—
月末在产品定额成本或定额工时	2 000	500（小时）	500（小时）	—
费用分配率	1.17	1.07	1.67	—
完工产品成本	11 700	4 280	6 680	22 660
月末在产品成本	2 300	520	820	3 640

在上列分配表中，各项费用分配的计算式为：

①完工产品直接材料定额成本 = 5 × 2 000 = 10 000（元）

月末在产品直接材料定额成本 = 4 × 500 = 2 000（元）

$$直接材料分配率 = \frac{14\ 000}{10\ 000 + 2\ 000} = 1.17$$

完工产品直接材料费用 = 1.17 × 10 000 = 11 700（元）

月末在产品直接材料费用 = 14 000 − 11 700 = 2 300（元）

注意：月末在产品费用本应该用分配率×月末在产品定额成本，但由于本题分配率保留了小数位数，故用减法倒推。

②完工产品直接人工定额工时 = 2 × 2 000 = 4 000（小时）

月末在产品直接人工定额工时 = 1 × 500 = 500（小时）

$$直接人工分配率 = \frac{4\ 800}{4\ 000 + 500} = 1.07（元/小时）$$

完工产品直接人工费用 = 1.07 × 4 000 = 4 280（元）

月末在产品直接人工费用 = 4 800 − 4 280 = 520（元）

③完工产品制造费用定额工时 = 2 × 2 000 = 4 000（小时）

月末在产品制造费用定额工时 = 1 × 500 = 500（小时）

$$制造费用分配率 = \frac{7\ 500}{4\ 000 + 500} = 1.67（元/小时）$$

完工产品制造费用 = 1.67 × 4 000 = 6 680（元）

月末在产品制造费用 = 7 500 − 6 680 = 820（元）

2.6.2　定额比例法适用范围

定额比例法适用于各项消耗定额或费用定额比较准确、稳定，但月末在产品数量变动较大的产品。虽然消耗定额或费用定额准确、稳定而使月初、月末单位在产品费用脱离定额的差异不大，但由于各月末在产品数量变化较大，因而月初在产品费用脱离定额的差异总额与月末在产品费用脱离定额的差异总额的差额较大。这时，如果仍采用定额成本法，将会使月初、月末在产品费用脱离定额的差异额计入完工产品成本，从而影响完工产品成本的真实性、正确性。

2.7　结转完工产品的成本

制造企业生产产品发生的各项生产费用，已在各种产品之间进行了分配，在此基础上又在同种产品的完工产品和月末在产品之间进行了分配，从而计算出各种完工产品和月末在产品的成本，对月末在产品成本，留在账上，作为下月的月初在产品成本；对完工产品成本则应转入"库存商品"账户。

2.7.1　编制产品成本汇总表

为了便于结转完工产品成本，期末企业可根据成本计算资料编制产品成本汇总表，其格式如表4-12所示。

表4-12　产品成本汇总表

2017 年 5 月　　　　　　　　　　　　　　　　　　　　　　　　金额单位：元

产品名称	完工产量/件	直接材料	直接人工	制造费用	总成本	单位成本
甲产品	1 000	250 000	45 000	25 000	320 000	320
乙产品	800	26 000	8 000	6 000	40 000	50
合计	—	276 000	53 000	31 000	360 000	—

2.7.2　完工产品成本结转的账务处理

完成了生产费用在各产品之间以及在完工产品和月末在产品之间横向与纵向的分配和归

集之后，完工产品的单位成本已计算出来，可据以进行完工产品成本结转的账务处理。

根据表 4 - 12 编制结转分录如下：

借：库存商品——甲产品　　　　　　　　　　　　　　　　　　　320 000

　　　　　　——乙产品　　　　　　　　　　　　　　　　　　　 40 000

　　贷：基本生产成本——甲产品　　　　　　　　　　　　　　　　　　320 000

　　　　　　　　　　　——乙产品　　　　　　　　　　　　　　　　　　 40 000

"基本生产成本"总账科目的月末余额，就是基本生产在产品的成本，也就是占用在基本生产过程中的生产资金，应与所属各种产品成本明细账中月末在产品成本之和相互核对。

初学者容易将完工产品成本的结转与已销产品成本的结转混淆，当库存商品出售后，是将成本从"库存商品"账户转入"主营业务成本"账户，"主营业务成本"与"主营业务收入"配比即可计算毛利。如果甲、乙产品全部售出，则结转销售成本的账务处理如下：

借：主营业务成本——甲产品　　　　　　　　　　　　　　　　　　320 000

　　　　　　　　　——乙产品　　　　　　　　　　　　　　　　　　 40 000

　　贷：库存商品——甲产品　　　　　　　　　　　　　　　　　　320 000

　　　　　　　　——乙产品　　　　　　　　　　　　　　　　　　 40 000

【拓展阅读】

零库存管理

零库存管理是对企业的采购、生产、配送各个环节进行合理计划和安排，使物料处于不断运动、不停周转状态的一种新型管理模式。存货作为企业生产经营的重要组成部分，作为联系产品和销售的重要纽带，贯穿企业生产经营的各个环节，关系着存货控制或管理效率的高低，决定着企业财务状况和经营成果。存货不仅种类繁多，而且占用资金量大，存货管理的目的就在于既要满足需要，又能在不同情况下使相关总成本最低，因而在整体投资决策中居于举足轻重的主体地位。如何有效降低存货，提高客户服务水平一直是企业在发展中首要考虑的问题。目前，实行零存货管理成为企业最理想的存货管理办法。

【项目训练】

一、简答题

1. 简述在产品的含义。

2. 什么是约当产量？约当产量法的具体操作是怎样的？

3. 在产品按定额成本法计价与定额比例法有什么区别？

二、单项选择题

1. 采用在产品成本按年初固定成本计价法，将生产费用在完工产品与期末在产品之间的分配，适用于（　　）。

A. 各月在产品数量很大

B. 各月末在产品数量虽大，但各月之间变化不大

C. 各月末在产品数量变化较大

D. 各月成本水平相差不大

2. 当企业月末在产品数量较大且数量变化也较大，而原材料费用在成本中所占比重较

大的产品，通常应按（　　）将生产费用在完工产品和月末在产品之间分配。

　　A. 定额比例法

　　B. 在产品按所耗原材料费用计价法

　　C. 约当产量法

　　D. 在产品按定额成本计价法

3. 企业某种产品的各项定额准确、稳定，且各月末在产品数量变化不大，为了简化成本计算工作，其生产费用在完工产品与在产品之间分配应采用（　　）。

　　A. 定额比例法　　　　　　　　　　B. 在产品按完工产品计价法

　　C. 约当产量法　　　　　　　　　　D. 在产品按定额成本计价法

4. 当企业月末在产品数量较大且数量变化也较大，产品成本中原材料费用和工资等加工费用在成本中所占比重相当，应选用的费用分配方法是（　　）。

　　A. 约当产量法　　　　　　　　　　B. 在产品按原材料费用计价法

　　C. 定额比例法　　　　　　　　　　D. 在产品按定额成本计价法

5. 原材料在每道工序开始时一次投料的情况下，分配原材料费用的在产品投料程度，是将（　　）与完工产品原材料消耗定额的比率。

　　A. 在产品所在工序原材料累计消耗定额的 50%

　　B. 在产品所在工序原材料消耗定额的 50%

　　C. 在产品所在工序原材料累计消耗定额

　　D. 在产品所在工序原材料消耗定额

6. 在产品采用定额成本计价法计算时，其实际成本与定额成本之间的差异应计入（　　）。

　　A. 在产品成本　　　　　　　　　　B. 营业外支出

　　C. 完工产品成本　　　　　　　　　D. 期间费用

7. 为了加强在产品的实物管理，组织在产品数量的日常核算，可以设置（　　）。

　　A. "基本生产成本"明细账　　　　　B. "在产品"账户

　　C. 在产品台账　　　　　　　　　　D. "库存商品"账户

8. 对于盘盈的在产品，经有关部门批准后，应该记入的账户是（　　）。

　　A. 制造费用　　　　　　　　　　　B. 基本生产成本

　　C. 管理费用　　　　　　　　　　　D. 营业外支出

9. 甲产品期初在产品 30 件，本期投产 160 件，期末在产品 15 件，其中本期完工产品为（　　）件。

　　A. 145　　　　　　B. 160　　　　　　C. 175　　　　　　D. 190

10. 某企业产品经过两道工序，各工序的工时定额分别为 30 小时和 40 小时，各道工序的在产品在本道工序的加工程度按工时定额的 50% 计算，则第二道工序的完工率为（　　）。

　　A. 68%　　　　　　B. 69%　　　　　　C. 70%　　　　　　D. 71%

11. 某种产品经两道工序加工完成，第一道工序月末在产品数量为 100 件，完工程度为 20%；第二道工序月末在产品数量为 200 件，完工程度为 70%。据此计算的月末在产品约当产量为（　　）。

　　A. 20 件　　　　　　B. 135 件　　　　　　C. 140 件　　　　　　D. 160 件

12. 甲产品分三道工序加工，原材料分三次投入，且在每工序开始时一次投入，各工序原材料消耗定额为：第一工序 10 千克，第二工序 20 千克，第三工序 10 千克，该产品第二工序的投料率为（　　）。

  A. 12.5%　　　　　B. 50%　　　　　C. 75%　　　　　D. 100%

13. 某种产品本月完工 250 件，月末在产品 160 件，在产品完工程度为 40%，月初和本月发生的原材料费用共 56 520 元，原材料随着加工进度陆续投入，则完工产品和月末在产品的原材料费用分别为（　　）。

  A. 45 000 元和 11 250 元　　　　　B. 40 000 元和 16 250 元

  C. 45 000 元和 11 520 元　　　　　D. 34 298 元和 21 952 元

14. 企业完工产品经验收入库后，其成本应从（　　）账户的贷方转入"库存商品"账户的借方。

  A. "制造费用"　　　　　B. "基本生产成本"

  C. "辅助生产成本"　　　　　D. "主营业务成本"

15. 如果企业定额管理基础较好，能制定比较准确、稳定的消耗定额，各月末在产品数量变化较大的产品，应采用（　　）。

  A. 在产品成本按年初固定数计算法

  B. 按定额成本计算在产品成本法

  C. 按所耗直接材料费用计算在产品成本法

  D. 定额比例法

三、多项选择题

1. 广义的在产品包括（　　）。

  A. 需要进一步加工的半成品　　　　　B. 正在返修的废品

  C. 对外销售的自制半成品　　　　　D. 正在车间加工中的在产品

2. 生产费用在完工产品和月末在产品之间分配的方法有（　　）。

  A. 定额比例法　　　　　B. 按定额成本计算在产品成本法

  C. 约当产量法　　　　　D. 不计算在产品成本法

3. 企业应根据（　　）具体条件，采用适当的方法进行完工产品和在产品之间的费用分配。

  A. 在产品数量的多少　　　　　B. 各月在产品数量变化的大小

  C. 定额管理基础的好坏　　　　　D. 各项费用在成本中所占的比重

4. 在产品成本按年初固定数计算法，适用于（　　）。

  A. 各月成本水平相差不大

  B. 各月末在产品数量较小

  C. 各月末在产品数量较大

  D. 各月末在产品数量虽大，但各月之间变化不大

5. 约当产量比例法适用于（　　）。

  A. 各月末在产品数量较大　　　　　B. 各月末在产品数量变化较大

  C. 各月末在产品接近完工　　　　　D. 消耗定额比较准确、稳定

四、判断题

1. 在产品按所耗直接材料费用计算成本时，在产品所耗加工费用全部由完工产品成本

负担。　　　　　　　　　　　　　　　　　　　　　　　　　　　　（　　　）

　　2. 返修的废品属于广义在产品。　　　　　　　　　　　　　　　　（　　　）

　　3. 在产品数量和单位产品在各工序的加工程度都差不多的情况下，对所有在产品的完工程度，都可以按照 50% 平均计算。　　　　　　　　　　　　　　　　（　　　）

　　4. 各月末的在产品数量变化不大的产品，可以不计算在产品成本。　　（　　　）

　　5. 在产品盘盈时，应该按定额成本借记"基本生产成本"账户，贷记"待处理财产损益"账户。　　　　　　　　　　　　　　　　　　　　　　　　　　（　　　）

五、业务分析题

　　1. 企业生产 A 产品，其月初在产品数量较少，因此不计算在产品成本，某月份发生生产费用为：直接材料 50 000 元，直接人工 14 000 元，制造费用 6 000 元。本月完工产品 1 000 件，月末在产品 2 件。要求：计算该月份 A 产品完工产品的总成本和单位成本。

　　2. 企业 2017 年 3 月生产 B 产品，原材料费用在产品成本所占比重很大，月末在产品只计算原材料费用，原材料在生产开始时一次投入。该种产品月初原材料费用 6 500 元，本月发生原材料费用 123 500 元，人工费用 1 500 元，制造费用 1 000 元，本月完工产品 120 件，月末在产品 80 件，要求：计算本月完工产品和期末在产品成本，完成产品成本计算单。

产品成本计算单

产品名称：B 产品　　　　　　　　　　2017 年 3 月　　　　　　　　　　单位：元

项目	直接材料	直接人工	制造费用	合计
月初在产品成本				
本月生产费用				
生产费用合计				
本月完工产品成本				
月末在产品成本				

　　3. 企业生产 C 产品，本月完工 525 件，月末在产品 180 件，在产品完工程度 60%；月初在产品和本月原材料费用共计 31 725 元，人工和制造费用等加工费用共计 28 485 元。原材料是生产开始时一次投入，要求：使用约当产量法计算本月完工产品和期末在产品成本。

　　4. 某企业生产 D 产品需经过 3 个工序加工完成，原材料分别在各工序生产开始时投入。该产品单位产品成本中原材料消耗定额为 2 000 元，其中第 1 工序投料定额 600 元；第 2 工序投料定额 900 元；第 3 工序投料定额 500 元。该厂月末盘存 D 产品的在产品数量为 1 000 件，其中第 1 工序进行中的有 300 件，第 2 工序进行中的有 200 件，第 3 工序进行中的有 500 件，求分配材料费用时各工序的投料程度，并求月末在产品的约当产量。

　　5. 某企业生产 D 产品需经过 3 个工序加工完成，原材料分别在各工序中陆续投入。该产品单位产品成本中原材料消耗定额为 2 000 元，其中第 1 工序投料定额 600 元；第 2 工序投料定额 900 元；第 3 工序投料定额 500 元。该厂月末盘存 D 产品的在产品数量为 1 000 件，其中第 1 工序进行中的有 300 件，第 2 工序进行中的有 200 件，第 3 工序进行中的有 500 件，求分配材料费用时各工序的投料程度，并求月末在产品的约当产量。

　　6. 企业生产 E 产品需经过两步工序，单位定额工时为 500 小时，第 1 工序用 260 小时，第 2 工序用 240 小时，现正处于第 1 工序的在产品有 200 件，正处于第 2 工序的在产品有 300 件，求各工序的完工程度，并求月末在产品的约当产量。

7. 某企业生产乙产品，需经过两道工序的加工才能完成。原材料随着生产进度逐步投入，原材料在第 1 工序和第 2 工序的消耗定额均为 50 元。本月完工乙产品 1 200 件，月末在产品为第 1 工序 600 件，第 2 工序 400 件。该月月初在产品的原材料费用和本月原材料费用合计为 132 000 元。

要求：

（1）计算在产品的约当产量。

（2）按约当产量法分配计算乙产品的完工产品和月末在产品的原材料费用。

8. 某企业生产 A 产品，本月生产费用累计数为 15 000 元，其中直接材料 6 000 元，直接人工 5 000 元，制造费用 4 000 元，本月完工产品数量为 100 件，月末在产品数量 200 件。在产品投料程度为 50%，加工程度为 40%。

要求：（1）采用约当产量法计算完工产品与月末在产品的成本。

（2）根据资料编制完工产品和在产品成本计算表。

A 产品 1 月份生产费用表

产品名称：A 产品　　　　　　2017 年 1 月　　　　　　单位：元

完工产品：100 件　　　　　　在产品：200 件

项目	直接材料	直接人工	制造费用	合计
生产费用合计	6 000	5 000	4 000	15 000
在产品约当产量				
完工产品产量				
分配率（单位成本）				
完工产品总成本				
月末在产品成本				

9. 某企业某月生产的 B 产品期初在产品成本为 1 000 元，本期发生生产费用 44 000 元。本月完工 1 000 件，月末在产品 100 件，原材料在生产开始时一次投入，每件在产品直接材料费用定额为 20 元，单件在产品定额工时为 4 小时，计划每工时费用分配率为：直接人工 3 元/小时，制造费用 2 元/小时。

要求：按定额成本法计算在产品成本，分配本月完工产品和月末在产品成本。

10. 某企业生产 A 产品，月初在产品直接材料费用 30 000 元，直接人工费用 2 500 元，制造费用 1 500 元。本月实际发生直接材料费用 194 000 元，直接人工费用 25 000 元，制造费用 15 000 元。完工产品 5 000 件，单件原材料费用定额 30 元，单件工时定额 3.8 小时。月末在产品 400 件，单件原材料费用定额 25 元，工时定额 2.5 小时。

要求：

（1）根据以上资料，采用定额比例法，编制完工产品与月末在产品费用分配表。

（2）写出完工产品成本和期末在产品成本的计算过程。

完工产品与月末在产品费用分配表

产品：A产品　　　　　　　　　　　　　　　　　　　　　　　　单位：元

项目	直接材料	直接人工	制造费用	合计
月初在产品成本	30 000	2 500	1 500	34 000
本月投入生产费用	194 000	25 000	15 000	234 000
本月生产费用合计数				
完工产品定额成本或定额工时				—
月末在产品定额成本或定额工时				—
费用分配率				—
完工产品成本				
月末在产品成本				

产品成本计算的品种法

项目介绍

生产类型不同、管理要求不同，对产品成本计算的影响也不同。前面各项目是对工业企业生产过程中发生的各项费用进行了归集和分配，本项目是要认识成本计算的主要方法，学习产品成本计算中最基本的方法——品种法，并为学习其他的成本计算方法打下基础。

学习目标

1. 了解生产类型和管理要求对产品成本计算的影响。
2. 熟悉产品成本计算的主要方法。
3. 理解品种法的特点、适用范围和优缺点。
4. 掌握品种法的成本计算程序。
5. 熟练运用品种法计算产品成本并进行相应的账务处理。

教学导航

由于企业的生产特点以及对成本的管理要求不同，费用归集和分配方法也有所不同，进而形成不同的产品成本计算方法。掌握成本核算的各种计算方法并根据企业不同生产特点选择适合的成本计算方法，对成本管理具有重要意义。

任务1　了解成本计算方法

【任务描述】

（1）产品成本计算的前提是确定成本计算对象，成本计算对象的确定必须符合企业生产特点，满足成本管理要求。

（2）产品成本计算有品种法、分批法、分步法、分类法、定额法等，企业必须从具体情况出发，充分考虑企业生产工艺特点和成本管理要求，选择适合的成本计算方法。

【相关知识】

1.1　工业企业生产的主要类型

由于企业的生产特点以及对成本管理的要求不同，费用归集和分配的方法也不同，进而形成不同的产品成本计算方法。生产类型就是按照一定的标准对不同企业的生产过程进行分类，体现了不同企业的生产特点。企业的生产类型，可按生产工艺过程的特点和生产组织特点来划分。

1.1.1　按生产工艺过程的特点分类

工业企业的生产，按照生产工艺过程的特点，可以分为单步骤生产和多步骤生产两种类型。

1. 单步骤生产

单步骤生产也称简单生产，是指产品生产工艺不能间断，或者不便于分散在不同工作地点进行的生产。这类生产的周期一般比较短，通常没有自制半成品或其他中间产品，这类企业生产由于技术上的不可间断性（如发电）或由于工作地点上的限制（如采掘），通常由一个车间整体进行，而不能由几个车间协作进行。例如发电、化工、采掘、铸件的熔铸等企业的生产就属于单步骤的生产类型。

2. 多步骤生产

多步骤生产也称复杂生产，是指产品生产工艺过程由若干个可以间断的，分散在不同地点、分别在不同时间进行的生产步骤所组成的生产。这类生产工艺技术较复杂，生产周期一般较长，产品品种较多，有半成品或中间产品，一般由一个企业的若干步骤或车间协作进行生产。

多步骤生产按其加工方式的不同，又可以分为连续式多步骤生产和装配式多步骤生产。连续式多步骤生产是指对投入生产的原材料，要依次经过各个生产步骤的加工，到最后生产步骤才生产出产成品，前一步骤生产出来的半成品，是后一个加工步骤的加工对象，直到最后加工步骤才能生产出产成品的生产。例如冶金、纺织、造纸、服装等企业的生产。装配式多步骤生产是指先将原材料分别加工为零件、部件，再将零件、部件装配为成品的生产。例如机械制造、汽车制造、仪表制造等企业的生产。

【小知识】

生产工艺过程即一般说的生产工艺流程，是指从原料投入到产品完工的生产加工过程。

1.1.2　按生产组织方式分类

生产组织方式是保证生产过程各个环节、各个因素相互协调的生产工作方式。按照生产的组织特点，工业企业的生产可以分为大量生产、成批生产和单件生产三种类型。

1. 大量生产

大量生产，是指不断重复生产品种相同的产品生产。它的特点是陆续投入，陆续产出，不分批别，产量较大，品种少，生产的重复性强，专业化程度高，而且比较稳定。例如纺织、面粉、采掘、冶金、发电、造纸等产品生产。

2. 成批生产

成批生产，是指按照事先规定的产品批别和数量进行的生产。在这种生产类型的企业或车间中，产品的品种比较多，各种产品的生产往往是成批轮番进行的，生产具有一定的重复性。例如，服装和某些机械产品的生产都是这种类型的生产。成批生产按照产品批量的大小，还可分为大批生产和小批生产。大批生产的产品数量较多，因而其特点接近大量生产；小批生产的数量较少，其特点接近单件生产。在实际工作中，由于大量和大批的界限较难划分，通常合在一起，称为大量大批生产和单件小批生产。

3. 单件生产

单件生产，是指根据订单单位的要求，依据订单中规定的规格、型号、性能进行的特定产品的少量生产。其特点是产量少、品种多，一般不重复生产等。如造船、大型机械设备制造、新产品试制等的生产。

1.2　生产类型特点对产品成本计算方法的影响

企业的生产特点和成本管理要求，很大程度上决定了企业的成本计算方法。构成产品成本计算方法的主要因素有成本计算对象、成本计算期及生产费用在完工产品与在产品之间的分配。

1.2.1　对成本计算对象的影响

成本计算对象是为计算产品成本而确定的归集和分配生产费用的各个对象，即生产费用的承担者。计算产品成本必须先确定成本计算对象，因为它是设置产品成本明细账、分配生产费用和计算产品成本的前提，也是区别各种成本计算方法的主要标志。

在产品成本计算工作中，主要有三种不同的成本计算对象：产品的品种、产品的批别、产品品种及其所经过的生产步骤。

（1）单步骤大量生产的企业，由于工艺过程比较短，不可能划分为几个步骤生产，又由于不断大量重复某几种产品的生产，也无法分批。因此，不论管理要求如何，都只能以产品的品种作为成本计算对象。

（2）多步骤连续式大量生产的企业，由于不断重复生产同品种的产品而无法分批，但工艺过程可划分为若干可间断的生产步骤。因此，既可以按各种产成品，也可以按其所经过的各生产步骤的半成品为成本计算对象，既计算最终完工产品又计算各步骤半成品的成本。但如果管理上不要求分步骤计算半成品成本，就只需要计算最终完工产品成本。

（3）多步骤装配式成批生产企业，一般是先制造零部件，再装配为产品，因而对成本计算对象的影响主要在生产组织方面。如果是单件、小批生产，按订货方的订单或企业生产计划部门下达的生产批号来组织生产，则以订单或生产批号作为成本计算对象；如果生产组织是大量大批生产，则以最终产品为成本计算对象。

1.2.2　对成本计算期的影响

成本计算期，指的是生产费用计入产品成本所规定的起讫日期，也就是每次计算产品成本的期间。成本计算期主要取决于生产组织的特点，可分为两种情况：

（1）在大量、大批生产企业中，由于生产活动连续不断地进行，在会计分期原则下，产品成本的计算只能按月定期进行，以满足分期计算损益的需要。这种成本计算期与会计报告期一致，但与产品生产周期不一致。

（2）在单件和小批生产企业中，各种产品的生产周期往往不同，而且批量小，生产不重复或重复很少，产品成本有可能在某件或某批产品完工后计算，因而成本计算是不定期的，成本计算期与产品生产周期一致，但与会计报告期不一致。

1.2.3　对生产费用在完工产品和在产品之间分配的影响

生产类型的特点还会影响月末在产品的成本计算，即生产费用是否需要在完工产品和在产品之间分配。

在单步骤大量大批生产企业，由于产品生产周期较短，月末一般没有在产品或者在产品数量很小，因而一般不要求计算在产品成本；在多步骤单件小批生产企业，一批产品一般同时投入，同时完工，成本要到该批产品完工后才能计算，同批产品未全部完工前，所归集的生产费用都是在产品成本，同批产品全部完工后，所归集的生产费用就是该批完工产品的成本，所以不存在生产费用在完工产品和在产品之间进行分配；多步骤大量大批生产企业，由于生产不间断地进行，不断投入和产出，因而既不断有完工产品，又随时有正在加工中的在产品，因此，月末计算产品成本时，就必须将生产费用在完工产品和在产品之间进行分配。

1.3　管理要求对成本计算方法的影响

成本计算方法主要受企业生产特点的制约，但不完全服从于企业生产特点。企业成本管理的不同要求也会对成本计算方法的确定产生影响，当然这种影响主要是对成本计算对象的影响。如在大量大批多步骤生产的企业，由于产品生产过程可以间断，并可分散在不同地点进行，这样，客观上具备了按生产步骤计算半成品成本的条件。如果企业管理上要求分步骤计算各步骤产品的成本，那么成本计算对象就可确定为各加工步骤的半成品和最后步骤的产成品；但如果成本管理上不要求提供半成品资料，就不需要分步骤计算，而只需以最终产品为计算对象。工业企业生产按不同的生产标准，可以分为不同的生产类型，这些类型的特点客观上决定了产品成本计算对象，从而决定了产品成本的计算方法。

1.4　产品成本计算的主要方法

产品成本计算方法受企业生产类型特点和企业成本管理要求的影响，生产类型的不同特点和不同的成本管理要求决定着产品成本的计算对象、成本计算期和生产费用在完工产品与在产品之间的分配方法，不同的成本计算对象、成本计算期和生产费用在完工产品与在产品之间分配方法相互组合，形成了工业企业产品成本计算的不同方法。

1.4.1　产品成本计算的基本方法

1. 品种法

品种法是以产品品种为成本计算对象的产品成本计算方法。这种方法不要求分批，也不要求分步计算产品成本，一般适用于单步骤的大量大批生产，如采掘、发电等；也可用于管理上不需要分步骤计算成本的多步骤大量大批生产，如水泥生产等。

2. 分批法

分批法是以产品的批别或订单为成本计算对象的产品成本计算方法。这种方法适用于单件的单步骤生产或管理上不要求分步骤计算成本的多步骤生产，如重型机械制造等。

3. 分步法

分步法是以产品的生产步骤为成本计算对象的产品成本计算方法。这种方法适用于大量大批且管理上要求分步骤计算产品成本的复杂生产，如纺织、冶金等。分步法按各步骤生产成本的结转方式不同，又可分为逐步结转分步法和平行结转分步法。

上述产品成本计算的三种基本方法，其成本计算对象、生产类型等方面的区别，如表5-1所示。

表 5 - 1　产品成本计算基本方法比较表

成本计算方法	成本计算对象	成本计算期	期末在产品成本的计算	生产工艺特点
品种法	产品品种	与会计报告期一致	一般单步骤生产下不需计算,多步骤生产下需要计算	单步骤生产或多步骤生产
分步法	生产步骤	与会计报告期一致	需要计算	多步骤生产
分批法	产品批别	与生产周期一致	一般不需计算	单步骤生产或多步骤生产

特别要指出的是,无论采用上述哪种方法计算成本,最后都必须计算出各种产品的实际总成本和单位成本。按照产品的品种计算成本,是成本计算和成本管理工作的共同要求,也是最起码的要求。因此,在三种产品成本计算的方法中,品种法是最基本的方法。

1.4.2　成本计算的辅助方法

在实际工作中,由于产品生产复杂多样,企业管理条件各不相同,为了简化成本计算工作或较好地利用管理条件,除上述三种产品成本的基本方法外,还会采用其他成本计算方法,如分类法、定额法等,这些方法也称为成本计算的辅助方法。

1. 分类法

实际工作中,一些产品品种规格繁多的企业,如灯泡厂、钉厂等,为了减少成本计算工作,可采用分类法。分类法的基本特点是以产品类别为成本计算对象,将生产费用先按产品类别进行归集,计算各类产品成本,再按照一定的分配标准在类内各种产品之间分配,最后计算各种产品的实际总成本和单位成本。

2. 定额法

定额法是在定额管理较好的企业,为了加强生产费用和产品成本的定额管理,加强成本控制而采用的成本计算方法。它的基本特点是以产品的定额成本为基础,加上或减去脱离定额差异以及定额变动差异来计算产品的实际成本。定额法一般是在定额管理基础工作比较好、产品生产定型和消耗定额合理且稳定的企业中应用。它可以将成本核算和成本控制结合起来,解决了成本的日常控制问题。

任务2　认识品种法的特点及适用范围

【任务描述】

(1) 品种法作为成本计算的基本方法,主要适用于单步骤、大量大批生产以及在管理上不要求分步计算产品成本的生产。

(2) 根据品种法的特点,从成本计算对象等方面去进行理解和把握。

【相关知识】

2.1　品种法的含义及适用范围

品种法,是指以产品品种为成本计算对象,归集和分配生产成本,计算产品成本的一种方法。品种法是产品成本计算最基本的方法,在实际工作中应用较为广泛。

这种方法适用于单步骤、大量大批生产的企业,如发电、供水、采掘等企业。在这种类型的生产中，产品的生产技术过程不能从技术上划分为步骤，比如，企业或车间规模较小，或者车间是封闭的，也就是从材料投入到产品产出的全部生产过程都是在一个车间内进行的，或者生产按流水线组织，管理上不要求按照生产步骤计算产品成本的，都可以按照品种计算产品成本。

2.2　品种法的特点

2.2.1　以产品品种作为成本计算对象

（1）如果企业只生产一种产品，成本计算对象就是该种产品的产成品。

只生产一种产品时，生产成本明细账按该种产品设置，企业发生的生产费用都是直接费用，可以直接记入该种产品的生产成本明细账，各种生产费用（包括制造费用）都不需要在各成本计算对象之间分配，这种成本计算方法也称为简单品种法。

（2）如果企业生产多种产品，成本计算对象就是每种产品。

生产多种产品时，生产成本明细账则分别根据每种产品设置，发生的直接费用就直接记入各生产成本明细账，间接费用则应另行归集，然后采用适当的分配方法在各成本计算对象之间分配，再记入各生产成本明细账，这种成本计算方法具有品种法的典型特征，可称为典型品种法。

2.2.2　成本计算定期按月进行

采用品种法计算成本的企业是大量大批生产组织形式，这种类型的生产是连续不断地重复生产一种或几种产品，不可能在产品全部完工以后才计算其成本。因此，成本计算是定期按月进行的，因而成本计算期与会计报告期一致而与产品生产周期不一致。

2.2.3　生产费用在完工产品和期末在产品之间进行分配

由于品种法的成本计算是按月进行的，一般情况下，需要采用一定的方法，将生产费用在完工产品和月末在产品之间进行分配，以便计算完工产品成本和月末在产品成本。当然，如果月末没有在产品，或者在产品很少，则不需要计算月末在产品成本。

任务3　运用品种法计算成本

【任务描述】

掌握品种法的计算程序是运用品种法进行成本计算的前提。要在掌握要素费用、综合费用的归集与分配基础上运用品种法。

【相关知识】

3.1　品种法的成本计算程序

品种法是最基本的产品成本计算方法，因而品种法下的成本计算程序也是产品成本计算的一般程序。采用品种法计算产品成本时，首先要按照产品的品种开设基本生产成本明细账或成本计算单，然后按照以下程序进行产品成本计算。

（1）根据生产过程中发生的各项费用的原始凭证和相关资料，分配各项费用，并编制各种费用分配表。

（2）根据各种费用分配表及其他费用资料，登记基本生产明细账、辅助生产明细账、制造费用明细账、管理费用明细账等。

（3）根据辅助生产明细账，编制辅助生产成本分配表，将辅助生产成本采用适当的方法分配给各受益对象，并据以登记有关费用明细账。

（4）根据制造费用明细账，编制制造费用分配表，将制造费用分配给有关成本计算对象，并据以登记基本生产明细账。

（5）将基本生产明细账或成本计算单中按成本项目归集的生产费用采用适当的方法在本月完工产品和月末在产品之间进行分配，以确定完工产品成本和在产品成本。月末如果没有在产品，则本月发生的全部生产费用就是完工产品成本。

（6）根据各基本生产明细账中计算出的本月完工产品成本，汇总编制产品成本汇总表，计算出完工产品总成本和单位成本。

3.2　品种法的应用

应用品种法计算产品成本，应按照品种法的成本计算程序，将企业在生产过程中所发生的各项直接生产费用、辅助生产费用、制造费用分别归集和分配到各完工产品的成本中，计算出完工产品的总成本和单位成本。

任务案例 5 - 1：重庆渝通机械有限公司的一个基本生产车间大量生产甲、乙两种产品，另有一供电辅助生产车间为基本生产车间和管理部门供电，根据生产特点采用品种法计算产品生产成本。2017 年 3 月有关资料如下。

（1）产量资料如表 5 - 2 所示。

表 5 - 2　产品产量资料

单位：件

产品名称	月初在产品	本月投产	本月完工产品	月末在产品
甲产品	600	7 000	7 600	0
乙产品	340	3 200	3 140	400

注：月末在产品完工率 50%。

（2）月初在产品成本资料见表 5 - 3。

表 5 - 3　月初在产品成本资料

单位：元

产品名称	直接材料	直接人工	制造费用	合计
甲产品	6 860	5 460	4 300	16 620
乙产品	4 200	2 080	1 800	8 080

（3）其他有关资料：

①工时记录。甲、乙产品实际耗用工时分别为 4 000 小时、6 000 小时。

②供电车间供电 10 000 千瓦，其中：基本车间一般耗用 8 800 度，管理部门耗用 1 200 度。

（4）有关费用分配方法：

①甲、乙两种产品共同耗用材料按定额耗用量比例分配。

②生产工人工资按甲、乙产品工时比例分配。

③辅助生产费用按用电量分配。

④制造费用按甲、乙产品工时比例分配。

⑤按约当产量分配计算月末在产品成本，甲产品耗用的材料随加工进度陆续投入，乙产品耗用的材料于生产开始时一次投入。

按品种法成本计算程序举例说明如下。

3.2.1 归集和分配生产费用

1. 要素费用的归集和分配

该公司 3 月份发生的生产费用资料如下：

①材料费用。生产甲产品直接耗用材料 38 000 元，生产乙产品直接耗用材料 26 000 元，生产甲、乙产品共同耗用材料 28 000 元（甲、乙产品材料定额耗用量分别为 2 000 千克、800 千克）。供电车间耗用消耗性材料 6 800 元，基本生产车间一般耗用材料 3 600 元，管理部门耗用 1 000 元。

材料费用分配如表 5-4 所示。

表 5-4 材料费用分配表

2017 年 3 月 金额单位：元

车间、部门	产品	直接耗用材料	共同耗用材料			耗用原材料金额
			定额耗用量/千克	分配率/（元·千克$^{-1}$）	金额	
基本生产车间	甲产品	38 000	2 000	10	20 000	58 000
	乙产品	26 000	800	10	8 000	34 000
	小计	64 000	2 800		28 000	92 000
供电车间		6 800				6 800
基本车间一般耗用		3 600				3 600
管理部门		1 000				1 000
合计		75 400			28 000	103 400

根据材料费用分配表编制会计分录如下：

借：基本生产成本——甲产品   58 000

     ——乙产品   34 000

 辅助生产成本——供电车间   6 800

 制造费用   3 600

 管理费用   1 000

 贷：原材料   103 400

【小知识】

由于本公司只有一个基本生产车间和一个辅助生产车间，因此辅助生产成本和制造费用都可以不设明细分类账，否则应按车间设置明细分类账。

②职工薪酬。基本生产工人工资 70 000 元（按甲、乙产品所耗工时进行分配），供电车间工人工资 2 000 元，基本车间管理人员工资 4 000 元，公司管理人员工资 18 000 元；按工

资总额的 14% 提取社会保险费。

职工薪酬分配如表 5-5 所示。

表 5-5　职工薪酬分配表

2017 年 3 月　　　　　　　　　　　　　　　　　　　　　　　　　　金额单位：元

车间部门	工资			社会保险费	合计
	分配标准	分配率（元·千克 $^{-1}$）	金额		
基本生产车间——甲产品	4 000	7	28 000	3 920	31 920
基本生产车间——乙产品	6 000		42 000	5 880	47 880
小计	10 000	—	70 000	9 800	79 800
供电车间			2 000	280	2 280
基本生产车间——共同			4 000	560	4 560
管理部门			18 000	2 520	20 520
合计			94 000	13 160	107 160

根据职工薪酬分配表，编制会计分录如下：

借：基本生产成本——甲产品　　　　　　　　　　　　　　31 920

　　　　　　　——乙产品　　　　　　　　　　　　　　47 880

　　辅助生产成本——供电车间　　　　　　　　　　　　　2 280

　　制造费用　　　　　　　　　　　　　　　　　　　　　4 560

　　管理费用　　　　　　　　　　　　　　　　　　　　 20 520

　　贷：应付职工薪酬——工资　　　　　　　　　　　　　　　94 000

　　　　　　　　　　——社会保险费　　　　　　　　　　　13 160

③其他费用。基本生产车间折旧费 5 800 元，办公费 462 元。供电车间固定资产折旧费 2 200 元，办公费 240 元。管理部门办公费 200 元。（办公费通过银行存款支付）

其他费用分配如表 5-6 所示。

表 5-6　其他费用分配表

2017 年 3 月　　　　　　　　　　　　　　　　　　　　　　　　　　单位：元

账户名称		金额
辅助生产成本	折旧费	2 200
	办公费	240
	小计	2 440
制造费用	折旧费	5 800
	办公费	462
	小计	6 262
管理费用	办公费	200
合计		8 902

根据其他费用分配表分别编制计提折旧的分录和支付办公费的分录如下：

借：辅助生产成本——供电车间（折旧费）　　　　　　　　　　　　　　2 200

　　制造费用——折旧费　　　　　　　　　　　　　　　　　　　　　　5 800

　　贷：累计折旧　　　　　　　　　　　　　　　　　　　　　　　　　　　8 000

借：辅助生产成本——供电车间（办公费）　　　　　　　　　　　　　　　240

　　制造费用——办公费　　　　　　　　　　　　　　　　　　　　　　　462

　　管理费用——办公费　　　　　　　　　　　　　　　　　　　　　　　200

　　贷：银行存款　　　　　　　　　　　　　　　　　　　　　　　　　　　902

2. 分配辅助生产成本

企业应设置辅助生产成本明细账，月末，根据辅助生产成本明细账归集的费用，采用一定的分配方法（这里采用直接分配法）将辅助生产成本分配给各受益对象，作为各受益对象的成本费用。辅助生产成本明细账如表 5–7 所示，辅助生产费用分配如表 5–8 所示。

表 5–7　辅助生产成本明细账

车间名称：供电车间　　　　　　　　　　　2017 年 3 月　　　　　　　　　　　单位：元

摘要	材料消耗	职工薪酬	折旧费	办公费	合计
耗用材料	6 800				6 800
职工薪酬		2 280			2 280
其他费用			2 200	240	2 440
合计	6 800	2 280	2 200	240	11 520
分配转出	6 800	2 280	2 200	240	11 520

表 5–8　辅助生产费用分配表

2017 年 3 月

账户名称	数量/度	分配率/（元·度$^{-1}$）	分配额/元
制造费用（基本生产车间电费）	8 800	1.152	10 137.60
管理费用（管理部门电费）	1 200		1 382.40
合计	10 000	—	11 520

根据辅助生产费用分配表，编制会计分录如下：

借：制造费用　　　　　　　　　　　　　　　　　　　　　　　　　　10 137.60

　　管理费用　　　　　　　　　　　　　　　　　　　　　　　　　　　1 382.40

　　贷：辅助生产成本——供电车间　　　　　　　　　　　　　　　　　　11 520

3. 分配制造费用

月末，根据制造费用明细账，将归集的费用按生产工人工时比例进行分配。制造费用明细账如表 5–9 所示，制造费用分配表如表 5–10 所示。

表5－9　制造费用明细账

车间名称：基本生产车间　　　　　　　　　　　　　　　　　　　　　单位：元

摘要	材料消耗	职工薪酬	折旧费	办公费	电费	合计
耗用材料	3 600					
职工薪酬		4 560				
其他费用			5 800	462		
辅助费用					10 137.60	
合计	3 600	4 560	5 800	462	10 137.60	24 559.60
分配转出	3 600	4 560	5 800	462	10 137.60	24 559.60

表5－10　制造费用分配表

2017 年 3 月

项目	生产工时/小时	分配率/（元·小时⁻¹）	分配额/元
甲产品	4 000	2.455 96	9 823.84
乙产品	6 000		14 735.76
合计	10 000	—	24 559.60

根据制造费用分配表，编制会计分录如下：

借：基本生产成本——甲产品　　　　　　　　　　　　　9 823.84
　　　　　　——乙产品　　　　　　　　　　　　　14 735.76
　贷：制造费用　　　　　　　　　　　　　　　　　　24 559.60

3.2.2　计算甲、乙产品成本及编制基本生产成本计算单

基本生产成本计算单如表5－11、表5－12所示。

表5－11　基本生产成本计算单

产品名称：甲产品　　　　　　　2017 年 3 月　　　　　　　金额单位：元

项目	直接材料	直接人工	制造费用	合计
月初在产品成本	6 860	5 460	4 300	16 620
材料费用分配表	58 000			58 000
职工薪酬分配表		31 920		31 920
制造费用分配表			9 823.84	9 823.84
合计	64 860	37 380	14 123.84	116 363.84
完工产品成本（7 600 件）	64 860	37 380	14 123.84	116 363.84
分配率/（元·件⁻¹）	8.53	4.92	1.86	15.31
月末在产品成本	0	0	0	0

表 5 – 12   基本生产成本计算单

产品名称：乙产品   2017 年 3 月   金额单位：元

项目	直接材料	直接人工	制造费用	合计
月初在产品成本	4 200	2 080	1 800	8 080
材料费用分配表	34 000			34 000
职工薪酬分配表		47 880		47 880
制造费用分配表			14 735.76	14 735.76
合 计	38 200	49 960	16 535.76	104 695.76
在产品约当产量/件	400	200	200	
完工产品成本（3 140 件）	33 880.6	46 974.4	15 543	96 398
分配率/（元·件⁻¹）	10.79	14.96	4.95	30.70
月末在产品成本	4 319.4	2 985.6	992.76	8 297.76

3.2.3   编制完工产品成本汇总表并结转完工产品成本

根据甲、乙产品成本计算表，编制完工产品成本汇总表如表 5 – 13 所示。

表 5 – 13   完工产品成本汇总表

2017 年 3 月

项目		直接材料	直接人工	制造费用	合计
甲产品	总成本/元	64 860	37 380	14 123.84	116 363.84
（完工 7 600 件）	单位成本/（元·件⁻¹）	8.53	4.92	1.86	15.31
乙产品	总成本/元	33 880.6	46 974.4	15 543	96 398
（完工 3 140 件）	单位成本/（元·件⁻¹）	10.79	14.96	4.95	30.70

根据完工产品成本汇总表，编制会计分录如下：

借：库存商品——甲产品   116 363.84

　　　　　　——乙产品   96 398

　　贷：基本生产成本——甲产品   116 363.84

　　　　　　　　　　——乙产品   96 398

【技能实训】

重庆富达公司只生产 A 产品和 B 产品，2017 年 3 月有关资料如下：

（1）本月发生业务如下：

①为产品生产领用甲材料：生产 A 产品领用 85 000 元，生产 B 产品领用 40 000 元，生产车间一般耗用 20 000 元。

②A 产品生产工人工资为 60 000 元，B 产品生产工人工资为 40 000 元，车间管理人员工资为 20 000 元，行政管理部门人员工资为 30 000 元。同时按工资总额的 14% 计提职工福利费。

③以银行存款支付各项办公用品费用 3 000 元；支付外购电力费用 4 000 元，其中 A 产

品耗用 2 000 元，B 产品耗用 1 000 元，行政管理部门耗用 1 000 元。

④本月计提固定资产折旧 4 000 元，其中生产用固定资产折旧 3 000 元，非生产用固定资产折旧 1 000 元。

（2）按生产工人工资比例分配制造费用。

（3）计算完工产品成本（产品全部完工）。

技能实训参考答案：

（1）对要素费用进行分配，编制会计分录：

①耗用材料分配的会计分录：

借：基本生产成本——A 产品	85 000
——B 产品	40 000
制造费用	20 000
贷：原材料——甲材料	145 000

同时登记有关账簿。

②分配工资及应付福利费的会计分录：

借：基本生产成本——A 产品	60 000
——B 产品	40 000
制造费用	20 000
管理费用	30 000
贷：应付职工薪酬——工资	150 000
借：基本生产成本——A 产品	8 400
——B 产品	5 600
制造费用	2 800
管理费用	4 200
贷：应付职工薪酬——职工福利费	21 000

同时登记有关账簿。（注意：按现行政策规定，对于福利费，企业可以根据实际情况采用先提后用的方法，提取比例根据情况合理确定，但最大比例不得超过工资总额的14%，年末没用完的应予冲回。福利费也可以按实际发生额据实列支，直接计入相关成本、费用。）

③支付办公用品费及外购动力费的会计分录：

借：基本生产成本——A 产品	2 000
——B 产品	1 000
管理费用	4 000
贷：银行存款	7 000

同时登记有关账簿。

④计提固定资产折旧的会计分录：

借：制造费用	3 000
管理费用	1 000
贷：累计折旧	4 000

同时登记有关账簿。

（2）按生产工人工资比例分配制造费用。

制造费用总额 = 20 000 + 20 000 + 2 800 + 3 000 = 45 800（元）

制造费用分配率 = 45 800/（60 000 + 40 000）= 0.458

A 产品应分配制造费用 = 60 000 × 0.458 = 27 480（元）

B 产品应分配制造费用 = 45 800 − 27 480 = 18 320（元）

编制会计分录如下：

借：基本生产成本——A 产品　　　　　　　　　　　　　　　27 480

　　　　　　　　——B 产品　　　　　　　　　　　　　　　18 320

　　贷：制造费用　　　　　　　　　　　　　　　　　　　　　　45 800

同时登记有关账簿。

（3）计算完工产品成本及在产品成本。

产品成本计算表见表 5 - 14。

表 5 - 14　产品成本计算表

2017 年 3 月　　　　　　　　　　　　　　　　　　　　　　　　　　　单位：元

产品	直接材料	直接人工	燃料与动力费	制造费用	合计
A 产品	85 000	68 400	2 000	27 480	182 880
B 产品	40 000	45 600	1 000	18 320	104 920

编制会计分录如下：

借：库存商品——A 产品　　　　　　　　　　　　　　　　182 880

　　　　　　——B 产品　　　　　　　　　　　　　　　　104 920

　　贷：基本生产成本——A 产品　　　　　　　　　　　　　182 880

　　　　　　　　　　——B 产品　　　　　　　　　　　　　104 920

　　如果企业没有单设"燃料与动力"成本项目，则计入"基本生产成本"的 3 000 元电费计入"制造费用"，然后再按生产工人工资比例分配计入"基本生产成本"。

【项目训练】

一、简答题

1. 工业企业按生产组织特点可以分为哪几类？

2. 工业企业按生产工艺过程的特点可以分为哪几类？

3. 产品成本计算为什么会产生三种不同的基本方法？

4. 试述生产特点对产品成本计算方法的影响。

5. 试述产品成本品种法的特点。

6. 试述产品成本品种法的计算程序。

二、单项选择题

1. 大量大批单步骤生产适用的成本计算方法是（　　　）。

A. 品种法　　　　　　B. 分批法　　　　　　C. 分步法　　　　　　D. 定额法

2. 单件小批单步骤生产适用的成本计算方法是（　　　）。

A. 品种法　　　　　　B. 分批法　　　　　　C. 分步法　　　　　　D. 分类法

3. 生产特点和管理要求对产品成本计算的影响，主要表现在（　　　）的确定上。

A. 成本计算期　　　　　　　　　　　B. 间接费用的分配方法

C. 成本计算对象   D. 制造费用分配

4. 各种成本计算基本方法区分的主要标志是（　　　　）。

A. 成本项目   B. 对成本管理作用

C. 成本计算对象   D. 成本计算日期

5. 工业企业生产按工艺过程的特点分为（　　　　）。

A. 单步骤生产和多步骤生产   B. 大量大批生产和大量小批生产

C. 成批生产和大量生产   D. 单件生产和成批生产

6. 品种法是产品成本计算的（　　　　）。

A. 辅助方法   B. 重要方法   C. 最基本方法   D. 最一般方法

7. 产品成本计算实际上就是会计核算中成本费用科目的（　　　　）。

A. 明细核算   B. 总分类核算

C. 账务处理   D. 计算总成本和单位成本

8. 品种法是计算产品成本的一种主要方法，它按照产品（　　　）归集生产费用。

A. 批别   B. 类别   C. 生产步骤   D. 品种

9. 品种法适用的经济组织是（　　　　）。

A. 大量大批单步骤生产   B. 大量大批多步骤生产

C. 大量小批生产   D. 单件小批生产

10. 在品种法下，若只生产一种产品，则发生的费用（　　　　）。

A. 全部间接计入费用

B. 全部直接计入费用，构成产品成本

C. 部分是直接费用，部分是间接费用

D. 不需要将生产费用在各种产品当中分配

三、多项选择题

1. 产品成本计算的基本方法有（　　　　）。

A. 品种法   B. 分类法   C. 定额法   D. 分批法

2. 产品成本计算的辅助方法有（　　　　）。

A. 品种法   B. 分类法   C. 定额法   D. 分批法

3. 企业在确定产品成本计算方法时必须依据企业的不同特点，同时还应考虑（　　　）等因素。

A. 企业的生产特点   B. 企业成本管理的要求

C. 企业生产规模的大小   D. 企业管理水平的高低

4. 判定为成本计算辅助法的依据主要有（　　　）

A. 与生产组织方式没有直接联系

B. 从计算产品实际成本的角度是否必不可少

C. 不涉及成本计算对象的确定

D. 是否能单独适用

5. 产品成本计算期与会计报告期一致的成本计算方法有（　　　　）。

A. 品种法   B. 分批法   C. 分步法   D. 定额法

6. 采用品种法月末一般要计算在产品成本，如果（　　　），也可以不计算在产品成本。

A. 没有在产品　　　　　　　　　　B. 在产品数量很少且成本数额不大

C. 在产品数量很少，但成本数额很大　　D. 在产品数量很多，但成本数额不大

7. 采用品种法计算产品成本，需根据各种费用分配表登记（　　　）等。

A. 管理费用明细账　　　　　　　　B. 产品成本明细账

C. 辅助生产成本明细账　　　　　　D. 制造费用明细账

8. 品种法适用于（　　　）。

A. 大量大批的单步骤生产

B. 大量大批的多步骤生产

C. 管理上不要求分步骤计算成本的多步骤生产

D. 管理上要求分步骤计算成本的多步骤生产

9. （　　　）等企业，在计算成本时适宜采用品种法。

A. 发电厂　　　　　B. 煤厂　　　　　C. 水厂　　　　　D. 机械制造厂

四、判断题

1. 成本计算对象是区分产品成本计算基本方法的主要标志。　　　　　　（　　　）

2. 进行产品成本计算时，都必须将生产费用在完工产品和在产品之间进行分配。

（　　　）

3. 产品成本计算的辅助方法一律不能单独使用，必须结合基本方法进行。（　　　）

4. 为了加强各生产步骤的成本管理，所有多步骤生产都应当按照生产步骤计算产品成本。

（　　　）

5. 品种法既不要求按产品的批次计算成本，也不要求按产品的生产步骤计算成本，而只要求按品种计算。　　　　　　　　　　　　　　　　　　　　　　　　（　　　）

6. 品种法的成本计算对象是每批产品。　　　　　　　　　　　　　　　（　　　）

7. 采用品种法计算成本时不一定是在月末进行。　　　　　　　　　　　（　　　）

8. 采用品种法计算成本时，月末都需要计算完工产品成本和在产品成本。（　　　）

9. 采用品种法计算成本，月末需汇总编制完工产品成本汇总计算表。　　（　　　）

10. 采用品种法，如果没有在产品，则归集的生产费用全都是完工产品成本。

（　　　）

五、业务分析题

重庆渝通机械有限公司设有一个基本生产车间，生产甲、乙两种产品，其生产工艺过程属于单步骤生产，另外还设有一个辅助的机修车间，为基本生产车间和管理部门提供修理服务。根据生产特点和管理要求，采用品种法计算产品成本。该厂 2017 年 3 月有关成本核算资料如下。

（1）产量资料：

产品产量资料

2017 年 3 月　　　　　　　　　　　　　　　　　　　　　　　　　单位：台

产品名称	月初在产品	本月投产	本月完工	月末在产品
甲产品	120	280	300	100
乙产品	40	110	100	50

甲产品月末在产品完工程度为60%，乙产品月末在产品完工程度为40%。

（2）月初在产品成本资料：

月初在产品成本

单位：元

产品名称	直接材料	直接人工	制造费用	合计
甲产品	150 000	20 000	5 000	175 000
乙产品	120 000	15 000	3 000	138 000

（3）其他有关资料：

①本月甲、乙产品的机器工时分别为3 000工时和2 000工时，工人工时分别为8 000小时和5 000小时。

②本月机修车间提供修理1 000工时。其中，车间和管理部门受益800工时，对外提供修理劳务200工时。

（4）3月份发生的生产费用：

①材料费用。根据领料单等领料凭证汇总，本月共发出材料600 000元，其中，甲、乙产品分别耗用300 000元和215 000元，甲、乙产品共同耗用辅助材料20 000元，基本生产车间一般耗用50 000元，机修车间耗用10 000元，企业管理部门耗用5 000元。

②职工薪酬。根据工资结算汇总表，本月应付工资总额为110 000元，其中，基本生产车间工人工资为78 000元，车间管理人员工资为8 000元，机修车间工人工资为9 000元，厂部管理人员工资为15 000元。基本车间工人工资按工人工时比例分配。同时按工资总额的20%提取社会保险费。

③燃料动力费。本月支付燃料动力费11 000元，其中，甲、乙两种产品耗用8 500元，基本生产车间一般耗用1 000元，机修车间耗用1 000元，厂部耗用500元。产品耗用燃料动力按机器工时比例分配（本企业未设"燃料与动力"成本项目，产品耗用部分归集到"直接材料"成本项目）。

④计提固定资产折旧费用。

折旧费用分配表

2017年3月

车间、部门	金额/元
基本生产车间	8 000
辅助生产车间	2 000
管理部门	2 000
合计	12 000

⑤其他费用。根据付款凭证汇总本月以银行存款支付的其他各种费用。

其他费用分配表

2017 年 3 月   单位：元

车间及部门	办公费	差旅费	劳动保护费	运输费	合计
基本生产车间	300	6 000	800	14 780	21 880
辅助生产车间	100	500	200		800
管理部门	800	1 300	100		2 200
合计	1 200	7 800	1 100	14 780	24 880

（5）有关费用分配方法：

①甲、乙两种产品共同耗用材料按定额耗用量比例分配。甲产品和乙产品材料定额耗用量分别为 14 000 和 11 000。

②生产工人工资按甲、乙产品工时比例分配。

③辅助生产费用按修理工时分配。

④制造费用按甲、乙产品工时比例分配。

⑤按约当产量分配计算月末在产品成本，甲、乙产品耗用的材料于生产开始时一次投入。

要求：

①分配各项要素费用并编制会计分录。

②分配辅助生产费用并编制会计分录。

③分配制造费用并编制会计分录。

④计算甲、乙产品成本并填列明细账。

⑤汇总完工产品成本并编制结转的会计分录。

产品成本计算的分批法

分批法是以产品的批别作为成本核算对象来归集生产费用、计算产品成本的一种方法。分批法作为一种成本计算的主要方法，在企业成本核算中应用得较为广泛。在这一项目里，我们的任务就是在认识分批法及其成本核算流程的基础上，能根据企业的实际情况选择并运用典型分批法和简化分批法计算产品的成本。

学习目标 ////

1. 理解分批法的含义、适用范围、特点。
2. 掌握典型分批法和简化分批法的核算程序。
3. 能根据企业的实际情况运用典型分批法和简化分批法进行产品成本计算。

教学导航 ////

重庆渝通机械有限公司对外接受单件小批量的生产订单，并按客户的订单来组织产品生产。该公司在接到客户的订单后，由生产计划部门签发生产任务通知书，同时通知财务部门。生产车间则根据签发的生产任务通知单组织产品的生产，完工的产品经过质检部门人员检验合格后入库。

如果你是重庆渝通机械有限公司的成本会计，你能否根据公司的生产特点选择合适的成本核算方法，正确计算完工产品的成本？

任务1 认识分批法的特点及适用范围

【任务描述】

（1）分批法是以产品的生产批别或订单作为成本计算对象来归集和分配生产费用，从而计算产品成本的一种成本计算方法。应掌握分批法的适用范围和特点。

（2）分批法的成本核算程序与品种法的成本核算程序类似，只是各种要素费用的归集、分配以及生产成本明细账是按产品的批别来设置的，另外完工产品成本的计算与品种法也有所区别。应掌握分批法的成本核算程序。

【相关知识】

1.1　分批法的概念

分批法是指以产品的生产批别或订单作为成本计算对象来归集和分配生产费用、计算产品成本的一种方法。在小批单件生产的企业中，企业的生产活动基本上是根据订货单位的订单来签发工作任务通知单并组织生产，因而分批法也称为订单法。

1.2　分批法的适用范围和特点

分批法主要适用于单件、小批的生产，如重型机械、船舶、精密仪器、专用设备、专用工具、模具的生产。分批法也适用于企业主要产品以外的新产品试制或试验、来料加工、自制设备、修理作业及在建工程等。分批法与其他成本计算方法比较，主要有以下特点：

1. 以产品的批别或订单作为成本计算对象

分批法的成本计算对象是产品的批别或购货者的订单。当然，订单和分批并不等同，它们不是同一个概念。当一份订单中只有一种产品且要求同时交货时，就可以将该订单作为成本计算对象；而当一份订单中有几种产品或虽然只有一种产品但数量较多且购货者要求分批交货时，就必须按品种划分为批别来组织生产并计算成本；如果几张订单中有相同的产品，在具备足够的生产能力和生产条件的情况下，也可以将其合并为一批产品来组织生产，由企业生产计划部门下达生产任务通知单，并以此来归集生产费用，计算产品成本。

总之，无论企业如何分批组织生产，成本计算始终依据的是产品的批别。在按照产品批别组织生产时，生产计划部门要发出"生产任务通知单"，将生产任务下达到各生产车间，同时通知财务部门。生产任务通知单是一种具有规定格式的书面通知，虽然各个企业由于生产特点、生产任务等各不相同，生产任务通知单格式也不尽相同，但其主要内容大同小异。生产任务通知单一般具有如下内容：制造何种产品，产品的规格、式样，产品的生产数量，何时开工及预计的完工日期，产品的生产批号等。生产任务通知单的一般格式如图6-1所示。

××企业生产任务通知单

订单号＿＿＿＿＿	号数＿＿＿＿＿
	填写日期：＿＿＿＿＿
部门：＿＿＿＿＿	生产数量：＿＿＿＿
工序：＿＿＿＿＿	单件定额：＿＿＿＿
产品名称：＿＿＿＿＿	
操作者：＿＿＿＿＿	调度员：＿＿＿＿＿
开始制造日期：＿＿＿＿＿	
预计完工日期：＿＿＿＿＿	
原材料清单　第＿＿号　　图样　第＿＿＿号	

图6-1　生产任务通知单的一般格式

2. 成本计算期与生产周期一致，与会计报告期不一致

分批法下，要按月归集各批产品的实际生产费用，但并不需要每月定期计算产品成本，通常只有在该批产品全部完工后，才计算其实际成本。所以分批法的成本计算期与会计报告期并不一致，而是与产品的生产周期一致。

3. 一般不需要在完工产品和在产品之间分配生产费用

因为分批法的成本计算期与产品的生产周期一致，所以一般不存在生产费用在完工产品和在产品之间分配的问题。产品完工前，该批产品成本计算单中归集的费用，全部为在产品的成本，仍留在该批产品成本计算单中；产品完工后，该批产品成本计算单中归集的费用，则为完工产品的成本，应全部转出。

如果产品的批量较大，出现产品跨月陆续完工的情况，则需要采取适当的方法计算完工产品和月末在产品的成本。计算方法一般有两类：

（1）如果批内产品跨月陆续完工的数量不多，为了简化核算工作，可以采用按计划成本、定额成本或以前同种产品的实际成本计算完工产品的成本。

（2）如果批内产品跨月陆续完工的数量较多，为了正确计算已完工产品的成本，则应该采用适当的方法，如定额比例法或约当产量法，将生产费用在完工产品和在产品之间进行分配，计算出完工产品的实际成本和月末在产品成本。

【小知识】

在分批法中产品的批别是其成本计算对象，因此要把成本精确地分配到各批，以找到所有成本动因，即影响成本的因素。由于各批产品差别很大，其产生的各项成本也相差较大，因此，一般不在各批产品之间平均分配成本。

1.3　分批法的成本核算程序

1.3.1　按产品批别设置生产成本明细账

分批法以产品的批别或订单作为成本计算对象，因此应按产品的批别或订单开设生产成本明细账或产品成本计算单进行生产费用的归集和分配，同时根据费用的用途确定成本项目，设置成本明细账的专栏。

1.3.2　按产品批别归集和分配本月发生的各种费用

分批法计算产品成本，应按产品批别归集和分配生产费用、开设生产成本明细账，并注明生产批号、品种、批量及开工和完工日期。企业发生的生产费用，能按批别或订单划分的直接记入费用，要在费用原始凭证上注明产品批号或订单，以便直接记入其生产成本明细账的有关成本项目如"直接材料""直接人工"；对于不能分清属于某批产品的费用，则应在费用原始凭证上注明费用的用途，以便按费用项目归集，然后按照一定的分配方法在各批产品之间分配后，再记入各批产品生产成本明细账。

1.3.3　分配辅助生产费用

在设有辅助生产车间的企业，根据上述各要素费用的归集结果，月末应将归集的辅助生产费用按企业确定的分配方法，编制辅助生产费用分配表，分配给各受益对象，其中包括直接分配给产品的生产成本和基本生产车间的制造费用。

1.3.4　分配基本生产车间的制造费用

各基本生产车间归集的本月制造费用，应根据企业确定的制造费用分配方法，月末编制制造费用分配表，分配制造费用，并把分配给各批别的制造费用分别记入各批别产品成本明细账中的制造费用成本项目。

1.3.5　计算并结转完工产品成本

分批法一般不需要在本月完工产品和在产品之间分配生产费用。某批产品全部完工，则可根据该批别产品生产成本明细账归集的生产费用合计数，计算该批产品的实际总成本和单位成本，并结转完工产品的成本；如果某批产品跨月陆续完工，可按计划成本、定额成本或近期实际成本计算转出完工产品的成本，以后发生的费用继续归集，直到该批产品全部完工时，再将整批产品的成本汇总，计算该批产品的实际总成本和单位成本。该批产品未全部完工之前，产品成本明细账可以连续累计使用，不需要逐月结转。

分批法的成本核算程序如图6－2所示。

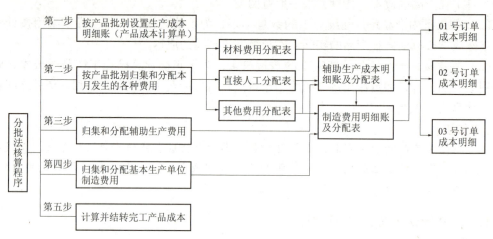

图6－2　分批法的成本核算程序

综上所述，分批法的成本核算程序与品种法是类似的，只是各种要素费用的归集、分配以及生产成本明细账的设置是按产品的批别来进行的，另外完工产品成本的计算与品种法也有所区别。

【知识拓展】

在企业实际的运作过程中，经常会碰到一些尴尬的情况。例如销售人员总是有一些例外的订单交给生产部门，而生产部门由于正常的生产任务及其他种种原因却无法及时按要求生产，结果最后都归咎于生产部门。针对这种情况，企业管理者做了如下改革：将例外订单的生产成本责任中心由生产部门变成销售部门，生产部门只根据例外订单的要求圆满完成生产任务。这样的改变使得销售人员不再随便签订例外订单，即使签订例外订单，也要有很高利润。因此，企业既可以按计划生产，又可以在真正需要例外生产时，经销人员进行成本计算后按客户要求生产，从而在企业内部形成良好的团队合作，使企业能够轻松面对不断变化的市场。

任务2　运用典型分批法计算成本

【任务描述】

（1）典型分批法，发生的各项间接费用要在当月进行分配。应认识典型分批法的特点及适用范围。

（2）典型分批法下，直接费用直接记入各成本明细账的有关项目，间接费用则应采用一定的方法进行合理分配。要能正确运用典型分批法计算产品的成本。

【相关知识】

2.1 典型分批法及其特点

典型分批法即一般分批法，是指将不能直接记入各批产品成本的间接费用在各受益对象之间当月进行分配的一种成本计算方法。其特点就是发生的各项间接费用是在当月进行分配，而简化分配法的间接费用要在产品完工时再进行分配。

2.2 典型分批法的适用范围

典型分批法主要适用于：企业当月投产批次不多，且期末完工批次较多或者各月份之间费用水平相差较大的情况。在实际应用中，生产重型机械、船舶、精密仪器、专用设备、专用工具、模具的企业可以采用这种成本计算方法。如果投产批次较多且期末未完工批次也较多，则应当采用简化分批法计算产品成本，对间接费用进行累计分配，以简化成本核算工作。

2.3 典型分批法的应用

采用典型分批法计算产品成本，能按订单或批次划分的直接费用，直接记入各成本明细账的有关项目。不能按订单或批次划分的间接费用，则应采取一定的方法、按一定的标准于当月在各订单或批次间合理分配。

无论产品当月是否完工，典型分配法中的间接费用都应当按照一定的标准在当月进行分配。其计算公式如下：

$$间接费用分配率 = \frac{间接费用总额}{分配标准}$$

某批产品应分配的间接费用 = 该批产品的分配标准 × 间接费用分配率

采用典型分批法，无论产品当月是否完工，都需要按月将间接费用在各批次产品之间进行分配。因此，可分批计算在产品成本，这也是典型分批法与简化分批法的不同之处。

任务案例6-1：重庆渝通机械有限公司对外接受单件小批量的生产订单，每次接到客户的订单，就按照订单中要求的产品的品种和产品批量，按生产批号来进行生产，同时根据产品的批别计算产品成本。其2016年9月份产品生产情况和生产费用支出情况如下。

（1）本月产品生产情况如表6-1所示。

表6-1 9月份生产记录表

批号	产品名称	购货单位	批量	开工时间	完工日期
101	甲	重庆启明公司	10台	7月16日	9月28日
201	乙	上海通达公司	5台	8月8日	10月16日（9月完工2台）
301	丙	北京圣亚公司	8台	9月6日	10月28日（尚未完工）

（2）各批产品月初在产品成本如表6-2所示。

表6-2 月初在产品成本

单位：元

批号	摘要	直接材料	直接人工	制造费用	合计
101	7月份发生	9 200	6 800	3 600	19 600
	8月份发生	17 800	11 200	5 500	34 500
201	8月份发生	17 300	5 200	2 600	25 100

（3）原材料耗费。根据材料费用汇总表，本月共耗用原材料24 300元，其中生产101号产品领用原材料2 100元，生产201号产品领用原材料4 200元，生产301号产品领用原材料18 000元。

（4）人工耗费。根据职工薪酬结算汇总表，本月生产车间工人工资58 000元。

（5）制造费用。根据制造费用明细账，本月车间发生制造费用25 000元。

（6）工时记录如表6-3所示。

表6-3 产品工时记录

单位：小时

产品批号	产品名称	生产工时
101	甲	1 000
201	乙	1 500
301	丙	2 500
合计		5 000

企业对跨月陆续完工的产品，月末计算成本时，完工产品先按计划成本转出，等到产品全部完工后再把完工转出的计划成本调整为实际成本。201号产品9月份完工2台，其计划单位成本为：直接材料4 580元，直接人工4 500元，制造费用2 300元。

对重庆渝通机械有限公司的生产特点和管理要求进行认真分析后，决定采用典型分批法计算产品成本。

（1）根据成本核算对象设置生产成本明细账。

该企业以产品的批别101号、201号、301号作为成本核算对象，设置101号甲产品、201号乙产品、301号丙产品三个生产成本明细账（产品成本计算单），账内设置直接材料、直接人工和制造费用三个成本项目。

（2）生产费用在各成本核算对象之间的分配。

按产品批别101号、201号、301号归集和分配生产费用。企业发生的材料费用，均能按批别加以区分，不需要在各成本核算对象之间进行分配，故可直接记入101号、201号、301号生产成本明细账的有关成本项目；本月发生的生产工人工资58 000元，制造费用25 000元，按101号、201号、301号本月实际工时进行分配。9月份的会计处理如下：

①根据资料3编制材料费用分配的会计分录。

借：基本生产成本——101　　　　　　　　　　　　　　　　　　　2 100
　　　　　　　——201　　　　　　　　　　　　　　　　　　　　4 200
　　　　　　　——301　　　　　　　　　　　　　　　　　　　 18 000
　　贷：原材料　　　　　　　　　　　　　　　　　　　　　　　 24 300

②按生产工时标准分配生产工人工资，如表6-4所示。

表6-4　职工薪酬费用分配表

产品批号	分配标准/小时	分配率/（元·小时$^{-1}$）	分配金额/元
101	1 000		11 600
201	1 500	11.6	17 400
301	2 500		29 000
合计	5 000	—	58 000

直接人工费用分配率 $=\dfrac{58\ 000}{5\ 000}=11.6$ 元/小时

101号产品应分配的直接人工 $=1\ 000\times11.6=11\ 600$ 元
201号产品应分配的直接人工 $=1\ 500\times11.6=17\ 400$ 元
301号产品应分配的直接人工 $=2\ 500\times11.6=29\ 000$ 元
根据职工薪酬费用分配表编制会计分录如下：

借：基本生产成本——101　　　　　　　　　　　　　　　　　　 11 600
　　　　　　　——201　　　　　　　　　　　　　　　　　　　 17 400
　　　　　　　——301　　　　　　　　　　　　　　　　　　　 29 000
　　贷：应付职工薪酬　　　　　　　　　　　　　　　　　　　　 58 000

③按生产工时标准分配制造费用，如表6-5所示。

表6-5　制造费用分配表

产品批号	分配标准/小时	分配率/（元·小时$^{-1}$）	分配金额/元
101	1 000		5 000
201	1 500	5	7 500
301	2 500		12 500
合计	5 000	—	25 000

制造费用分配率 $=\dfrac{25\ 000}{5\ 000}=5$ 元/小时

101号产品应分配的制造费用 $=1\ 000\times5=5\ 000$ 元
201号产品应分配的制造费用 $=1\ 500\times5=7\ 500$ 元
301号产品应分配的制造费用 $=2\ 500\times5=12\ 500$ 元
根据制造费用分配表编制会计分录如下：

借：基本生产成本——101　　　　　　　　　　　　　　　　　　　5 000

			——201		7 500

——201　　　　　　　　　　　　　　　　　　　　　　7 500
——301　　　　　　　　　　　　　　　　　　　　　 12 500
　　贷：制造费用　　　　　　　　　　　　　　　　　 25 000

④登记各批产品成本明细账见如6-6、表6-7、表6-8所示。

表6-6　基本生产成本明细账

2016年9月　　　　　　　　　　　　　　　　　　单位：元

产品批号：101　　　　购货单位：重庆启明公司　　　投产日期：7月16日
产品名称：甲产品　　　批量：10台　　完工日期：9月28日（全部完工）

月	日	摘要	直接材料	直接人工	制造费用	合计
7	31	本月发生	9 200	6 800	3 600	19 600
8	31	本月发生	17 800	11 200	5 500	34 500
9	30	本月发生	2 100	11 600	5 000	18 700
9	30	生产费用合计	29 100	29 600	14 100	72 800
9	30	转出完工产品成本	29 100	29 600	14 100	72 800
9	30	单位成本	2 910	2 960	1 410	7 280

表6-7　基本生产成本明细账

2016年9月　　　　　　　　　　　　　　　　　　单位：元

产品批号：201　　　　购货单位：上海通达公司　　　投产日期：8月8日
产品名称：乙产品　　　批量：5台　完工日期：10月16日（本月完工2台）

月	日	摘要	直接材料	直接人工	制造费用	合计
8	31	本月发生	17 300	5 200	2 600	25 100
9	30	本月发生	4 200	17 400	7 500	29 100
9	30	生产费用合计	21 500	22 600	10 100	54 200
9	30	按计划成本转出完工产品成本	9 160	9 000	4 600	22 760
9	30	月末在产品成本	12 340	13 600	5 500	31 440

表6-8　基本生产成本明细账

2016年9月　　　　　　　　　　　　　　　　　　单位：元

产品批号：301　　　　购货单位：北京圣亚公司　　　投产日期：9月6日
产品名称：丙产品　　　批量：8台　完工日期：10月28日（全部未完工）

月	日	摘要	直接材料	直接人工	制造费用	合计
9	30	本月发生	18 000	29 000	12 500	59 500

（3）计算并结转完工产品成本。

该企业101号批次产品本月全部完工，其发生的所有生产费用即为完工产品成本，不需要在完工产品和在产品之间分配生产费用；201号批次产品本月部分完工，其完工的两台产品先按计划成本转出；301号批次产品本月全部未完工，其发生的所有生产费用即为在产品成本，也不需要在完工产品和在产品之间分配生产费用。如表6-6、表6-7、表6-8所示。

将9月份完工产品的生产成本计算结果汇总编制完工产品成本汇总表，如表6-9所示。

表6-9 完工产品成本汇总表

2016年9月
单位：元

成本项目	101号（10台）		201号（2台）	
	总成本/元	单位成本/（元·台$^{-1}$）	总成本/元	单位成本/（元·台$^{-1}$）
直接材料	29 100	2 910	9 160	4 580
直接人工	29 600	2 960	9 000	4 500
制造费用	14 100	1 410	4 600	2 300
合计	72 800	7 280	22 760	11 380

结转完工产品入库的会计分录如下：

借：库存商品——甲产品 72 800

——乙产品 22 760

贷：基本生产成本——101 72 800

——201 22 760

【技能实训】

新光公司根据购货单位的订单生产甲、乙、丙三种产品，采用分批法计算产品成本。2016年6月份相关资料如下：

（1）601号甲产品本月投产20台，本月完工10台；602号乙产品本月投产10台，本月完工2台；603号丙产品本月投产30台，本月没有完工产品。

（2）6月份有关费用如表6-10所示。

表6-10 新光公司6月份生产费用

单位：元

批号	直接材料	直接人工	制造费用	合计
601	29 400	15 750	9 450	54 600
602	14 250	6 450	4 350	25 050
603	42 900	22 800	16 950	82 650

601号甲产品完工数量较大，按约当产量比例法分配完工产品和在产品的生产费用，原材料在生产开始时一次性投入，在产品完工程度50%。602号乙产品完工数量较少，完工产品成本按计划成本结转，单位计划成本为：直接材料1 800元，直接人工1 290元，制造费用765元。603号丙产品本月没有完工产品。

要求：根据上述资料登记产品成本明细账，计算三种产品的完工产品成本和月末在产品成本并进行相应的会计处理。

技能实训参考答案：

根据表6-10，编制会计分录如下：

借：基本生产成本——601（直接材料）   29 400

    基本生产成本——602（直接材料）   14 250

    基本生产成本——603（直接材料）   42 900

    贷：原材料   86 550

借：基本生产成本——601（直接人工）   15 750

    基本生产成本——602（直接人工）   6 450

    基本生产成本——603（直接人工）   22 800

    贷：应付职工薪酬   45 000

借：基本生产成本——601（制造费用）   9 450

    基本生产成本——602（制造费用）   4 350

    基本生产成本——603（制造费用）   16 950

    贷：制造费用   30 750

甲产品基本生产成本明细账如表 6 – 11 所示。

表 6 – 11　基本生产成本明细账

2016 年 6 月   单位：元

产品批号：601   投产日期：6 月

产品名称：甲产品   批量：20 台   本月完工：10 台

月	日	摘要	直接材料	直接人工	制造费用	合计
6	30	本月发生	29 400	15 750	9 450	54 600
6	30	生产费用合计	29 400	15 750	9 450	54 600
6	30	转出完工产品成本	14 700	10 500	6 300	31 500
6	30	单位成本	1 470	1 050	630	3 150
6	30	月末在产品成本	14 700	5 250	3 150	23 100

由于 601 号甲产品所消耗的直接材料在开工时一次性投入，因此直接材料费用按完工产品与月末在产品数量比例分配：

$$直接材料分配率 = \frac{29\ 400}{20} = 1\ 470（元/台）$$

完工产品直接材料 = 1 470 × 10 = 14 700（元）

月末在产品直接材料 = 1 470 × 10 = 14 700（元）

或月末在产品直接材料 = 29 400 - 14 700 = 14 700（元）

约当产量 = 10 + 10 × 50% = 15（台）

$$直接人工分配率 = \frac{15\ 750}{15} = 1\ 050（元/台）$$

完工产品负担的直接人工 = 1 050 × 10 = 10 500（元）

月末在产品负担的直接人工 = 15 750 - 10 500 = 5 250（元）

$$制造费用分配率 = \frac{9\ 450}{15} = 630（元/台）$$

完工产品负担的制造费用 = 630 × 10 = 6 300（元）

月末在产品负担的制造费用 = 9 450 − 6 300 = 3 150（元）

乙产品基本生产成本明细账如表6 – 12所示。

表6 – 12 基本生产成本明细账

2016 年 6 月　　　　　　　　　　　　　　　　　　　　　单位：元

产品批号：602　　　　　　　　　　　　　　　　　　　　投产日期：6 月

产品名称：乙产品　　　　　　批量：10 台　　　　　　　本月完工：2 台

月	日	摘要	直接材料	直接人工	制造费用	合计
6	30	本月发生	14 250	6 450	4 350	25 050
6	30	生产费用合计	14 250	6 450	4 350	25 050
6	30	按计划成本转出完工产品成本	3 600	2 580	1 530	7 710
6	30	单位成本	1 800	1 290	765	3 855
6	30	月末在产品成本	10 650	3 870	2 820	17 340

丙产品基本生产成本明细账见表6 – 13。

表6 – 13 基本生产成本明细账

2016 年 6 月　　　　　　　　　　　　　　　　　　　　　单位：元

产品批号：603　　　　　　　　　　　　　　　　　　　　投产日期：6 月

产品名称：丙产品　　　　　　批量：30 台　　　　　　　产品全部未完工

月	日	摘要	直接材料	直接人工	制造费用	合计
6	30	本月发生	42 900	22 800	16 950	82 650

根据表6 – 11、表6 – 12编制产品完工入库的会计分录：

借：库存商品——甲产品　　　　　　　　　　　　　　　　　31 500

　　　　　——乙产品　　　　　　　　　　　　　　　　　　 7 710

　　贷：基本生产成本—— 601　　　　　　　　　　　　　　31 500

　　　　　　　　　　 —— 602　　　　　　　　　　　　　　 7 710

【知识拓展】

成本会计实务应该接受成本会计理论的指引，但不应局限在成本会计理论里。在实际工作中，应该理论联系实际，具体问题具体分析，突破相关理论的束缚。最好的成本会计核算和管理体系就是最贴近企业生产流程的核算体系，这样才能反映企业的生产管理特点。应当说，很多企业的生产特点和管理要求都有不同于其他企业的独特性，公司的管理层在不同的阶段也有不一样的关注点，所以在确定整体思路的前提下，成本核算体系也不是一成不变的。根据企业的实际情况，要允许其有一定的可变性，在成本理论的指导下解决管理层关心的问题。

任务3   运用简化分批法计算成本

【任务描述】

（1）认识简化分批法的含义、特点和适用范围。

（2）掌握简化分批法的成本核算程序，注意与任务1中分批法的成本核算程序的异同。

（3）能运用简化分批法进行产品成本计算。

【相关知识】

3.1   简化分批法及其适用范围

小批生产的企业和车间，当各月投产的产品批数多、生产周期长，月末未完工产品的批数较多时，如果要把各项间接费用分配于几十批甚至上百批产品时，成本核算的工作量就会很大，而且在实际工作中也没有这个必要，此时可采用不分批计算在产品的简化分批法。

简化分批法是指将每月发生的各项间接费用累计起来，在基本生产成本二级账户中以总额反映，待产品完工时，再按照产品累计工时的比例在各批完工产品之间进行分配，从而计算完工产品总成本及单位成本的一种方法。由于月末未完工的在产品不分配间接费用，所以这种方法又称为"不分批计算在产品的分批法"。

简化分批法的适用范围：各月投产批数较多，月末未完工产品批数也较多，且各月间接费用水平相差不多的企业。这些企业可以采用简化分批法，对间接费用采用累积分配来核算产品成本。

【小知识】

如果各月间接费用水平相差过大，不适宜采用简化分批法，否则就可能发生不应有的偏差，从而影响产品成本计算的准确性。

3.2   简化分批法的特点

1. 必须设置基本生产成本二级账

采用简化分批法，必须按生产单位（车间、分厂）设置基本生产成本二级账，同时基本生产成本二级账除按规定的成本项目设专栏外，还需增设生产工时专栏，这样就可以在二级账中按月分成本项目登记全部产品的月初在产品费用、本月生产费用和累计生产费用，以及全部月初在产品工时、本月生产工时和累计生产工时。

2. 简化了间接费用的分配

采用简化分批法，每月发生的各项间接费用，先在基本生产成本二级账中累计起来，在有完工产品的月份，月末才按各批完工产品累计的工时和累计间接费用分配率计算完工产品应分摊的间接费用，然后计算各批完工产品成本和应保留在二级账中的月末在产品的成本。没有完工产品的月份，则不需要分配间接费用。

间接费用分配率的计算公式为：

$$全部产品某项累计间接费用分配率 = \frac{全部产品该项累计间接费用}{全部产品累计生产工时}$$

某批完工产品应分摊的某项间接费用＝该批完工产品累计生产工时×全部产品该项累计间接费用分配率

3. 不反映月末在产品的成本

采用简化分批法，各批别产品基本生产成本明细账中除完工产品成本外，均不反映间接费用项目的成本，月末在产品只反映直接费用和生产工时，不反映月末在产品的全部成本。这也是简化分批法和典型分批法的区别之一。

【教学互动】

分批法下间接费用的当月分配和累计分配有何区别？

3.3 简化分批法的成本核算程序

1. 设置基本生产成本明细账

按产品批别或订单设置基本生产成本明细账或产品成本计算单，并登记月初在产品的直接费用（如直接材料费用）和生产工时。

2. 设置基本生产成本二级账

按生产单位（车间、分厂）设置基本生产成本二级账，并登记月初在产品的累计间接费用、直接费用和累计生产工时。

3. 归集当月发生的生产费用和生产工时

在各批产品基本生产成本明细账中，登记该批产品直接费用和生产工时，不登记间接费用；在基本生产成本二级账中，归集企业投产的所有批次产品合计发生的各项累计费用（包括直接费用和间接费用）以及累计的生产工时。

4. 计算累计间接费用分配率

根据全部产品各项目累计间接费用和全部产品累计生产工时，计算全部产品各项累计间接费用分配率。

5. 计算完工产品应分配的间接费用和完工产品成本

根据各批完工产品的累计生产工时，在基本生产明细账中分批计算各批产品应负担的各项间接费用，并计算各批完工产品总成本和单位成本。然后将所有批次的完工产品的各项间接费用汇总，再记入基本生产成本二级账的相关成本项目栏中。同时，基本生产成本二级账中完工产品的直接记入费用和生产工时也是根据各批次产品基本生产成本明细账中完工产品的直接费用和生产工时汇总登记的。月末，将基本生产成本二级账中的直接记入费用和生产工时与基本生产成本明细账中的相关栏目数据进行核对。

【小知识】

未完工的各批产品的间接费用，仍以总额保留在基本生产成本二级账中，不进行分配，也不计算各批产品的月末在产品成本。

6. 汇总并结转当月完工产品成本

将各批当月完工产品成本汇总编制成产品成本汇总表，将其作为编制完工入库产品记账凭证的原始依据，结转当月完工产品成本。

任务案例6-2：重庆渝通机械有限公司10月投产的产品批数很多，而且月末未完工的批数也很多。如果各项间接费用采用当月分配法进行分配，那么费用分配的工作量很大，核算内容较复杂，为了减轻繁重的产品成本核算工作，企业需要对间接费用进行累计分配来简化核算过程，即采用简化分批法进行成本核算。

在对6月份各批产品的生产记录进行整理后，发现该厂共投产8种产品22个批次，本任务以其中的四批产品为例。其相关的资料如下所示。

（1）本任务四批产品的生产记录如表6-14所示。

表6-14　10月份生产记录表

产品批号	产品名称	订货单位	产品批量/台	投产日期	完工日期
901	甲	星光医药公司	12	9月3日	10月12日完工
902	乙	延边医药公司	8	9月12日	11月15日完工，本月完工5台
1001	丙	沪宁医药公司	5	10月8日	10月28日完工
1002	丁	秀山医药公司	6	10月10日	11月20日完工

（2）该企业10月份四批产品的期初在产品成本资料如表6-15所示。

表6-15　期初在产品成本

产品批别	累计工时/小时	直接材料/元	直接人工/元	制造费用/元
累计总数	4 200	28 360	16 000	9 200
901	3 200	10 960		
902	1 000	17 400		

（3）本月四批产品的生产工时总数为11 800小时，其中901号甲产品为1 600小时，902号乙产品为2 500小时，1001号丙产品为2 000小时，1002号丁产品为5 700小时；902号乙产品本月部分完工，完工产品工时为2 800小时，材料在开工时一次性投入。本月发生的直接材料费用总数为41 320元，其中901号甲产品为6 920元，1001号丙产品为12 500元，1002号丁产品为21 900元；本月发生的直接人工总数、制造费用总数分别为28 800元、14 000元。

根据上述资料，开设并登记基本生产成本二级账和各批次的基本生产成本明细账，其具体内容如表6-16、表6-17、表6-18、表6-19、表6-20所示。

表6-16　基本生产成本二级账

（各批产品总成本）

月	日	摘要	生产工时/小时	直接材料/元	直接人工/元	制造费用/元	合计/元
9	30	期初在产品成本	4 200	28 360	16 000	9 200	53 560
10	31	本月发生	11 800	41 320	28 800	14 000	84 120
10	31	累计	16 000	69 680	44 800	23 200	137 680
10	31	累计间接费用分配率			2.8	1.45	
10	31	转出完工产品成本	9 600	41 255	26 880	13 920	82 055
10	31	期末在产品成本	6 400	28 425	17 920	9 280	55 625

任务处理：

表中有关数据计算如下：

全部产品累计直接人工分配率 $= \dfrac{44\ 800}{16\ 000} = 2.8$（元/小时）

全部产品累计制造费用分配率 $= \dfrac{23\ 200}{16\ 000} = 1.45$（元/小时）

总的完工产品累计工时 $= 4\ 800 + 2\ 800 + 2\ 000 = 9\ 600$（小时）

总的完工产品直接材料费用 $= 17\ 880 + 10\ 875 + 12\ 500 = 41\ 255$（元）

总的完工产品直接人工费用 $= 13\ 440 + 7\ 840 + 5\ 600 = 26\ 880$（元）

总的完工产品制造费用 $= 6\ 960 + 4\ 060 + 2\ 900 = 13\ 920$（元）

月末在产品成本 = 累计生产费用 – 转出完工产品成本

直接材料费用 $= 69\ 680 - 41\ 255 = 28\ 425$（元）

直接人工费用 $= 44\ 800 - 26\ 880 = 17\ 920$（元）

制造费用 $= 23\ 200 - 13\ 920 = 9\ 280$（元）

月末在产品累计工时 $= 16\ 000 - 9\ 600 = 6\ 400$（小时）

表 6 – 17　基本生产成本明细账

2016 年 10 月

产品批号：901　　　　　　　　购货单位：星光医药公司　　　　　　　　投产日期：9 月 3 日

产品名称：甲产品　　　　　　　批量：12 台　　　　　　　　　　　　　完工日期：10 月 12 日

月	日	摘要	生产工时/小时	直接材料/元	直接人工/元	制造费用/元	合计/元
9	30	本月发生	3 200	10 960			
10	31	本月发生	1 600	6 920			
10	31	累计数及累计间接费用分配率	4 800	17 880	2.8	1.45	
10	31	转出完工产品成本	4 800	17 880	13 440	6 960	38 280
10	31	完工产品单位成本		1 490	1 120	580	3 190

完工产品负担的直接人工费用 $= 4\ 800 \times 2.8 = 13\ 440$（元）

完工产品负担的制造费用 $= 4\ 800 \times 1.45 = 6\ 960$（元）

表 6 – 18　基本生产成本明细账

2016 年 10 月

产品批号：902　　　　　　　　购货单位：延边医药公司　　　　　　　　投产日期：9 月 12 日

产品名称：乙产品　　　　　　　批量：8 台　　　完工日期：11 月 15 日，本月完工 5 台

月	日	摘要	生产工时/小时	直接材料/元	直接人工/元	制造费用/元	合计/元
9	30	本月发生	1 000	17 400			
10	31	本月发生	2 500				
10	31	累计数及累计间接费用分配率	3 500	17 400	2.8	1.45	
10	31	转出完工产品成本	2 800	10 875	7 840	4 060	22 775
10	31	完工产品单位成本		2 175	1 568	812	4 555
10	31	月末在产品成本	700	6 525			

由于 902 号乙产品所消耗的直接材料在开工时一次性投入，因此直接材料费用按完工产品与月末在产品数量比例分配：

$$直接材料分配率 = \frac{17\ 400}{8} = 2\ 175（元/台）$$

完工产品直接材料 = 2 175 × 5 = 10 875（元）

月末在产品直接材料 = 2 175 × 3 = 6 525（元）

或月末在产品直接材料 = 17 400 - 10 875 = 6 525（元）

从生产工时记录单得知完工产品消耗的工时为 2 800 小时，则在产品消耗的工时为 700 小时。

完工产品负担的直接人工费用 = 2 800 × 2.8 = 7 840（元）

完工产品负担的制造费用 = 2 800 × 1.45 = 4 060（元）

表 6-19　基本生产成本明细账

2016 年 10 月

产品批号：1001　　　　购货单位：沪宁医药公司　　　　投产日期：10 月 8 日

产品名称：丙产品　　　　批量：5 台　　　　完工日期：10 月 28 日

月	日	摘要	生产工时/小时	直接材料/元	直接人工/元	制造费用/元	合计/元
10	31	本月发生	2 000	12 500			
10	31	累计数及累计间接费用分配率	2 000	12 500	2.8	1.45	
10	31	转出完工产品成本	2 000	12 500	5 600	2 900	21 000
10	31	完工产品单位成本		2 500	1 120	580	4 200

完工产品负担的直接人工费用 = 2 000 × 2.8 = 5 600（元）

完工产品负担的制造费用 = 2 000 × 1.45 = 2 900（元）

表 6-20　基本生产成本明细账

2016 年 10 月

产品批号：1002　　　　购货单位：秀山医药公司　　　　投产日期：10 月 10 日

产品名称：丁产品　　　　批量：6 台　　　　完工日期：11 月 20 日

月	日	摘要	生产工时/小时	直接材料/元	直接人工/元	制造费用/元	合计/元
10	31	本月发生	5 700	21 900			

根据各批完工产品基本生产成本明细账，编制产品成本汇总表，见表 6-21。

表 6-21　完工产品成本汇总表

2016 年 10 月

单位：元

成本项目	901 号（12 台）		902 号（5 台）		1001 号（5 台）	
	总成本	单位成本	总成本	单位成本	总成本	单位成本
直接材料	17 880	1 490	10 875	2 175	12 500	2 500

续表

成本项目	901 号（12 台）		902 号（5 台）		1001 号（5 台）	
	总成本	单位成本	总成本	单位成本	总成本	单位成本
直接人工	13 440	1 120	7 840	1 568	5 600	1 120
制造费用	6 960	580	4 060	812	2 900	580
合计	38 280	3 190	22 775	4 555	21 000	4 200

结转完工产品入库的会计分录如下：

借：库存商品——甲产品　　　　　　　　　　　　　　38 280
　　　　　　——乙产品　　　　　　　　　　　　　　22 775
　　　　　　——丙产品　　　　　　　　　　　　　　21 000
　　贷：基本生产成本——901　　　　　　　　　　　　　38 280
　　　　　　　　　　——902　　　　　　　　　　　　　22 775
　　　　　　　　　　——1001　　　　　　　　　　　　21 000

【技能实训】

华为机械厂成批生产多种产品，由于产品批数较多，月末经常有多个批号产品不能完工，为简化核算，企业采用简化分批法计算产品成本。6 月份有关资料如下。

（1）产品的生产情况如表 6-22 所示。

表 6-22 华为机械厂产品生产记录表

产品批号	产品名称	产品批量/件	投产日期	完工日期
601	A 产品	50	2 月 2 日	6 月 18 日
602	B 产品	100	3 月 6 日	6 月 26 日
603	C 产品	60	4 月 10 日	未完工
604	D 产品	80	5 月 15 日	未完工
605	E 产品	20	6 月 8 日	未完工

（2）月初在产品成本情况如下。

6 月初在产品成本为 1 742 000 元，其中直接材料 540 000 元（其中：601 号 100 000 元，602 号 190 000 元，603 号 90 000 元，604 号 160 000 元），直接人工 772 000 元，制造费用 430 000 元。6 月初累计工时为 80 000 小时，其中 601 号 21 000 小时，602 号 37 000 小时，603 号 17 000 小时，604 号 5 000 小时。

（3）6 月份生产费用情况如下。

6 月份发生直接材料费用 80 000 元，全部为 605 号 E 产品所耗用；本月发生直接人工 250 400 元，制造费用 170 000 元；本月实际工时 40 000 小时（其中 601 号 5 500 小时，602 号 12 000 小时，603 号 9 500 小时，604 号 10 000 小时，605 号 3 000 小时）。

要求：

（1）根据以上资料，登记基本生产成本二级账和各批产品的基本生产成本明细账。

（2）用简化分批法计算各批完工产品成本。

（3）编制完工产品成本汇总表，并结转完工产品成本。

技能实训参考答案：

基本生产成本二级账如表 6－23 所示。

表 6－23　基本生产成本二级账
（各批产品总成本）

月	日	摘要	生产工时/小时	直接材料/元	直接人工/元	制造费用/元	合计/元
5	31	期初在产品成本	80 000	540 000	772 000	430 000	1 742 000
6	30	本月发生	40 000	80 000	250 400	170 000	500 400
6	30	累计	120 000	620 000	1 022 400	600 000	2 242 400
6	30	累计间接费用分配率			8.52	5	
6	30	转出完工产品成本	75 500	290 000	643 260	377 500	1 310 760
6	30	期末在产品成本	44 500	330 000	379 140	222 500	931 640

各产品的基本生产成本明细账如表 6－24、表 6－25、表 6－26、表 6－27、表 6－28 所示。

表 6－24　基本生产成本明细账
2016 年 6 月

产品批号：601　　　　　　　　　　　　　　　　　　　投产日期：2 月 2 日

产品名称：A 产品　　　　　　　批量：50 件　　　　　　完工日期：6 月 18 日

月	日	摘要	生产工时/小时	直接材料/元	直接人工/元	制造费用/元	合计/元
5	31	期初在产品成本	21 000	100 000			
6	30	本月发生	5 500				
6	30	累计数及累计间接费用分配率	26 500	100 000	8.52	5	
6	30	转出完工产品成本	26 500	100 000	225 780	132 500	458 280
6	30	完工产品单位成本		2 000	4 515.60	2 650	9165.60

表 6－25　基本生产成本明细账
2016 年 6 月

产品批号：602　　　　　　　　　　　　　　　　　　　投产日期：3 月 6 日

产品名称：B 产品　　　　　　　批量：100 件　　　　　　完工日期：6 月 26 日

月	日	摘要	生产工时/小时	直接材料/元	直接人工/元	制造费用/元	合计/元
5	31	期初在产品成本	37 000	190 000			
6	30	本月发生	12 000				
6	30	累计数及累计间接费用分配率	49 000	190 000	8.52	5	
6	30	转出完工产品成本	49 000	190 000	417 480	245 000	852 480
6	30	完工产品单位成本		1 900	4 174.80	2 450	8524.80

表 6 - 26 基本生产成本明细账

2016 年 6 月

产品批号：603 投产日期：4 月 10 日

产品名称：C 产品 批量：60 件

月	日	摘要	生产工时/小时	直接材料/元	直接人工/元	制造费用/元	合计/元
5	31	期初在产品成本	17 000	90 000			
6	30	本月发生	9 500				

表 6 - 27 基本生产成本明细账

2016 年 6 月

产品批号：604 投产日期：5 月 15 日

产品名称：D 产品 批量：80 件

月	日	摘要	生产工时/小时	直接材料/元	直接人工/元	制造费用/元	合计/元
5	31	期初在产品成本	5 000	160 000			
6	30	本月发生	10 000				

表 6 - 28 基本生产成本明细账

2016 年 6 月

产品批号：605 投产日期：6 月 8 日

产品名称：E 产品 批量：20 件

月	日	摘要	生产工时/小时	直接材料/元	直接人工/元	制造费用/元	合计/元
6	30	本月发生	3 000	80 000			

完工产品成本汇总表如表 6 - 29 所示。

表 6 - 29 完工产品成本汇总表

2016 年 6 月 金额单位：元

成本项目	601 号 （50 件）		602 号 （100 件）	
	总成本	单位成本	总成本	单位成本
直接材料	100 000	2 000	190 000	1 900
直接人工	225 780	4 515.60	417 480	4 174.80
制造费用	132 500	2 650	245 000	2 450
合计	458 280	9 165.60	852 480	8 524.80

结转完工产品入库的会计分录如下：

借：库存商品——A 产品 458 280

　　　　　——B 产品 852 480

　　贷：基本生产成本——601 458 280

　　　　　　　　——602 852 480

【项目训练】

一、简答题

1. 什么是分批法？分批法有哪些特点？它的适用范围有哪些？

2. 简述分批法的核算程序。

3. 分批法下间接费用的分配方法有哪些类型？分别是如何进行成本核算的？

4. 简述简化分批法的特点和适用范围。

二、单项选择题

1. 分批法适用的生产组织形式是（　　）。

A. 大量大批生产　　　　B. 单件小批生产　　　　C. 多步骤生产　　　　D. 大量生产

2. 分批法一般是按客户的订单组织生产的，所以也叫（　　）。

A. 系数法　　　　　　　B. 订单法　　　　　　　C. 分类法　　　　　　　D. 定额法

3. 下列生产不适用采用分批法计算成本的是（　　）。

A. 纺织　　　　　　　　B. 精密仪器　　　　　　C. 重型机械　　　　　　D. 专用设备

4. 对于成本计算的分批法，下列说法正确的是（　　）。

A. 成本计算期和会计报告期一致

B. 适用于小批单件、管理上不要求分步骤计算成本的企业

C. 不存在完工产品和在产品之间费用分配的问题

D. 以上说法都正确

5. 产品成本计算的分批法，应以（　　）设置成本明细账。

A. 产品类别　　　　B. 产品批别　　　　C. 产品生产步骤　　　　D. 产品品种

6. 下列成本计算方法中，必须设置基本生产成本二级账的是（　　）。

A. 分类法　　　　　　B. 品种法　　　　　　C. 简化分批法　　　　　D. 分步法

7. 简化分批法之所以简化，是由于（　　）。

A. 在产品完工之前不登记产品成本明细账

B. 不进行间接费用的分配

C. 采用累计的间接费用分配率分配间接费用

D. 不分批核算原材料费用

8. 分批法成本计算期的特点是（　　）。

A. 定期按月计算成本，与生产周期一致

B. 定期按月计算成本，与会计报告期一致

C. 不定期计算成本，与生产周期一致

D. 不定期计算成本，与会计报告期一致

9. 采用简化分批法，在产品完工之前，基本生产明细账（　　）。

A. 不登记任何费用

B. 只登记直接费用和生产工时

C. 只登记原材料费用

D. 登记间接费用，不登记直接费用

10. 在简化分配法下，累计间接费用分配率（　　）。

A. 只是在各批产品之间分配间接费用的依据

B. 只是在各批在产品之间分配间接费用的依据

C. 只是完工产品和在产品之间分配间接费用的依据

D. 既是各批产品之间，也是完工产品和在产品之间分配间接费用的依据

三、多项选择题

1. 分批法的特点包括（　　　　）。

A. 以产品的批别或订单为成本计算对象

B. 成本计算期通常与产品的生产周期一致

C. 一般不需要计算期末在产品成本

D. 月末需要计算完工产品成本

2. 分批法和品种法的主要区别是（　　　）不同。

A. 会计核算期　　　　　　　　　　B. 成本计算期

C. 生产周期　　　　　　　　　　　D. 成本计算对象

3. 分批法的适用范围包括（　　　　）。

A. 单件小批类型的生产

B. 一般企业中新产品试制或试验的生产

C. 设备修理及在建工程作业

D. 大量大批单步骤生产的企业

4. 下列各项中，采用分批法时，可以作为一个成本计算对象的有（　　　　）。

A. 不同订单中的不同种产品

B. 同一订单中的不同种产品

C. 同一订单中的同种产品

D. 不同订单中的同种产品

5. 间接费用累计分配的主要特点有（　　　　）。

A. 必须按生产车间设置基本生产成本二级账

B. 未完工产品不结转间接费用，即不分批计算期末在产品的成本

C. 通过计算累计间接费用分配率分配完工产品应负担的间接费用

D. 期末在产品不负担间接费用

四、判断题

1. 分批法的成本计算期与会计报告期一致。　　　　　　　　　　　　（　　）

2. 分批法也称订单法，它必须以购货单位的订单为成本计算对象。　　（　　）

3. 分批法需要计算期末在产品成本。　　　　　　　　　　　　　　　（　　）

4. 某批次完工产品应负担的间接费用，是根据该批产品累计工时和全部产品累计间接费用分配率计算的。　　　　　　　　　　　　　　　　　　　　　　（　　）

5. 采用简化的分批法，完工产品不分配结转间接费用。　　　　　　　（　　）

6. 采用分批法计算成本，通常是在一批产品全部完工后才计算成本，所以成本计算期不一定在月末，而是与产品的生产周期相一致。　　　　　　　　　　　（　　）

7. 简化的分批法也称为不分批计算在产品成本的分批法。　　　　　　（　　）

8. 分批法适用于大量大批单步骤生产或管理上不要求分步骤计算成本的多步骤生产。

（　　）

9. 在简化分批法下，基本生产成本二级账只反映各批别在产品的直接材料成本。

（　　）

10. 如果一张订单有几种产品，在分批法下，可以按产品品种分批组织生产。（　　）

五、业务分析题

1. 蓝星工厂的生产组织属于成批生产，采用分批法计算产品成本。2016 年 11 月份的有关产品成本计算资料如下表。

蓝星工厂 11 月份产品生产情况

批号	产品名称	数量/件	开工时间	完工日期
902 号	甲产品	1 000	9 月 12 日	11 月 28 日
1001 号	乙产品	500	10 月 6 日	11 月 26 日
1101 号	丙产品	300	11 月 3 日	12 月 25 日，本月完工 50 件

蓝星工厂期初在产品成本

金额单位：元

批号	摘要	直接材料	直接人工	制造费用	合计
902	9 月份发生	37 200	20 400	13 200	70 800
	10 月份发生	54 800	23 200	14 600	92 600
1001	10 月份发生	19 600	11 200	6 400	37 200

蓝星工厂 11 月发生生产费用

金额单位：元

批号	摘要	直接材料	直接人工	制造费用	合计
902	本月发生	17 200	11 600	7 000	35 800
1001	本月发生	14 400	12 200	5 200	31 800
1101	本月发生	64 000	24 200	11 800	100 000

1101 号产品 11 月份完工 50 件，其计划单位成本为：直接材料 220 元，直接人工 100 元，制造费用 50 元。月末完工产品按计划成本结转。

要求：

（1）分别开设并登记三个批别产品生产成本明细账。

（2）计算各批完工产品的总成本和单位成本，其中 1101 号产品的完工产品成本按计划成本结转。

（3）编制完工产品成本汇总表，并作结转完工产品成本的会计分录。

2. 大明工厂属于小批生产，根据自身的生产特点和管理要求，采用简化的分批法计算产品成本，5 月份的有关生产资料如下：

（1）产品的生产情况如下表所示。

大明工厂产品生产记录表

产品批号	产品名称	产品批量/件	投产日期	完工日期
501	A 产品	50	4 月 2 日	5 月 18 日
502	B 产品	100	4 月 6 日	5 月 22 日
503	C 产品	20	4 月 10 日	6 月 5 日（本月完工 10 件）
504	D 产品	10	5 月 7 日	未完工

（2）月初在产品成本情况如下。

5 月初在产品成本为 314 000 元，其中直接材料 151 000 元（501 号 75 000 元，502 号 44 000 元，503 号 32 000 元），直接人工 69 000 元，制造费用 94 000 元。5 月初累计工时为 5 000 小时，其中 501 号 1 800 小时，502 号 1 200 小时，503 号 2 000 小时。

（3）6 月份生产费用情况如下。

6 月份发生直接材料费用 80 000 元，全部为 504 号 D 产品所耗用；本月发生直接人工 71 000 元，制造费用 116 000 元；本月实际工时 2 000 小时，其中 501 号 200 小时，502 号 800 小时，503 号 400 小时，504 号 600 小时。

要求：

（1）根据以上资料，登记基本生产成本二级账和各批产品的基本生产成本明细账。

（2）用简化分批法计算各批完工产品成本。

（3）编制完工产品成本汇总表，并结转完工产品成本。

产品成本计算的分步法

项目介绍

分步法是产品成本计算的基本方法之一，也是计算较为复杂的方法。在本项目中我们的任务就是学习如何使用分步法计算产品成本。

学习目标

1. 理解分步法的特点及适用范围。
2. 熟练运用逐步结转分步法计算产品成本。
3. 掌握综合成本还原的原理和方法。
4. 熟练运用平行结转分步法计算产品成本。

教学导航

大量大批单步骤生产的企业，一般采用品种法计算成本，那么在大量大批多步骤生产的企业中，产品成本计算应该采用什么方法呢？如果管理上不要求提供各步骤的成本资料以考核其步骤成本，那么产品成本计算仍可采用品种法；反之，则需要按产品品种及其经过的生产步骤计算产品成本，为管理者提供所需要的成本信息和管理用数据。在本项目中，我们将学习产品成本计算的第三种基本方法——分步法。

任务1　认识分步法的特点及适用范围

【任务描述】

（1）了解分步法的含义及特点。分步法以产品品种和生产步骤为对象，按照生产过程中各个加工步骤归集生产费用，计算各步骤的半成品和最终产成品成本。

（2）熟悉分步法的适用范围。多由大量大批多步骤连续生产的企业或车间采用分步法。企业应根据生产特点和管理要求确定适合的成本计算方法。

【相关知识】

1.1　分步法的含义及适用范围

成本计算的分步法是以产品品种和生产步骤为对象，按照生产过程中各个加工步骤归集生产费用，计算各步骤半成品和最终产成品成本的一种方法。

分步法适用于大量大批多步骤连续生产的企业和车间。如陶瓷企业生产可分为投料、干燥、成型、烧制、抛光等步骤；冶金企业生产可分为炼铁、炼钢、轧钢等步骤；机器制造企业生产可分为铸造、加工、装配等步骤。在这些企业里，生产的工艺过程是由一系列连续加工步骤构成的，从原材料投入生产，每经过一个加工步骤就会形成一种半成品，并成为下一步骤的加工对象，直到最后一个步骤生产出产成品。

【小知识】

根据调查，澳大利亚食品加工、纺织、冶金、炼油、化工等行业的企业中使用分步法的企业分别为96%、91%、92%、100%、75%。

1.2　分步法的特点

分步法的特点主要表现在以下几个方面：

（1）以各种产品及其所经过的生产步骤作为成本计算对象，并据以设立产品成本明细账。

企业如果只生产一种产品，成本计算对象就是该种产品及其所经过的各生产步骤，产品成本明细账应按产品的各生产步骤开设。如果生产多种产品，成本计算对象则应是各种产成品及其所经历的各生产步骤，产品成本明细账应该按照每种产品的各个步骤开设。

（2）成本计算期与会计报告期一致，与产品生产周期不一致。

在大量大批多步骤生产中，生产过程较长，可以间断，而且往往都是跨月陆续完工的，产品生产周期可能长达数月。而成本计算一般都是按月定期进行的，与会计报告期一致，与产品生产周期不一致。

（3）月末，需要将生产费用在完工产品和在产品之间分配。

由于产品生产过程是逐月连续进行的，月末一般会有在产品，因此在计算完工产品成本时，需要采用适当方法，将已计入生产成本明细账中的生产费用合计数在本月完工产品和月末在产品之间分配。

（4）各步骤之间存在成本结转。

由于产品生产是分步骤进行的，上一步骤生产的半成品是下一步骤的加工对象，因此在采用分步法计算产品成本时，各步骤之间存在成本结转问题。这是分步法的一个重要特点。分步法的成本计算对象最终是大批量生产的产品，但必须借助各生产步骤或部门这些"中间成本对象"成本的计算。

【知识拓展】

在实际工作中，产品成本计算的分步与产品生产步骤的划分不一定完全一致。例如，在按生产步骤设立车间的企业中，一般来说，分步计算成本也就是分车间计算成本。如果企业生产规模很大，车间内又分成几个生产步骤，而管理上又要求分步计算成本时，也可以在车间内分步计算成本。如果企业规模很小，管理也不要求分车间计算成本，也可将几个车间合并为一个步骤计算成本。总之，应根据管理的要求，本着简化计算工作的原则，合理确定成本计算对象。

各个企业生产工艺过程的特点和成本管理对各步骤成本资料的要求不同，为简化成本核算工作，各生产步骤成本的计算和结转可采用两种不同的方法，即逐步结转和平行结转。产品成本计算的分步法也就相应地分为逐步结转分步法和平行结转分步法。

任务2　运用逐步结转分步法计算成本

【任务描述】

（1）逐步结转分步法的计算对象是各种产成品及其所经过的各步骤的半成品成本，掌握逐步结转分步法的计算程序。

（2）逐步结转分步法可分为综合结转和分项结转两种结转方法，通过对任务案例的处理、分析，掌握两种方法的具体运用。

【相关知识】

2.1　逐步结转分步法的计算程序

逐步结转分步法也采用称为计算半成品成本法。它的计算对象是各种产成品及其所经过的各步骤的半成品成本。在采用这种方法的企业中，各步骤所生产的半成品既可作为本企业下一步骤继续加工的对象，也可以对外销售。为了计算对外销售的半成品成本和计算以后生产步骤的产品成本，有必要计算各步骤半成品的成本。

逐步结转分步法的实物结转过程如图7－1所示。

第一步骤	
项目	数量
月初在产	8
本月投产	76
本月完工	72
月末在产	12

第二步骤	
项目	数量
月初在产	12
本月投产	72
本月完工	76
月末在产	8

第三步骤	
项目	数量
月初在产	10
本月投产	76
本月完工	80
月末在产	6

图7－1　逐步结转分步法的实物结转程序

逐步结转分步法的成本计算过程如图7－2所示。

第一步骤成本计算单			
项目	直接材料	加工费用	合计
月初在产	64	98	162
本月投产	608	448	1 056
本月完工	576	504	1 080
月末在产	96	42	138

第二步骤成本计算单			
项目	直接材料	加工费用	合计
月初在产	180	43	223
本月投产	1 080	357	1 437
本月完工	1 140	380	1 520
月末在产	120	20	140

第三步骤成本计算单			
项目	直接材料	加工费用	合计
月初在产	200	90	290
本月投产	1 520	449.5	1 969.5
本月完工	1 600	520	2 120
月末在产	120	19.5	139.5

产品成本计算单			
项目	直接材料	加工费用	合计
总成本	1 600	520	2 120
单位成本	20	6.5	26.5

图7－2　逐步结转分步法的成本计算程序

逐步结转分步法的特点是：各步骤所耗用的上一步骤半成品成本，要随着半成品实物的转移，从上一步骤的产品成本明细账转入下一步骤相同的产品成本明细账中，以便逐步计算各步骤的半成品成本和最后步骤的产成品成本。

逐步结转分步法按照半成品成本在下一步骤成本计算单中反映的方法，可分为综合结转和分项结转两种具体结转方法。

2.2　综合结转分步法

综合结转分步法的特点是将各生产步骤所耗用的上一步骤的半成品成本，以其合计数记入下一步骤的产品成本计算单中的"半成品"或"原材料"成本项目中。

任务案例 7 - 1：重庆渝通机械有限公司甲产品经过三个车间连续加工制成，一车间生产 A 半成品，直接转入二车间加工制成 B 半成品，B 半成品直接转入三车间加工成甲产品成品。其中，1 件甲产品耗用 1 件 B 半成品，1 件 B 半成品耗用 1 件 A 半成品。原材料于生产开始时一次投入，各车间月末在产品完工率均为 50%。各车间生产费用在完工产品和在产品之间的分配采用约当产量法。

该公司 2017 年 2 月有关产量记录如表 7 - 1 所示。

表 7 - 1　产量记录

单位：件

项目	一车间	二车间	三车间
月初在产品数量	20	50	40
本月投产（或上步交来）数量	180	160	180
本月完工数量	160	180	200
月末在产品数量	40	30	20

该公司 2017 年 2 月有关成本资料见表 7 - 2。

表 7 - 2　成本资料

单位：元

	摘要	直接材料	直接人工	制造费用	合计
一车间	月初在产品成本	1 000	60	100	1 160
	本月生产费用	18 400	2 200	2 400	23 000
二车间	月初在产品成本	1 200	200	120	1 520
	本月生产费用		3 200	4 800	8 000
三车间	月初在产品成本	4 400	180	160	4 740
	本月生产费用		3 450	2 550	6 000

根据以上资料，采用综合结转分步法计算产品成本，并编制产品成本计算单，如表 7 - 3、表 7 - 4、表 7 - 5、表 7 - 6 所示。

表7-3 第一车间产品成本计算单

产品名称：A半成品   金额单位：元

摘要	直接材料	直接人工	制造费用	合计
月初在产品成本	1 000	60	100	1 160
本月发生费用	18 400	2 200	2 400	23 000
合计	19 400	2 260	2 500	24 160
约当产量合计/件	200	180	180	
单位成本/（元·件$^{-1}$）	97	12.555 6	13.888 9	123.444 5
完工半成品成本	15 520	2 008.90	2 222.22	19 751.12
月末在产品成本	3 880	251.10	277.78	4 408.88

表7-3中有关计算过程如下：

$$直接材料分配率 = \frac{19\ 400}{160 + 40 \times 100\%} = 97（元/件）$$

$$直接人工分配率 = \frac{2\ 260}{160 + 40 \times 50\%} = 12.555\ 6（元/件）$$

$$制造费用分配率 = \frac{2\ 500}{160 + 40 \times 50\%} = 13.888\ 9（元/件）$$

表7-4 第二车间产品成本计算单

产品名称：B半成品   金额单位：元

摘要	半成品	直接人工	制造费用	合计
月初在产品成本	1 200	200	120	1 520
本月发生费用	19 751.12	3 200	4 800	27 751.12
合计	20 951.12	3 400	4 920	29 271.12
约当产量合计/件	210	195	195	
单位成本/（元·件$^{-1}$）	99.767 2	17.435 9	25.230 8	142.433 9
完工半成品成本	17 958.10	3 138.46	4 541.54	25 638.10
月末在产品成本	2 993.02	261.54	378.46	3 633.02

$$半成品成本项目分配率 = \frac{20\ 951.12}{210} = 99.767\ 2（元/件）$$

$$直接人工分配率 = \frac{3\ 400}{195} = 17.435\ 9（元/件）$$

$$制造费用分配率 = \frac{4\ 920}{195} = 25.230\ 8（元/件）$$

表 7-5 第三车间产品成本计算单

产品名称：甲产品 金额单位：元

摘要	半成品	直接人工	制造费用	合计
月初在产品成本	4 400	180	160	4 740
本月发生费用	25 638.10	3 450	2 550	31 638.10
合计	30 038.10	3 630	2 710	36 378.10
约当产量合计/件	220	210	210	
单位成本/（元·件$^{-1}$）	136.536 8	17.285 7	12.904 8	166.727 3
完工产品成本	27 307.36	3 457.14	2 580.96	33 345.46
月末在产品成本	2 730.74	172.86	129.04	3 032.64

$$半成品成本项目分配率 = \frac{30\ 038.10}{220} = 136.536\ 8（元/件）$$

$$直接人工分配率 = \frac{3\ 630}{210} = 17.285\ 7（元/件）$$

$$制造费用分配率 = \frac{2\ 710}{210} = 12.904\ 8（元/件）$$

表 7-6 产品成本计算单

产品名称：甲产品　　产量：200 件　　2017 年 2 月

成本项目	半成品	直接人工	制造费用	合计
单位成本/（元·件$^{-1}$）	136.536 8	17.285 7	12.904 8	166.727 3
完工产品成本/元	27 307.36	3 457.14	2 580.96	33 345.46

从第三步骤的产品成本计算单中可以看出，采用综合结转法的结果，表现在产成品成本中的半成品成本比重较大，而半成品并不是产品成本的真正材料费用，它是第二步骤的综合成本。显然，这不符合产品成本的实际情况，因而从整个公司角度分析产品成本的构成和水平时，还应将综合结转算出的产成品成本进行成本还原。

成本还原通常是从最后一个生产步骤开始的，将其所耗用的上一生产步骤自制半成品的综合成本按本月所生产这种半成品的成本结构比例逐步还原成直接材料、直接人工、制造费用等原始成本项目，从而求得按原始成本项目反映的产成品成本资料。

进行成本还原，首先要计算还原分配率，还原分配率即每一元所产半成品成本相当于产成品所耗半成品费用若干元。其计算公式为：

$$还原分配率 = \frac{本期产成品耗用上一步骤半成品成本合计}{本期生产该种半成品成本合计}$$

还原后各成本项目金额 = 本月生产该种半成品成本中各成本项目金额 × 还原分配率

任务案例 7-2：根据任务案例 7-1 中的资料进行成本还原，成本还原计算表见表7-7。

表7-7 成本还原计算表

金额单位：元

成本项目	还原前总成本	第二步半成品成本	还原率及还原额	第一步半成品成本	还原率及还原额	还原后总成本
栏目	1	2	3	4	5	6
还原分配率			1.065 1		0.968 4	
直接材料（半成品）	27 307.36	17 958.10	19 127.17	15 520	15 029.57	15 029.57
直接人工	3 457.14	3 138.46	3 342.77	2 008.90	1 945.42	8 745.33
制造费用	2 580.96	4 541.54	4 837.42	2 222.22	2 152.18	9 570.56
合计	33 345.46	25 638.10	27 307.36	19 751.12	19 127.17	33 345.46

注：计算过程中产生的尾差，计入制造费用栏。

第 3 栏还原分配率 $= \dfrac{27\ 307.36}{25\ 638.10} = 1.065\ 1$

第 5 栏还原分配率 $= \dfrac{19\ 127.17}{19\ 751.12} = 0.968\ 4$

还原后总成本中直接材料为第 5 栏还原额，即产品生产过程中真正消耗的在第一车间投入生产的材料，直接人工为 1、3、5 栏的直接人工之和，制造费用为 1、3、5 栏的制造费用之和，即产成品中所含人工费用和制造费用分别由一车间半成品中所含人工与制造费用、二车间半成品中所含人工与制造费用和三车间产成品的人工和制造费用合计而成。

2.3 分项结转分步法

分项结转分步法是将上一步骤半成品成本按照成本项目分项转入下一步骤半成品成本明细账的各个对应成本项目的一种方法。

任务案例 7-3：根据任务案例 7-1 的资料，用分项结转法进行成本计算（表 7-8～表7-10）。

计算过程如下。

表7-8 第一车间产品成本计算单

产品名称：A 半成品

金额单位：元

摘要	直接材料	直接人工	制造费用	合计
月初在产品成本	1 000	60	100	1 160
本月发生费用	18 400	2 200	2 400	23 000
合计	19 400	2 260	2 500	24 160
约当产量合计/件	200	180	180	
单位成本/（元·件$^{-1}$）	97	12.555 6	13.888 9	123.444 5
完工半成品成本	15 520	2 008.90	2 222.22	19 751.12
月末在产品成本	3 880	251.10	277.78	4 408.88

表7-8中有关计算过程如下：

$$直接材料分配率 = \frac{19\,400}{160 + 40 \times 100\%} = 97（元/件）$$

$$直接人工分配率 = \frac{2\,260}{160 + 40 \times 50\%} = 12.555\,6（元/件）$$

$$制造费用分配率 = \frac{2\,500}{160 + 40 \times 50\%} = 13.888\,9（元/件）$$

表7-9　第二车间产品成本计算单

产品名称：B半成品　　　　　　　　　　　　　　　　　　　　金额单位：元

摘要	直接材料	直接人工	制造费用	合计
月初在产品成本	1 200	200	120	1 520
本月本步骤加工费用		3 200	4 800	8 000
本月耗用上步骤半成品费用	15 520	2 008.90	2 222.22	19 751.12
合计	16 720	5 408.90	7 142.22	29 271.12
约当产量合计/件	210	195	195	
单位成本/（元·件⁻¹）	79.619 0	27.737 9	36.626 8	143.983 7
完工半成品成本	14 331.42	4 992.82	6 592.82	25 917.06
月末在产品成本	2 388.58	416.08	549.40	3 354.06

$$直接材料分配率 = \frac{16\,720}{210} = 79.619\,0（元/件）$$

$$直接人工分配率 = \frac{5\,408.90}{195} = 27.737\,9（元/件）$$

$$制造费用分配率 = \frac{7\,142.22}{195} = 36.626\,8（元/件）$$

表7-10　第三车间产品成本计算单

产品名称：甲产品　　　　　　　　　　　　　　　　　　　　　金额单位：元

摘要	直接材料	直接人工	制造费用	合计
月初在产品成本	4 400	180	160	4 740
本月本步骤加工费用		3 450	2 550	6 000
本月耗用上步骤半成品费用	14 331.42	4 992.82	6 592.82	25 917.06
合计	18 731.42	8 622.82	9 302.82	36 657.06
约当产量合计/件	220	210	210	
单位成本/（元·件⁻¹）	85.142 8	41.061 0	44.299 1	170.502 9
完工产品成本	17 028.56	8 212.20	8 859.82	34 100.58
月末在产品成本	1 702.86	410.62	443	2 556.48

$$直接材料分配率 = \frac{18\,731.42}{220} = 85.142\,8 \text{（元/件）}$$

$$直接人工分配率 = \frac{8\,622.82}{210} = 41.061\,0 \text{（元/件）}$$

$$制造费用分配率 = \frac{9\,302.82}{210} = 44.299\,1 \text{（元/件）}$$

采用分项结转法逐步结转半成品成本，可以直接、正确地提供按原始成本项目反映的产成品成本，便于从整个企业角度考核和分析产品成本计划的执行情况，不需要进行成本还原。但是，这种方法的成本结转工作比较复杂，而且在各步骤产品成本中看不出所耗上一步骤半成品的费用和本步骤加工费用的水平，不便于进行完工产品成本分析。因此，这种结转方法一般适用于管理上不要求分别提供各步骤完工半成品所耗上步骤半成品费用和本步骤加工费用资料，只要求按原始成本项目反映产品成本的企业。

2.4 逐步结转分步法的优缺点及适用范围

逐步结转分步法的优点是：

第一，逐步结转分步法的成本计算对象是企业产成品或各步骤的半成品，这就为分析和考核各生产步骤半成品成本计划的执行情况，以及正确计算半成品销售成本提供了资料。

第二，不论是综合结转还是分项结转，半成品成本都是随着半成品实物的转移而结转的，这样各生产步骤产成品成本明细账中的在产品成本，与该步骤月末在产品的实物一致，有利于加强在产品和自制半成品的管理。

逐步结转分步法的工作量大，核算工作的及时性也较差。如果采用综合结转分步法，需要进行成本还原；如果采用分项结转分步法，结转的核算工作量大。因此，逐步结转分步法适用于半成品具有独立经济意义、半成品外销、管理上要求提供半成品成本资料的连续式多步骤大量大批生产的企业。使用这一方法时，必须从实际出发，根据管理要求，权衡利弊，做到既能满足管理要求、提供所需资料，又能简化核算工作。

【技能实训】

某企业 2017 年 2 月份生产甲产品，按三个生产步骤顺序加工，第一步骤生产的半成品直接被第二步骤领用，第二步骤生产的半成品，直接被第三步骤领用，并将其加工成产成品。材料在开始生产时一次投入，在产品按约当产量法计算的情况下，有关产量、成本计算资料如表 7 - 11、表 7 - 12 所示。

表 7 - 11 各步骤产量记录

项目	第一步	第二步	第三步
月初在产品/件	100	200	160
本月投产（或上月转入）/件	1 000	960	1 080
本月产成品/件	960	1 080	1 200
月末在产品/件	140	80	40
在产品完工程度/%	50	50	50

表7-12　各步骤费用资料

单位：元

成本项目	第一步		第二步		第三步	
	月初在产品成本	本月发生费用	月初在产品成本	本月发生费用	月初在产品成本	本月发生费用
直接材料	32 480	333 600	73 600		61 440	
直接人工	3 192	47 880	18 240	64 152	21 888	96 672
制造费用	840	11 200	4 800	13 200	5 120	12 720
合计	36 512	392 680	96 640	77 352	88 448	109 392

根据以上资料，采用综合结转分步法和分项结转分步法计算产品成本，并编制产品成本计算单。

技能实训参考答案：

采用综合结转分步法，编制的产品成本计算单如表7-13所示。

表7-13　成本计算单（综合结转分步法）

金额单位：元

成本项目	总成本	单位成本
半成品	560 316	466.93
直接人工	116 616	97.18
制造费用	17 544	14.62
合计	694 476	578.73

采用分项结转分步法，编制的产品成本计算单如表7-14所示。

表7-14　成本计算单（分项结转分步法）

金额单位：元

成本项目	总成本	单位成本
直接材料	413 628	344.69
直接人工	239 904	199.92
制造费用	45 264	37.72
合计	698 796	582.33

从上面的计算看，采用两种方法所得出的结果是不同的，但相差不大，属于正常误差，企业应根据自己的生产特点和成本管理要求选择合适的方法。

任务3　运用平行结转分步法计算成本

【任务描述】

（1）平行结转分步法不计算半成品成本，与逐步结转分步法相比有自身的特点，应对比起来掌握。

（2）掌握平行结转分步法的计算程序是运用平行结转分步法进行成本计算的前提。平行结转分步法下，各生产步骤的成本计算都是为了计算产成品的成本，要正确熟练地运用。

【相关知识】

3.1   平行结转分步法的计算程序及特点

平行结转分步法是指各加工步骤不计算各步骤半成品成本，也不计算各步骤所耗上一步骤半成品成本，只计算本步骤发生的直接材料、直接人工、制造费用，以及这些费用中应计入产成品成本的"份额"，将相同产品的各步骤应计入产成品成本的"份额"平行汇总，并计算出该产品成本的一种成本计算方法，也称不计算半成品成本的分步法。

平行结转分步法的核算程序如图 7 - 3 所示。

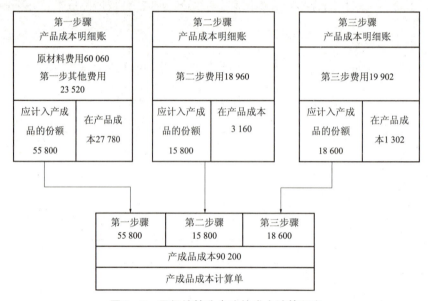

图 7 - 3   平行结转分步法的成本计算程序

与逐步结转分步法相比，平行结转分步法的特点是：

（1）成本计算对象是各生产步骤和最终的产成品。

采用这一方法，各生产步骤不计算半成品成本，各生产步骤的成本计算都是为了计算产成品的成本。因此，从各步骤成本明细账中转出的只是该步骤计入最终产成品的费用份额，各生产步骤明细账也不能提供半成品的成本资料。

（2）半成品成本不随实物转移而转移。

采用这一方法，由于各步骤不计算半成品成本，只归集本步骤的生产费用及计算计入产成品成本的份额，因此各步骤的半成品成本资料保留在该步骤的成本明细账中，并不随实物转移而转移，即半成品的成本转移与实物转移相分离。

（3）月末，生产费用要在产成品与广义在产品之间进行分配。

产成品是指完成了所有生产步骤并已入库的产品。广义的在产品既包括本步骤加工中的在产品（狭义在产品），也包括本步骤已完工，转入下道工序继续加工，但尚未形成最终产成品的半成品。为了计算各生产步骤发生的费用中应计入产成品成本的份额，月末必须将每一生产步骤发生的费用选择适当的方法在产成品和广义在产品之间进行分配。

（4）将各步骤费用中应计入产成品的份额，平行结转、汇总计算该种产成品的总成本和单位成本。

3.2 平行结转分步法的应用

任务案例7-4：重庆渝通机械有限公司甲产品经过三个车间连续加工制成，一车间生产A半成品，直接转入二车间加工制成B半成品，B半成品直接转入三车间加工成甲产成品。其中，1件甲产品耗用1件B半成品，1件B半成品耗用1件A半成品。原材料于生产开始时一次投入，各车间月末在产品完工率均为50%。各车间生产费用在完工产品和在产品之间的分配采用约当产量法。相关资料如表7-15、表7-16所示。

表7-15 产品生产情况

单位：件

摘要	一车间	二车间	三车间
月初在产品数量	20	50	40
本月投产数量或上步转入	180	160	180
本月完工产品或半成品数量	160	180	200
月末在产品数量	40	30	20

表7-16 生产费用情况

单位：元

	摘要	直接材料	直接人工	制造费用	合计
一车间	月初在产品成本	1 000	60	100	1 160
	本月生产费用	18 400	2 200	2 400	23 000
二车间	月初在产品成本		200	120	320
	本月生产费用		3 200	4 800	8 000
三车间	月初在产品成本		180	160	340
	本月生产费用		3 450	2 550	6 000

要求：根据上述资料，运用平行结转分步法计算产品成本。

约当产量计算表如表7-17所示。

表7-17 约当产量计算表

单位：件

摘要	直接材料	直接人工	制造费用
一车间步骤约当产量	200 + 40 + 30 + 20 = 290	200 + 40 × 50% + 30 + 20 = 270	270
二车间步骤约当产量	200 + 30 + 20 = 250	200 + 30 × 50% + 20 = 235	235
三车间步骤约当产量	200 + 20 = 220	200 + 20 × 50% = 210	210

注：某步骤产品约当产量 = 本月最终产成品数量 + 该步骤广义在产品约当产量

根据资料，运用平行结转分步法计算并编制产品成本计算单如表 7 - 18、表 7 - 19、表 7 - 20、表 7 - 21 所示。

表 7 - 18　一车间成本计算单

金额单位：元

摘要	直接材料	直接人工	制造费用	合计
月初在产品成本	1 000	60	100	1 160
本月发生费用	18 400	2 200	2 400	23 000
合计	19 400	2 260	2 500	24 160
本步骤约当产量/件	290	270	270	
单位成本/（元·件$^{-1}$）	66. 896 6	8. 370 4	9. 259 3	84. 526 3
应计入产成品成本份额	13 379. 32	1 674. 08	1 851. 86	16 905. 26
月末在产品成本	6 020. 68	585. 92	648. 14	7 254. 74

表 7 - 19　二车间成本计算单

金额单位：元

摘要	直接材料	直接人工	制造费用	合计
月初在产品成本		200	120	320
本月发生费用		3 200	4 800	8 000
合计		3 400	4 920	8 320
本步骤约当产量/件		235	235	
单位成本/（元·件$^{-1}$）		14. 468 1	20. 936 2	35. 404 3
应计入产成品成本份额		2 893. 62	4 187. 24	7 080. 86
月末在产品成本		506. 38	732. 76	1 239. 14

表 7 - 20　三车间成本计算单

金额单位：元

摘要	直接材料	直接人工	制造费用	合计
月初在产品成本		180	160	340
本月发生费用		3 450	2 550	6 000
合计		3 630	2 710	6 340
本步骤约当产量/件		210	210	
单位成本/（元·件$^{-1}$）		17. 285 7	12. 904 8	30. 190 5
应计入产成品成本份额		3 457. 14	2 580. 96	6 038. 10
月末在产品成本		172. 86	129. 04	301. 90

表 7－21 产品成本汇总表

产成品数量：200 件　　　　　　　　　　　　　　　　　　　金额单位：元

步骤份额	产量（件）	直接材料	直接人工	制造费用	合计
第一步骤		13 379.32	1 674.08	1 851.86	16 905.26
第二步骤			2 893.62	4 187.24	7 080.86
第三步骤			3 457.14	2 580.96	6 038.10
合计	200	13 379.32	8 024.84	8 620.06	30 024.22
单位成本		66.896 6	40.124 2	43.100 3	150.121 1

【技能实训】

某企业生产 A 产品，连续经过三个生产步骤进行加工，原材料是在第一个生产步骤一次投入。各生产步骤的半成品，直接为下一个生产步骤耗用。第三步骤单位在产品和产成品耗用第二步骤半成品 1 件，第二步骤单位在产品和半成品耗用第一步骤半成品 1 件。月末在产品成本按约当产量法计算，其他有关资料如表 7－22、表 7－23 所示。

表 7－22 产品产量表

单位：件

项目	第一步骤	第二步骤	第三步骤
月初在产品数量	300	200	100
本月投产数量	600	500	400
本月完工产品数量	500	400	300
月末在产品数量	400	300	200
在产品完工程度/%	50	50	50

表 7－23 产品费用资料

单位：元

项目		直接材料	直接人工	制造费用	合计
第一步骤	月初在产品成本	36 000	768	2 379.14	39 147.14
	本月生产费用	36 000	1 032	2 918	39 950
第二步骤	月初在产品成本		1 008	1 484	2 492
	本月生产费用		2 511	3 339	5 850
第三步骤	月初在产品成本		300	875	1 175
	本月生产费用		1 053.50	1 746.50	2 800

根据上述资料，按平行结转分步法计算 A 产品成本。

技能实训参考答案：

A 产品成本计算单如表 7－24 所示。

表7-24　A产品成本计算单

金额单位：元

成本项目	直接材料	直接人工	制造费用	合计
第一步骤转入	18 000	540	1 589.14	20 129.14
第二步骤转入		1 624.15	2 226	3 850.15
第三步骤转入		1 015.13	1 966.13	2 981.26
总成本	18 000	3 179.28	5 781.27	26 960.55
单位成本/（元·件$^{-1}$）	60	10.60	19.27	89.87

3.3　平行结转分步法的优缺点及适用范围

平行结转分步法不计算结转半成品成本，各步骤可以同时计算产品成本，然后将应计入完工产品成本的份额平行结转、汇总计入产成品成本，从而简化和加速成本计算工作。但是，由于采用这一方法时，各步骤不计算也不结转半成品成本，不能提供各步骤半成品成本资料及各步骤所耗上一步骤半成品费用资料，因而不能全面地反映各步骤生产耗费的水平，不利于各步骤的成本管理。此外，由于各步骤间不结转半成品成本，半成品实物转移与费用结转脱节，也不能为各步骤在产品的实物管理和资金管理提供资料。所以，平行结转分步法的优缺点正好与逐步结转分步法的优缺点相反。

因此，平行结转分步法只适合在半成品种类较多、逐步结转半成品成本工作量较大，管理上又不要求提供各步骤半成品成本资料的情况下采用。采用时要加强各步骤在产品收发结存的数量核算，以便为在产品的实物管理和资金管理提供资料，弥补这一方法的不足。

【项目训练】

一、填空题

1. 产品成本计算的分步法，是按照产品的＿＿＿＿＿归集生产费用，计算产品成本的一种方法。

2. 根据是否计算半成品成本，分步法可分为＿＿＿＿＿分步法和＿＿＿＿＿分步法。

3. ＿＿＿＿＿分步法就是为了计算半成品成本而采用的一种分步法。

4. 在逐步结转分步法下，如果半成品完工后，为下一步骤直接领用，＿＿＿＿＿就在各步骤的产品成本明细账之间直接结转，不必编制结转＿＿＿＿＿的会计分录。

5. 采用逐步结转分步法，按照结转的半成品成本在下一步骤产品成本明细账中的反映方式，分为＿＿＿＿＿和＿＿＿＿＿。

6. 综合结转法的特点是将各步骤所耗用的上一步骤＿＿＿＿＿成本，以"原材料"或专设的"＿＿＿＿＿"项目，综合记入各该步骤的产品成本明细账。

二、单项选择题

1. 某产品经过两道工序加工完成。第一道工序月末在产品数量为100件，完工程度为20%；第二道工序的月末在产品数量为200件，完工程度为70%。据此计算的月末在产品约当产量为（　　）。

A. 20件　　　　　　B. 135件　　　　　　C. 140件　　　　　　D. 160件

2. 假设某企业某种产品本月完工 250 件，月末在产品 160 件，在产品完工程度为 40%，月初和本月发生的原材料费用共 56 520 元，原材料随着加工陆续投入，则完工产品和月末在产品的原材料费用分别为（　　）。

A. 45 000 元和 11 250 元 B. 40 000 元和 16 250 元

C. 45 000 元和 11 520 元 D. 34 298 元和 21 952 元

3. 采用约当产量法计算完工产品和在产品成本时，若原材料不是在开始生产时一次投入的，而是随着生产陆续投入，但在每道工序是一次投入的，原材料消耗定额第一道工序为 30 千克，第二道工序为 60 千克，则第二道工序在产品的完工率为（　　）。

A. 67% B. 22% C. 100% D. 97%

4. 某企业生产产品经过两道工序，各工序的工时定额分别为 30 小时和 40 小时，则第二道工序在产品的完工率约为（　　）。

A. 68% B. 69% C. 70% D. 71%

5. 狭义的在产品是指（　　）。

A. 可以对外销售的自制半成品 B. 需要进一步加工的半成品

C. 正在某一车间或步骤加工的在产品 D. 产成品

6. 假定某企业生产甲产品工时定额为 50 小时，第一道工序定额工时 20 小时，第二道工序定额工时为 30 小时，第二道工序完工程度为（　　）。

A. 60% B. 70% C. 40% D. 80%

7. 采用约当产量法，如果产品生产过程中直接人工费用和制造费用的发生都比较均衡，在产品完工程度可按（　　）计算。

A. 25% B. 50% C. 60% D. 100%

8. 将各步骤所耗半成品费用，按照成本项目分项转入各步骤产品成本明细账的各个成本项目中的分步法是（　　）。

A. 综合结转分步法 B. 分项结转分步法

C. 平行结转分步法 D. 逐步结转分步法

9. 下列方法中属于不计算半成品成本的分步法是（　　）。

A. 综合结转分步法 B. 分项结转分步法

C. 平行结转分步法 D. 逐步结转分步法

10. 分步法的主要特点是（　　）。

A. 为了计算半成品成本 B. 为了计算各步骤应计入产成品份额

C. 按产品的生产步骤计算产品成本 D. 分车间计算产品成本

11. 成本还原分配率的计算公式是（　　）。

A. 本月所产半成品成本合计/本月产成品成本所耗该种半成品费用

B. 本月产品成本所耗上一步骤半成品费用/本月所产该种半成品成本合计

C. 本月产品成本合计/本月产成品成本所耗该种半成品费用

D. 本月所产半成品成本合计/本月产品成本合计

12. 需要进行成本还原的分步法是（　　）。

A. 平行结转分步法 B. 分项结转分步法

C. 综合结转分步法 D. 逐步结转分步法

13. 成本还原对象是（   ）。

A. 产成品成本

B. 各步骤半成品成本

C. 最后步骤产成品成本

D. 产成品成本中所耗上步骤半成品成本费用

14. 某产品生产由三个生产步骤组成，采用平行结转分步法计算产品成本，需要进行成本还原的次数是（   ）。

A. 2 次　　　　　　B. 3 次　　　　　　C. 0 次　　　　　　D. 4 次

15. 成本还原的目的是求得按（   ）反映的产成品成本资料。

A. 费用项目　　　　　　　　　　B. 成本项目

C. 实际成本　　　　　　　　　　D. 原始成本项目

三、多项选择题

1. 分步法适用于（   ）。

A. 大量生产　　　　B. 大批生产　　　　C. 成批生产

D. 多步骤生产　　　　E. 单步骤生产

2. 平行结转分步法的特点是（   ）。

A. 各步骤半成品成本要随着半成品实物的转移而转移

B. 各步骤半成品成本不随着半成品实物的转移而转移

C. 成本计算对象是完工产品成本份额

D. 需要计算转出完工半成品成本

E. 不需要计算转出完工半成品成本

3. 采用逐步结转分步法（   ）。

A. 半成品成本的结转同其实物的转移完全一致

B. 成本核算手续简便

C. 能够提供半成品成本资料

D. 有利于加强生产资金管理

E. 为外售半成品和展开成本指标评比提供成本资料

4. 采用逐步结转分步法，按照结转的半成品成本在下一步骤产品成本明细账中的反映方法，可分为（   ）。

A. 平行结转法　　　　　　　　　B. 按实际成本结转法

C. 按计划成本结转法　　　　　　D. 综合结转法

E. 分项结转法

5. 采用分项结转法结转半成品成本的优点是（   ）。

A. 不需要进行成本还原

B. 成本核算手续简便

C. 能够真实地反映产品成本结构

D. 便于从整个企业的角度考核和分析产品成本计划的执行情况

E. 便于各生产步骤完工产品的成本分析

6. 采用分步法时，作为成本计算对象的生产步骤可以（   ）。

A. 按生产车间设立

B. 按实际生产步骤设立

C. 在一个车间内按不同生产步骤设立

D. 将几个车间合并设立

E. 以上均正确

7. 逐步结转分配法的优点是（　　　）。

A. 简化和加速了成本计算工作，不必进行成本还原

B. 能够提供各步骤半成品成本资料

C. 能够为半成品和在产品的实物管理及资金管理提供数据

D. 能够反映各步骤所耗上步骤半成品费用和本步骤加工费，有利于各步骤的成本管理

E. 有利于开展成本分析工作

四、判断题

1. 企业采用逐步结转分步法进行成本计算，为了反映原始成本项目，无论是综合结转，还是分项结转，月末必须进行成本还原。　　　　　　　　　　　　　　　　（　　　）

2. 综合结转法，是将各生产步骤耗用上一步骤的产品成本以"自制半成品"或"原材料"项目记入下一生产步骤产品成本计算单中的一种方法。　　　　　　　　（　　　）

3. 采用平行结转分步法时，产成品是指每个生产步骤的完工产品。　　　　（　　　）

4. 采用逐步结转分步法，每月末各步骤成本计算单中归集的生产费用，应采用适当的方法在完工半成品与狭义在产品之间分配。　　　　　　　　　　　　　　　（　　　）

5. 采用平行结转分步法，每月末各步骤成本计算单中归集的生产费用，应选用适当的方法在完工产成品与在产品之间分配。　　　　　　　　　　　　　　　　　（　　　）

五、业务分析题

1. 一家大批大量的连续式多步骤生产企业，设有两个连续的生产车间，大量生产一种 A 产品。第一生产车间生产 B 产品，直接移送第二车间用来生产 A 产品。原材料在第一车间生产开始时集中投入，各车间完工产品和在产品之间的费用分配采用约当产量法。某月生产情况及费用资料见生产情况及费用资料表，要求按逐步综合结转分步法计算产品成本（分配率保留四位小数，完工产品成本、在产品成本及单位成本保留两位小数），按本月所产半成品的成本构成进行成本还原。

生产情况表

项目	第一生产车间/千克	第二生产车间/千克
月初结存	9 000	1 000
本月投入	46 000	45 000
本月完工	45 000	40 000
月末结存	10 000（加工程度 50%）	6 000（加工程度 50%）

生产费用表

单位：元

成本项目	第一生产车间		第二生产车间	
	月初在产品成本	本月发生费用	月初在产品成本	本月发生费用
半成品			40 000	
直接材料	80 000	1 020 000		
直接人工	12 000	138 000	7 000	70 000
制造费用	30 000	300 000	13 000	187 200
合计	122 000	1 458 000	60 000	257 200

基本生产成本明细账

第一车间：B产品

金额单位：元

摘要		直接材料	直接人工	制造费用	合计
月初在产品成本					
本月发生费用					
费用合计					
产品产量/千克	完工产品产量				
	月末在产品约当产量				
	合计				
单位成本（分配率）					
结转完工半成品成本					
月末在产品成本					

基本生产成本明细账

第二车间：A产品

金额单位：元

摘要		半成品	直接人工	制造费用	合计
月初在产品成本					
本月发生费用					
费用合计					
产品产量/件	完工产品产量				
	在产品约当产量				
	合计				
单位成本（分配率）					
完工产品成本					
月末在产品成本					

完工 A 产成品成本还原计算表

金额单位：元

项目	成本项目	还原前产品成本	本月生产半成品成本	还原分配率	半成品成本还原	还原后总成本	还原后单位成本
按第一车间半成品成本还原	直接材料						
	半成品						
	直接人工						
	制造费用						
	合计						

2. 某企业生产产品的资料如下表所示。

单位：元

项目	半成品	直接材料	直接人工	制造费用	合计
还原前产成品成本	15 200		6 420	5 880	27 500
本月所产半成品成本		18 240	6 980	5 180	30 400

要求：计算出按原始成本项目反映的产成品成本。

成本还原计算表

成本项目	还原前总成本	半成品成本	还原率及还原额	还原后总成本
还原分配率				
直接材料（半成品）				
直接人工				
制造费用				
合计				

3. 某企业生产的甲产品顺序经过第一、第二和第三个基本生产车间加工，原材料在第一车间生产开始时一次投入，各车间工资和费用发生比较均衡，月末本车间在产品完工程度均为 50%，本月有关成本计算资料如下。

（1）产量资料如下表所示。

产量资料

产品：甲产品　　　　　　　　　　2017 年 2 月　　　　　　　　　　单位：件

项目	第一车间	第二车间	第三车间
月初在产品	100	200	400
本月投入或上步转入	1 100	1 000	1 000
本月完工转入下步或入库	1 000	1 000	1 100
月末在产品	200	200	300

（2）生产费用资料如下表所示。

生产费用资料

产品：甲产品　　　　　　　　　　　　　2017 年 2 月　　　　　　　　　　　　单位：元

项目	第一车间	第二车间	第三车间
月初在产品成本	64 250	35 000	14 000
其中：直接材料	35 000		
直接人工	16 250	20 000	8 000
制造费用	13 000	15 000	6 000
本月本步发生生产费用	102 250	70 000	73 500
其中：直接材料	55 000		
直接人工	26 250	40 000	42 000
制造费用	21 000	30 000	31 500

要求：

（1）根据资料采用平行结转分步法计算甲产品成本，记入产品生产成本明细账和产品成本计算汇总表。

（2）根据产品成本计算汇总表编制会计分录。

第一车间产品生产成本明细账

产品：甲产品　　　　　　　　　　　　　2017 年 2 月　　　　　　　　　　　　金额单位：元

摘要		直接材料	直接人工	制造费用	合计
月初在产品成本					
本月发生生产费用					
生产费用合计					
最终产成品数量					
在产品约当产量/件	本步在产品约当产量				
	已交下步未完工半成品				
约当总产量（分配标准）					
单位产成品成本份额					
结转 1 100 件产成品成本份额					
月末在产品成本					

第二车间产品生产成本明细账

产品：甲产品　　　　　　　　　　　　　2017 年 2 月　　　　　　　　　　　　金额单位：元

摘要	直接材料	直接人工	制造费用	合计
月初在产品成本				
本月发生生产费用				
生产费用合计				

续表

摘要		直接材料	直接人工	制造费用	合计
最终产成品数量					
在产品约当产量/件	本步在产品约当产量				
	已交下步未完工半成品				
约当总产量（分配标准）					
单位产成品成本份额					
结转 1 100 件产成品成本份额					
月末在产品成本					

第三车间产品生产成本明细账

产品：甲产品　　　　　　　　　　2017 年 2 月　　　　　　　　　金额单位：元

摘要	直接材料	直接人工	制造费用	合计
月初在产品成本				
本月发生生产费用				
生产费用合计				
最终产成品数量				
本步在产品约当产量				
约当总产量（分配标准）				
单位产成品成本份额				
结转 1 100 件产成品成本份额				
月末在产品成本				

产品成本计算汇总表

产品：甲产品　　　　　　　2017 年 2 月　　　　　产量：1 100 件　　单位：元

车间	直接材料	直接人工	制造费用	合计
第一车间				
第二车间				
第三车间				
完工产品总成本				
完工产品单位成本				

产品成本计算的辅助方法

成本计算的分类法和定额法，是在成本计算实务中为简化计算工作或加强成本管理而采用的两种计算方法。由于不能单独使用，必须与成本计算基本方法结合起来，故称其为产品成本计算的辅助方法。在这一项目里，我们的任务就是掌握这两种方法，能在成本计算实务中灵活运用。

1. 掌握分类法的概念、特点。
2. 掌握分类法的计算程序和具体方法。
3. 了解联产品成本的计算方法，掌握副产品成本计算的方法。
4. 熟悉定额法的特点、优缺点、适用范围和应用条件。
5. 掌握定额法中各种成本差异的计算和分配方法，熟悉运用定额成本法计算产品实际成本。

前面学习的品种法、分批法、分步法是产品成本计算的基本方法，它们与企业生产类型特点有直接联系，而分类法、定额法是产品成本计算的辅助方法，它们与企业生产类型没有直接联系，在各种类型的生产中都可以应用。在产品品种、规格繁多的企业，为了简化成本计算，可采用分类法计算成本；在定额管理制度健全，定额基础工作扎实，消耗定额准确、稳定的企业，为加强成本管理，可采用定额法计算产品成本。以上两种方法必须和产品成本计算的基本方法结合起来使用。

任务1 运用分类法计算成本

【任务描述】

（1）分类法是为简化成本计算工作而产生的一种成本计算辅助方法，必须与成本计算基本方法结合使用。

（2）分类法的关键在于选择与费用关系密切的某项因素作为分配标准，以某一产品作为标准产品，确定各产品的系数，并据此分配类内各种产品成本。通过对任务案例的处理，掌握分类法在成本计算实务中的运用。

（3）同一种原料，经过同一生产过程，生产出两种或两种以上的产品即联产品或副产品，在成本核算时，也可运用分类法来进行计算。

【相关知识】

1.1　分类法概述

产品成本计算的分类法，是以产品的类别作为成本核算对象，归集生产费用，先计算各类产品实际成本，再按一定的分配标准，计算分配类内各种产品成本的一种方法。在实际成本计算实务中，分类法多用于产品品种、规格繁多，且品种规格相近，工艺过程基本相同的产品，以及一些联产品和副产品的成本计算。如钢铁企业生产的各种型号和规格的生铁、钢锭及钢材，灯泡企业生产的各种不同种类和规格、型号的灯泡、灯管，针织企业生产的各种不同种类和规格、型号的针织品，食品企业生产的各种糖果、饼干、面包以及电子元件企业生产的各种不同规格、型号的电子元件等。

分类法的特点如下：

（1）分类法是以产品的类别作为成本计算对象的。

（2）分类法的成本计算期要根据生产特点和管理要求来确定。

（3）分类法下，如果月末在产品数量较多，应该将该类产品生产费用总额在完工产品与月末在产品之间分配。

采用分类法计算产品成本，可以减少成本计算对象的个数，简化成本计算手续，既可以反映各种产品的成本，还可以提供各类产品的成本资料，有利于企业从不同角度考核分析产品成本。采用分类法计算产品成本，原始凭证和原始记录按产品类别填列，各种费用只按产品类别分配，产品成本明细账也只需按产品类别开立，从而简化成本计算工作。

1.2　分类法的成本计算程序

第一步：划分产品类别，按各类产品的类别开立成本计算单，计算各类产品的总成本。

第二步：选择合理的分类标准，在类内各种产品或规格的产品之间分配费用，计算类内各种产品的成本。

确定类内各种产品之间分配费用标准时，应考虑分配标准是否与产品成本的高低有密切联系，同时应注意：

（1）各成本项目可以采用同一分配标准分配，也可以按照成本项目的性质，分别采用不同的分配标准，使分配结果更加合理。

（2）当产品结构、所用原材料或工艺过程发生较大变动时，应该及时修订分配标准，以提高成本计算的准确性。

（3）为了简化分配工作，也可以将分配标准折算成相对固定的系数，按照固定的系数分配类内各种产品的成本。

在实际工作中，为了简化类内各种产品之间费用的分配工作，常将分配标准折算成相对固定的系数，据以进行分配。确定系数时，一般是在同类产品中选择一种产量较大、生产比较稳定或规格适中的产品作为标准产品，把这种产品的系数定为"1"；用其他各种产品的分配标准额与标准产品的分配标准额相比，求出其他产品的分配标准额与标准产品的分配标准额的比率，即系数。系数一经确定，不应任意变更。

系数可以是单项系数，也可以是综合系数。

单项系数是指按照产品成本中的不同成本项目为依据分别计算的系数，如按原材料、工资等标准计算的系数。如：

$$原材料系数 = \frac{某种产品的单位原材料定额成本}{标准产品的单位原材料定额成本}$$

综合系数是指按照综合标准计算的系数，如按定额消耗量、产品体积、单位定额成本、单位售价等标准计算的系数。如：

$$定额成本（或售价）系数 = \frac{某种产品的单位定额成本（或售价）}{标准产品的单位定额成本（或售价）}$$

1.3 分类法的应用

任务案例 8-1：重庆渝通机械有限公司生产的 A、B、C 三种产品，由于所耗的原材料品种相同，生产工艺过程基本相近，成本计算时合并为甲类产品，采用分类法计算成本。2017 年 5 月甲类产品的成本计算相关资料如下。

（1）甲类产品的生产成本明细账资料如表 8-1 所示。

表 8-1   生产成本明细账

产品类别：甲类   2017 年 5 月   单位：元

成本项目	直接材料	直接人工	制造费用	合计
月初在产品成本	40 000	8 000	6 000	54 000
本月发生费用	100 000	52 000	46 000	198 000
生产费用合计	140 000	60 000	52 000	252 000
转出完工产品成本	128 400	57 072	47 560	233 032
月末在产品成本	11 600	2 928	4 440	18 968

（2）产品成本在类内产品间的分配方法是：材料费用按系数比例分配，系数按材料定额费用计算，A 产品为标准产品；工资及福利费、制造费用按各种产品的定额工时比例分配。本月的定额资料见表 8-2。

表 8-2   完工产品定额标准表

产品名称	实际产量/件	单位产品材料消耗定额/千克	单位产品工时定额/小时
A	1 116	20	40
B	1 800	18	32
C	2 000	24	44

任务处理：

第一步：计算成本系数。

①材料成本系数：

A 产品材料成本系数 = 1

B 产品材料成本系数 = 18÷20 = 0.9

C 产品材料成本系数 = 24÷20 = 1.2

②工时定额系数：

A 产品工时定额系数 = 1

B 产品工时定额系数 = 32÷40 = 0.8

C 产品工时定额系数 = 44÷40 = 1.1

根据计算结果编制产品成本系数计算表如表 8 - 3 所示。

表 8 - 3　产品成本系数计算表

项目 产品	实际产量/件	单位产品材料 消耗定额/千克	单位产品原材料 成本系数	单位产品工时 定额/小时	工时定额系数
A 产品	1 116	20	1	40	1
B 产品	1 800	18	0.9	32	0.8
C 产品	2 000	24	1.2	44	1.1

第二步：根据分配系数，计算各项分配率。

①材料费用分配：

材料费用总系数 = 1 116×1 + 1 800×0.9 + 2 000×1.2 = 5 136

材料费用分配率 = 128 400÷5 136 = 25（元/件）

A 产品材料费用分配额 = 25×1 116 = 27 900（元）

B 产品材料费用分配额 = 25×1 620 = 40 500（元）

C 产品材料费用分配额 = 25×2 400 = 60 000（元）

②人工费用分配：

人工费用总系数 = 1 116×1 + 1 800×0.8 + 2 000×1.1 = 4 756

人工费用分配率 = 57 072÷4 756 = 12（元/件）

A 产品人工费用分配额 = 12×1 116 = 13 392（元）

B 产品人工费用分配额 = 12×1 440 = 17 280（元）

C 产品人工费用分配额 = 12×2 200 = 26 400（元）

③制造费用分配：

制造费用总系数 = 1 116×1 + 1 800×0.8 + 2 000×1.1 = 4 756

制造费用分配率 = 47 560÷4 756 = 10（元/件）

A 产品制造费用分配额 = 10×1 116 = 11 160（元）

B 产品制造费用分配额 = 10×1 440 = 14 400（元）

C 产品制造费用分配额 = 10×2 200 = 22 000（元）

甲类完工产品成本费用的分配如表 8 - 4 所示。

表8-4 甲类完工产品成本费用分配表

2017年5月 单位：元

	产量/件	直接材料			直接人工			制造费用			合计	单位成本
		总系数	分配率	分配额	总系数	分配率	分配额	总系数	分配率	分配额		
A产品	1 116	1 116		27 900	1 116		13 392	1 116		11 160	52 452	47
B产品	1 800	1 620		40 500	1 440		17 280	1 440		14 400	72 180	40.1
C产品	2 000	2 400		60 000	2 200		26 400	2 200		22 000	108 400	54.2
合计	—	5 136	25	128 400	4 756	12	57 072	4 756	10	47 560	233 032	—

任务案例8-2：基本情况如任务案例8-1，但产品成本在类内产品间的分配方法是以售价为标准进行综合系数的计算分配（设定A产品为标准产品），三种产品的单位售价如表8-5所示。

表8-5 完工产品售价确认表

项目 \ 产品	本期实际产量/件	单位售价/（元·件$^{-1}$）
A产品	1 116	100
B产品	1 800	90
C产品	2 000	120

任务处理如下：

第一步：计算成本系数。

（1）单位产品系数：

A产品的单位产品系数=1

B产品的单位产品系数=90÷100=0.9

C产品的单位产品系数=120÷100=1.2

（2）各产品总系数：

A产品的总系数=1 116×1=1 116

B产品的总系数=1 800×0.9=1 620

C产品的总系数=2 000×1.2=2 400

全部产品总系数=1 116+1 620+2 400=5 136

第二步：根据分配系数算出分配率，再计算相应的分配额。

（1）费用分配率=233 032÷5 136=45.37（元/件）。

（2）各产品分配额：

A产品成本费用分配额=45.37×1 116=50 632.92（元）

B产品成本费用分配额=45.37×1 620=73 499.4（元）

C产品成本费用分配额=233 032-50 632.92-73 499.4=108 899.68（元）

根据上述计算编制甲类完工产品成本费用分配表，如表8-6所示。

表8-6 甲类完工产品成本费用分配表
2017年5月

产品名称	产量/件	单位产品系数	总系数	分配率/（元·件$^{-1}$）	分配额/元	单位成本/（元·件$^{-1}$）
A 产品	1 116	1	1 116		50 632.92	45.37
B 产品	1 800	0.9	1 620		73 499.4	40.83
C 产品	2 000	1.2	2 400		108 899.68	54.45
合计	—	—	5 136	45.37	233 032	—

（表中C产品的分配额如果用45.37×2 400 = 108 888，与108 899.68相差11.68，是分配率尾数四舍五入造成的误差。）

【技能实训】

某企业按分类法计算产品成本。该厂生产的A、B、C三种产品其原材料和生产工艺相近，合为甲类产品。本月有关成本资料如表8-7、表8-8所示。

表8-7 甲类产品成本计算单
2017年6月   单位：元

成本项目	直接材料	直接人工	制造费用	合计
月初在产品成本	3 000	300	200	3 500
本月发生费用	18 000	900	2 000	20 900
生产费用合计	21 000	1 200	2 200	24 400
完工产品成本	15 900	800	1 600	18 300
月末在产品成本	5 100	400	600	6 100

表8-8 甲类产品的产量及单位售价

产品类别	产品名称	本期实际产量/件	单位售价/（元·件$^{-1}$）
甲类	A 产品	500	10（标准产品）
	B 产品	600	20
	C 产品	900	15

要求：以各自售价为分配标准，用分类法计算各产品成本。

技能实训参考答案：

根据以上资料编制产品成本计算表，如表8-9所示。

表 8-9   产品成本计算表

类别：甲类   2017 年 6 月   金额单位：元

产品名称	产量/件	折合系数	总系数	每一系数成本	各产品总成本	单位成本
A 产品	500	1	500		3 000	6
B 产品	600	2	1 200		7 200	12
C 产品	900	1.5	1 350		8 100	9
合计			3 050	6	18 300	—

1.4   联产品、副产品的成本计算

在企业生产中使用同一种原材料，经过同一生产过程，生产出两种或两种以上的产品，这些产品便被称为联产品或副产品。联产品、副产品在成本核算时，也可运用分类法来计算。

1.4.1 联产品的成本计算

联产品是指使用同种原料，经过同一加工过程而同时生产出来的具有同等地位的主要产品。联产品可以有两种或两种以上，它们虽然性质和用途不同，但在经济上有同等重要的意义，它们都是各企业生产的主要目标。各种类型的企业都可能有联产品，如化工厂投入一种或几种化学原料，经过化学反应，同时生产出两种或两种以上的化工产品；奶制品加工厂可以同时生产牛奶、奶油等；炼油厂，通常是投入原油后，经过某个加工过程，可以生产出汽油、轻柴油、重柴油和气体四种联产品；煤气厂在煤气生产过程中，可同时产生煤气、焦炭和煤焦油等产品。

联产品是使用同样的原材料，在同一生产过程中生产出来的各种产品，因此无法按每种产品来归集费用，直接计算其成本，而只能将同一生产过程的联产品，视为同类产品，采用分类法计算其分离前的实际成本；然后采用一定的分配标准，在各联产品之间分配成本。

各种联产品一般要到生产过程终了才能分离出来，有时也可能在生产过程的某个步骤分离出来。分离时的生产步骤称为"分离点"。在分离点之前，各种联产品的生产费用是综合在一起的，故称为"综合成本"或"联合成本"。联合成本的归集和计算，应根据联产品的生产特点，采用适当的方法进行。如果有些产品分离后，还要继续加工，那么也要按照分离后的生产特点，选择适当的方法计算成本。

任务案例 8-3：重庆渝通机械有限公司生产联产品 A、B、C，本月实际产量：A 产品 200 吨，B 产品 50 吨，C 产品 100 吨，分离前联合成本 400 000 元。假定各产品的单位售价：A 产品为 3 000 元，B 产品为 7 500 元，C 产品为 2 250 元；以 A 产品为标准产品，以单位售价为依据计算折合系数。试计算 A、B、C 三种联产品的成本。

任务处理：

第一步：计算成本系数。

（1）单位产品系数。

A 产品的单位产品系数 =1

B 产品的单位产品系数 =7 500 ÷ 3 000 =2.5

C 产品的单位产品系数 =2 250 ÷ 3 000 =0.75

（2）各产品总系数。

A 产品的总系数 = 200 × 1 = 200

B 产品的总系数 = 50 × 2.5 = 125

C 产品的总系数 = 100 × 0.75 = 75

全部产品总系数 = 200 + 125 + 75 = 400

第二步：根据分配系数，先计算分配率，再计算相应的分配额。

（1）费用分配率 = 400 000 ÷ 400 = 1 000（元）。

（2）各产品分配额。

A 产品联合成本分配额 = 200 × 1 000 = 200 000（元）

B 品联合成本分配额 = 125 × 1 000 = 125 000（元）

C 品联合成本分配额 = 75 × 1 000 = 75 000（元）

根据上述计算编制表 8 - 10。

表 8 - 10　联产品成本计算表

2017 年 5 月　　　　　　　　　　　　　　　　　　　金额单位：元

产品名称	实际产量/吨	单位系数	总系数	联合成本	成本费用分配率	实际总成本	单位成本
A 产品	200	1	200			200 000	1 000
B 产品	50	2.5	125			125 000	2 500
C 产品	100	0.75	75			75 000	750
合计	—	—	400	400 000	1 000	400 000	—

1.4.2　副产品的成本计算

副产品是指在主要产品的生产过程中，附带生产出的非主要产品。副产品虽不是企业的主要产品，但也有经济价值并可对外销售，因而应加强管理和核算。

1. 副产品成本计算的特点

副产品由于不是主要产品，为了简化成本计算工作，可以采用与分类法相类似的方法来计算成本，即将副产品与主产品合为一类设立成本明细账，归集生产费用、计算成本，然后将副产品按照一定的方法计价，从总成本中扣除（一般是在总成本的原材料项目中扣除），以扣除后的成本作为主产品的成本。

2. 副产品计价的方法

由于副产品价值低，不是企业的主要生产目标，计算副产品成本不必像联产品那样复杂。通常只需将副产品按照一定的方法计价，从联合成本中扣除，以扣除以后的成本作为主要产品成本。

（1）副产品按照销售价格减去销售税金和销售利润后的余额计价。但是如果副产品的售价不能抵偿其销售费用，则副产品不应计价。

（2）为了简化成本计算工作，副产品也可按计划单位成本计价，而不计算副产品的实际成本。从主、副产品生产费用总额中扣除按计划成本计算的副产品成本后的余额，即为主产品成本。

任务案例 8-4： 重庆渝通机械有限公司在生产甲产品的过程中附带生产出 B 副产品，B 副产品分离后需进一步加工才能直接出售。2017 年 5 月，生产甲产品及其副产品共同发生成本 80 000 元，其中直接材料占 50%，直接人工占 30%，制造费用占 20%。B 副产品在进一步加工过程中发生直接人工费 1 000 元，制造费用 800 元。本月生产甲产品 1 000 件，B 副产品 800 件，B 副产品的单位售价为 18 元，单位税金和利润合计为 6 元，要求计算主产品和副产品的成本。

任务处理：

（1）B 副产品分摊的联合成本 = 800 × （18 - 6） - （1 000 + 800） = 7 800 （元）。

（2）B 副产品分摊的各项成本费用。

B 副产品分摊的直接材料 = 7 800 × 50% = 3 900 （元）

B 副产品分摊的直接人工 = 7 800 × 30% = 2 340 （元）

B 副产品分摊的制造费用 = 7 800 × 20% = 1 560 （元）

根据上述计算编制副产品成本计算单如表 8-11 所示。

表 8-11　副产品成本计算单

名称：B 产品　　　　　　2017 年 5 月　　　产量：800 件　　　　　　单位：元

成本项目	分摊的联合成本	可归属成本	副产品总成本	副产品单位成本
直接材料	3 900	0	3 900	4.88
直接人工	2 340	1 000	3 340	4.18
制造费用	1 560	800	2 360	2.95
合计	7 800	1 800	9 600	12.01

（3）主产品（甲产品）实际成本。

甲产品总成本 = 80 000 - 7 800 = 72 200 （元）

甲产品单位成本 = 72 200 ÷ 1 000 = 72.2 （元）

任务案例 8-5： 重庆渝通机械有限公司 2017 年 5 月，生产 A 产品 10 000 千克，耗用直接材料 100 000 元，在生产 A 产品的过程中生产出副产品 1 800 千克，按每千克副产品 2 元计价，这些副产品经过继续加工后可提炼出 B 产品 1 600 千克，生产 A 产品和 B 产品共发生直接人工费用 8 000 元，制造费用 22 000 元，A 产品和 B 产品的生产工时分别为 19 000 小时和 1 000 小时，两种产品月末都有在产品。成本计算结果如表 8-12、表 8-13、表 8-14 所示。

表 8-12　直接人工和制造费用分配表

产品名称	生产工时/小时	直接人工		制造费用	
		分配率	金额/元	分配率	金额/元
A 产品	19 000	$\frac{8\,000}{20\,000} = 0.4$	7 600	$\frac{22\,000}{20\,000} = 1.1$	20 900
B 产品	1 000		400		1 100
合计	20 000	8 000		22 000	

表 8 – 13　主产品（A 产品）成本计算单

2017 年 5 月　　　　　　　　　　　　　产量：10 000 千克　　　　　　　　　金额单位：元

项目	直接材料	直接人工	制造费用	合计
本月费用	100 000	7 600	20 900	128 500
扣除副产品价值（1 800 ×2）	– 3 600			– 3 600
总成本	96 400	7 600	20 900	124 900
单位成本	9.64	0.76	2.09	12.49

表 8 – 14　副产品（B 产品）成本计算单

2017 年 5 月　　　　　　　　　　　　　产量：1 600 千克　　　　　　　　　金额单位：元

项目	直接材料	直接人工	制造费用	合计
本月费用	3 600	400	1 100	5 100
单位成本	2.25	0.25	0.69	3.19

【知识拓展】

　　副产品与联产品之间既有区别又有联系。两者的相同之处主要在于生产过程。副产品与联产品都是联合生产过程的产物，属于同源产品，都不可能按每种产品归集生产费用，联产过程结束后，有的产品可以直接出售，有的需进一步加工后出售。

　　两者的区别主要在于价值大小。副产品的销售收入相对主要产品而言微乎其微，在企业全部产品销售总额中所占比重较小，对企业效益影响不大，是企业的次要产品，不是企业生产经营活动的主要目标；联产品销售价格较高，是企业的主要产品，是企业生产经营活动的主要目标。

任务2　运用定额法计算成本

【任务描述】

　　（1）定额法不仅是一种产品成本的计算方法，而且是一种对产品成本进行控制的方法，掌握定额法在成本计算实务中的运用。

　　（2）在成本核算实务中运用定额法时，要充分考虑脱离定额差异、定额变动差异和材料成本差异等成本影响因素。

【相关知识】

2.1　定额法概述

　　定额法是以产品的定额成本为基础，加、减脱离定额差异和定额变动差异计算产品实际成本的一种方法。这是为了加强成本管理，进行成本控制而采用的一种成本计算与成本管理相结合的方法。定额法下，产品的实际成本是由定额成本、脱离定额差异和定额变动差异三个因素组成的，计算公式为：

　　产品实际成本 = 产品定额成本 ± 脱离定额差异 ± 定额变动差异

　　定额法是企业为了将成本核算和成本控制结合起来而采用的一种成本计算辅助方法，它通常与生产类型没有直接关系，无论何种生产类型，只要企业的定额管理制度比较健全，定额管理工作基础较好且产品的生产已经定型，消耗定额比较准确、稳定，就可采用定额法计算产品成本。定额法主要有以下特点：

（1）事先制定产品的各项消耗定额、费用定额和定额成本，作为成本控制的目标、成本计算的基础。

（2）在发生生产耗费时，将符合定额的费用和发生的差异分别核算，以加强对生产费用的日常控制。

（3）定额法下，成本计算建立在日常揭示差异的基础之上。月末计算产成品成本时，根据产品的定额成本，加减各种成本差异，调整计算出完工产品的实际成本，为成本的定期分析和考核提供依据。

2.2 定额法的成本计算程序

2.2.1 基本操作步骤

第一步：事先制定产品定额成本。根据消耗定额和费用定额，按照产品品种和规定的成本项目，计算产品定额成本，编制产品定额成本计算表。

第二步：按成本计算对象设置产品成本明细账。专栏内各成本项目应分设"定额成本""脱离定额差异""定额变动差异"等小栏。

第三步：在定额成本修订的当月，应调整月初在产品的定额成本，计算月初定额变动。

第四步：生产费用发生时，按成本项目将符合定额的费用和脱离定额的差异分别核算，并予以汇总。

第五步：按确定的成本计算基本方法，汇集各项费用和定额成本差异，按一定标准在完工产品和在产品之间进行分配。

第六步：将本月完工产品的定额成本加减各种差异，调整计算出完工产品的实际成本。

2.2.2 定额成本的制定

产品的定额成本一般由企业的计划、技术、会计等部门共同制定。若产品的零、部件不多，一般先计算零件定额成本，然后再汇总计算部件和产品的定额成本，零、部件定额成本还可作为在产品和报废零、部件计价的依据。若产品的零、部件较多，可不计算零件定额成本，直接计算部件定额成本，然后汇总计算产品定额成本；或者根据零部件的定额卡直接计算产品定额成本。定额成本计算公式如下：

原材料费用定额 ＝ 产品原材料消耗定额 × 原材料计划单价

生产工资费用定额 ＝ 产品生产工时定额 × 计划小时工资率

其他费用定额 ＝ 产品生产工时定额 × 计划小时费用率

2.2.3 脱离定额差异的计算

脱离定额差异是实际生产费用与定额成本的差异，超支、节约分别用正负号表示，计算脱离定额差异是定额法的重要内容。

1. 原材料脱离定额差异的计算

原材料脱离定额差异的计算方法一般有限额法（适用于实行限额领料制度的企业）、切割核算法（适用于需要切割后才能加工的材料定额差异的计算）和定期盘存法等。

基本计算公式：

原材料脱离定额差异 = 原材料计划价格费用 - 原材料定额费用

= 实际消耗量×材料计划单价 - 定额消耗量×材料计划单价

=（实际消耗量 - 定额消耗量）×材料计划单价（量差）

原材料脱离定额差异的计算方法也适用于企业自制半成品。

任务案例8-6： 重庆渝通机械有限公司生产产品实行限额领料制度，本月投产甲产品1 000件，其主要耗材 A 材料的单位产品消耗定额数量为 3 千克，A 材料计划单价 5 元。本期限额领料凭证领用 A 材料数量为 3 000 千克，差异凭证中显示超领 A 材料 100 千克，车间期初有 A 材料余料 8 千克，期末有 A 材料余料 10 千克，计算甲产品的原材料定额差异。

任务处理：

原材料的实际消耗量 = 3 000 + 100 + 8 - 10 = 3 098（千克）

原材料的定额消耗量 = 1 000×3 = 3 000（千克）

本期材料定额差异额 =（3 098 - 3 000）×5 = 490（元）

2. 生产工时和生产工资脱离定额差异的计算

（1）计件工资制下，生产工人工资属于直接计入费用，其脱离定额差异的计算与原材料脱离定额差异的计算相似。

（2）计时工资制下，生产工人工资属于间接计入费用，其脱离定额差异不能在平时按照产品直接计算，只有在月末实际生产工人工资确定以后，才可按以下公式计算：

某产品生产工资脱离定额的差异 = 该产品实际生产工资 - 该产品定额生产工资

=（该产品实际生产工时×实际小时工资率）-

（该产品定额生产工时×计划小时工资率）

其中：

$$实际小时工资率 = \frac{某车间实际生产工人工资总额}{该车间实际生产工时总额}$$

$$计划小时工资率 = \frac{某车间计划产量的定额生产工人工资}{该车间计划产量的定额生产工时}$$

某产品实际完成的定额工时 =（该产品本月完工产品产量 + 月末在产品约当产量 - 月初在产品约当产量）×单位产品工时定额

任务案例8-7： 重庆渝通机械有限公司本月生产乙产品，计划工资额为 960 000 元，计划产量工时为 30 000 小时，实际产量的定额工时为 33 000 小时，实际工资为 1 050 000 元，实际工时为 35 000 小时，计算乙产品的工资定额差异。

任务处理：

实际小时工资率 = 1 050 000÷35 000 = 3（元/小时）

计划小时工资率 = 960 000÷30 000 = 32（元/小时）

乙产品工资定额差异 = 35 000×30 - 33 000×32 = 6 000（元）

其中：

工时变动影响 = 32×（35 000 - 33 000）= 64 000（元）

工资率变动影响 =（30 - 32）×35 000 = -70 000（元）

3. 制造费用脱离定额差异的计算

制造费用通常与计时工资一样，属间接计入费用，其脱离定额差异不能在平时按照产品直接计算，只有在月末按照以下公式计算：

某产品制造费用脱离定额差异＝该产品制造费用实际分配额－该产品实际完成定额工时×计划小时制造费用分配率

制造费用按生产工时分配时，脱离定额差异产生的原因，也是由工时差异和每小时分配率差异两个因素构成的，从这一点上看，同生产工人的计时工资相似。

4. 材料成本差异的分配

定额法下，原材料的日常核算一般按计划成本进行，原材料脱离定额差异只是以计划单价反映的消耗量上的差异（量差），未包括价格因素。因此，月末计算产品的实际原材料费用时，需计算所耗原材料应分摊的成本差异，即所耗原材料的价格差异（价差）。公式如下：

某产品应分配的原材料成本差异＝（该产品原材料定额费用 ± 原材料脱离定额差异）× 材料成本差异率

＝实际消耗量×材料计划单价×材料成本差异率

2.2.4　定额变动差异的计算

1. 定额变动差异的概念

定额变动差异是指由于修订消耗定额或生产耗费的计划价格而产生的新旧定额之间的差额。定额变动差异是定额本身变动的结果，与生产费用支出的超支和节约情况无关。

定额变动差异不是经常发生的，因而不需要经常核算，只有在发生定额变动时才需考虑，另外，由于定额变动差异是与某一种产品相联系的，一般是可以直接计入该产品的成本，这些均与前述脱离定额差异不同。

2. 定额变动差异的计算

定额成本的修订一般在月初、季初或年初定期进行，但在定额变动的月份，月初在产品的定额成本仍然按照旧的定额计算，因此需要按新定额计算月初在产品的定额变动差异，用以调整月初在产品的定额成本。定额变动的计算应分别按照成本项目进行，公式如下：

月初在产品定额变动差异＝（新定额－旧定额）×月初在产品中定额变动的零部件数量

为简化计算工作，可按以下公式计算：

月初在产品定额变动差异＝按旧定额计算的月初在产品费用×（1－定额变动系数）

定额变动系数＝按新定额计算的单位产品费用÷按旧定额计算的单位产品费用

【小知识】

月初在产品定额变动差异通常表现为月初在产品价值的降低，此时，应从月初在产品定额费用中扣除该项差异，加入本月产品成本；反之，月初在产品增值的差异则应加入月初在产品定额费用中，同时，从本月产品成本中扣除同等金额。

2.3　定额法的应用

任务案例8－8：重庆渝通机械有限公司月初在产品300件，材料定额成本按上月原定额为每件30元，共计9 000元。从本月初起，每件材料的定额成本下调为25元。本月投产1 000件，实际发生材料费用27 000元，本月产品1 300件全部完工，计算本月完工产品的实际材料成本。

任务处理：

定额成本合计＝月初在产品材料定额成本±月初在产品材料定额成本调整额＋本月投产

产品的材料定额成本

$= 9\ 000 - (30 - 25) \times 300 + 25 \times 1\ 000$

$= 32\ 500$（元）

完工产品的实际材料成本 = 定额成本合计 ± 材料脱离定额差异 ± 材料定额变动差异

$= 32\ 500 + (27\ 000 - 25\ 000) + 1\ 500$

$= 36\ 000$（元）

定额变动不是当月工作的结果，一般不宜全部计入当月完工产品成本，通常是在完工产品和在产品之间进行分配。可采用以下公式：

$$定额变动差异分配率 = \frac{定额变动差异合计}{完工产品和在产品的定额成本合计}$$

在产品应负担的定额变动差异 = 在产品定额成本 × 定额变动差异分配率

完工产品应负担的定额变动差异 = 定额变动差异合计 - 在产品应负担的定额变动差异

任务案例 8 - 9：重庆渝通机械有限公司 2017 年 5 月生产甲产品的有关资料如下：

（1）产量记录如表 8 - 15 所示。

表 8 - 15　甲产品本月产量记录

单位：件

产品名称	月初在产品	本月投产	本月完工产品	月末在产品
甲产品	20	80	70	30

（2）定额成本资料如表 8 - 16 所示。

表 8 - 16　定额成本资料

成本项目	计划单价/元	消耗定额		定额成本/元		定额变动差异	
		上月	本月	上月	本月	数量/千克	金额/元
直接材料	5	120 千克	114 千克	600	570	-6	-30
直接人工	2	100 小时	100 小时	200	200		
制造费用	1	100 小时	100 小时	100	100		
合计				900	870	-6	-30

（3）月初在产品成本资料见表 8 - 17。

表 8 - 17　月初在产品成本资料

单位：元

成本项目	月初在产品	
	定额成本	定额差异
直接材料	12 000	400
直接人工	2 000	100
制造费用	1 000	80
合计	15 000	580

（4）其他资料。

①原材料于生产开始时一次投入。

②直接材料成本差异率为 -1%，全部由完工产品负担。

③定额变动差异全部由完工产品负担。

④本期直接材料脱离定额差异（ -1 000），直接人工脱离定额差异（ +200），制造费用脱离定额差异（ -70）。

要求：根据以上资料编制生产成本明细账。

任务处理：

在定额法下，产品实际成本的计算和其他成本计算方法一样，生产成本明细账也要列出产品成本项目。由于定额法下实际成本计算是在定额成本的基础上加减定额差异、定额变动差异和材料成本差异求得的，所以生产成本明细账还应设置定额成本、定额差异、定额变动差异、材料成本差异专栏。甲产品成本明细账如表 8 - 18、表 8 - 19、表 8 - 20 所示。

表 8 - 18　产品成本明细账（一）

产品名称：甲产品　　　　　　　　　　2017 年 5 月　　　　　　　　　完工产量：70 件

成本项目	月初在产品/元		月初在产品定额成本/元		本月生产费用/元		
	定额成本（1）	脱离定额差异（2）	定额成本调整（3）	定额变动差异（4）	定额成本（5）	脱离定额差异（6）	材料成本差异（7）
直接材料	12 000	400	-600	+600	45 600	-1 000	-446
直接人工	2 000	100			16 000	+200	
制造费用	1 000	80			8 000	-70	
成本合计	15 000	580	-600	+600	69 600	-870	-466

表中数据说明：

（1）、（2）栏根据月初在产品成本资料填列。

（3）、（4）栏根据月初在产品定额成本填列。

材料定额变动系数 = 570 ÷ 600 = 0.95

材料定额成本调整 = 12 000 × （0.95 - 1） = -600 （元）

月初在产品材料定额变动差异 = 12 000 × （1 - 0.95） = 600 （元）

（5）栏根据本月投产量和定额成本资料计算填列。

直接材料 = 570 × 80 = 45 600 （元）

直接人工 = 200 × 80 = 16 000 （元）

制造费用 = 100 × 80 = 8 000 （元）

（6）栏根据有关脱离定额差异资料填列。

（7）栏 = ［（5）栏 + （6）栏］ × （ -1%） = （45 600 - 1 000） × （ -1%） = -446（元）

表 8-19 产品成本明细账（二）

成本项目	生产费用合计/元				脱离定额差异	产成品成本/元	
	脱离定额差异（14）	定额成本（8）	脱离定额差异（9）	材料成本差异（10）	定额变动差异（11）	分配率（12）	定额成本（13）
直接材料	57 000	-600	-446	+600	-1.05%	39 900	-419
直接人工	18 000	+300			1.67%	14 000	234
制造费用	9 000	+10			0.11%	7 000	8
成本合计	84 000	-290	-446	+600		60 900	-177

表中数据说明：

（8）栏 =（1）栏 +（3）栏 +（5）栏

（9）栏 =（2）栏 +（6）栏

（10）栏 =（7）栏

（11）栏 =（4）栏

（12）栏脱离定额差异率：

直接材料脱离定额差异率 = -600 ÷ 57 000 × 100% = -1.05%

直接人工脱离定额差异率 = 300 ÷ 18 000 × 100% = 1.67%

制造费用脱离定额差异率 = 10 ÷ 9 000 × 100% = 0.11%

（13）栏用完工产量分别乘以定额成本资料填列。

直接材料 = 570 × 70 = 39 900（元）

直接人工 = 200 × 70 = 14 000（元）

制造费用 = 100 × 70 = 7 000（元）

（14）栏 =（12）栏 ×（13）栏

表 8-20 产品成本明细账（三）

成本项目	产成品成本/元			月末在产品成本/元	
	材料成本差异（15）	定额变动差异（16）	实际成本（17）	定额成本（18）	脱离定额差异（19）
直接材料	-446	+600	39 635	17 100	-181
直接人工			14 234	4 000	+66
制造费用			7 008	2 000	+2
成本合计	-446	+600	60 877	23 100	-113

表中数据说明：

（15）栏 =（10）栏

（16）栏 =（11）栏

（17）栏 =（13）栏 +（14）栏 +（15）栏 +（16）栏

（18）栏 =（8）栏 -（13）栏

（19）栏 =（9）栏 -（14）栏

【小知识】

两种辅助计算方法的适用范围和特点对比

分类法适用于产品品种繁多，且可划分为若干类别的企业或车间；分类法与产品生产类型没有直接联系，因而可应用于各种类型的生产。其特点是先划分产品类别（可根据产品的结构、所用原材料及工艺过程不同等标准），按照产品类别设立产品成本明细账，用以归集产品的生产费用，计算各类产品成本；然后选择适宜的分配标准，在类别中的产品之间进行费用分配，由此计算各种产品的成本。

定额法适用于企业定额管理制度较健全、定额管理工作基础较好或产品的生产已定型，消耗定额较准确、稳定的情况。其特点是事先制定定额，分别计算符合定额差异和脱离定额差异，月末以定额成本为基础加减各种成本差异来计算完工产品实际成本。

【项目训练】

一、简答题

1. 什么是分类法？其基本计算程序是怎样的？

2. 什么是副产品？副产品计价的方法有哪几种？

3. 什么是定额法？其基本运用条件是什么？

4. 什么是定额变动差异？

二、单项选择题

1. 产品成本计算的分类法，主要是为了（　　　）而采用的一种辅助成本计算方法。

A. 加大成本管理，进行成本控制

B. 正确在完工产品与在产品之间分配间接费用

C. 及时计算产品成本

D. 简化成本计算工作

2. 系数法是（　　）的一种，系数一经确定，不应任意变更。

A. 分批法　　　　B. 分类法　　　　C. 分步法　　　　D. 定额法

3. 下列成本计算方法中，与产品生产类型没有直接联系的是（　　　）。

A. 品种法　　　　B. 分批法　　　　C. 分类法　　　　D. 简化分批法

4. 如果副产品的售价不能抵偿其销售费用，则副产品（　　　）。

A. 按计划成本计价　　　　　　　　B. 按实际成本计价

C. 不应计价　　　　　　　　　　　D. 按定额成本计价

5. （　　　）是产品成本的定额工作、核算工作和分析工作有机结合起来，将事前、事中、事后反映和监督融为一体的一种产品成本计算方法和成本管理制度。

A. 品种法　　　　B. 分批法　　　　C. 分步法　　　　D. 定额法

三、多项选择题

1. 类内各种产品之间分配费用的标准有（　　　）。

A. 定额消耗量　　　B. 定额费用　　　C. 售价　　　D. 产品的体积

2. 采用系数法，一般在同类产品中选择（　　）的产品作为标准产品，把这种产品的分配标准额的系数确定为"1"。

A. 产量较大、生产比较稳定　　　　　B. 产量最小

C. 售价最高　　　　D. 规格适中　　　　E. 产量最大

3. 在脱离定额差异的核算中，与原材料定额差异核算方法相同或类似的有（　　　）。

A. 自制半成品　　　　　　　　　　B. 计件工资形式下的生产工人工资

C. 计时工资形式下的生产工人工资　　D. 制造费用

4. 在定额法下，产品的实际成本是由（　　）三个因素组成的。

A. 产品定额成本　　B. 脱离定额差异　　C. 定额变动差异　　D. 分配系数

四、判断题

1. 采用产品成本计算的分类法，各成本项目只能采用同一种分配标准进行分配。

（　　　）

2. 分类法中的系数一经确定，不应任意变更。　　　　　　　　　　　（　　　）

3. 工业企业的副产品如果加工处理所需时间不长、费用不大，为简化成本计算工作，可按计划单位成本计价，而不计算副产品的实际成本。　　　　　　　（　　　）

4. 定额成本是一种目标成本，是企业进行成本控制和考核的依据。　　（　　　）

5. 定额成本一般是国家或上级机构对企业下达的指令性指标，企业可以不制定定额成本。

（　　　）

五、业务分析题

1. 某企业大量生产 A、B、C、D 四种产品，因为四种产品的生产工艺比较相似，企业将其合并为一类（甲类），采用分类法进行成本核算。2017 年 6 月的相关资料如下。

（1）甲类产品的生产成本明细账资料见下表：

生产成本明细账

产品类别：甲类

产品名称：（A 产品、B 产品、C 产品、D 产品）　　　　　　　　　　单位：元

项目	直接材料	直接人工	制造费用	合计
月初在产品成本	9 300	13 500	15 600	38 400
本月发生费用	13 850	42 500	28 760	85 110
合计	23 150	56 000	44 360	123 510
完工产品成本	19 320	49 750	31 840	100 910
月末在产品成本	3 830	6 250	12 520	22 600

（2）产品成本在类内产品间的分配方法是：材料费用按系数比例分配，系数按材料定额费用计算，A 产品为标准产品；工资及福利费、制造费用按各种产品的定额工时比例分配。本月的定额资料见下表。

完工产品定额标准表

项目 产品	材料消耗定额/（元·件$^{-1}$）	工时定额/（工时·件$^{-1}$）
A 产品	100	20
B 产品	200	50
C 产品	150	30
D 产品	300	60

（3）本月 A 产品完工 200 件，B 产品完工 150 件，C 产品完工 80 件，D 产品完工 100 件。

要求：用分类法计算各种产品的成本，并填制以下两表。

产品成本系数计算表

项目 产品	材料消耗定额/ （元·件⁻¹）	原材料成本系数	工时定额/ （工时·件⁻¹）	工时定额系数
A 产品	100		20	
B 产品	200		50	
C 产品	150		30	
D 产品	300		60	

甲类完工产品成本费用分配表
2017 年 6 月　　　　　　　　　　　　金额单位：元

产品名称	产量/件	直接材料			直接人工			制造费用			合计	单位成本
		总系数	分配率	分配额	总系数	分配率	分配额	总系数	分配率	分配额		
A 产品	200											
B 产品	150											
C 产品	80											
D 产品	100											
合计												

2. 基本情况如第 1 题，但产品成本在类内产品间的分配方法是以售价为标准进行综合系数的计算分配（设定 A 产品为标准产品），四种产品的单位售价见下表。

完工产品售价确认表

项目 产品	本期实际产量/件	单位售价/（元·件⁻¹）
A 产品	200	200
B 产品	150	400
C 产品	80	250
D 产品	100	500

要求：用分类法计算各种产品的成本，并填制下表。

甲类完工产品成本费用分配表

2017 年 6 月

产品名称	产量/件	单位产品系数	总系数	分配率	分配额/元	单位成本
A 产品	200					
B 产品	150					
C 产品	80					
D 产品	100					
合计	—					

3. 企业 2017 年 5 月，在生产 A 产品的同时，生产出副产品 B，B 副产品分离后需进一步加工才能出售。本月 A 产品及其副产品 B 共同发生成本 50 000 元，其中直接材料占 40%，直接人工占 35%，制造费用占 25%。B 副产品进一步加工发生直接人工费用 800 元，制造费用 500 元，本月生产 A 产品 1 000 千克，B 副产品 800 千克，B 副产品的单位售价为 20 元，单位税金和利润合计 5 元。

要求：试计算主产品和副产品的成本，并填制下表。

副产品成本计算单

产品：B 产品　　　　　　　　　　2017 年 5 月　　　　　　　　　　产量：800 千克

成本项目	分摊的联合成本	可归属的成本	副产品总成本	副产品单位成本
直接材料				
直接人工				
制造费用				
合计				

4. 基本资料如第 3 题，假定 B 副产品的计划单位成本为 12 元，其中直接材料 5 元，直接人工 4 元，制造费用 3 元。在副产品按计划单位成本计价的情况下，计算主产品（A 产品）的成本，并编制以下成本计算单。

主产品成本计算单

产品：A 产品　　　　　　　　　　2017 年 5 月　　　　　　　　　　产量：1 000 千克

摘要	直接材料	直接人工	制造费用	合计
本月生产费用				
减：B 产品成本				
本月合计				
产品总成本				
产品单位成本				

5. 某企业生产甲产品，本月期初在产品 60 台，本月完工产品数量 500 台，期末在产品数量 120 台，原材料是开工时一次投入，单位产品材料消耗定额为 10 千克，材料计划单价为 4 元/千克。本月材料限额领料凭证登记为 5 600 千克，材料超限额领料凭证登记数量为 400 千克，期初车间有余料 100 千克，期末车间盘存余料为 300 千克。

要求：计算本月产品的原材料脱离定额差异。

6. 某企业生产甲产品，单位产品的工时定额为 4 小时，本月实际完工产品产量为 1 500 件。月末在产品数量为 200 件，完工程度为 80%；月初在产品数量为 100 件，完工程度为 60%。计划工时人工费为 3 元，实际生产工时为 6 200 小时，实际工时人工费为 3.1 元。

要求：计算甲产品人工费脱离定额差异。

7. 某厂甲产品采用定额法计算成本，本月有关甲产品原材料费用的资料如下：

①月初在产品定额费用为 1 400 元，月初在产品脱离定额的差异为节约 20 元，月初在产品定额费用调整为降低 20 元。定额变动差异全部由完工产品负担。

②本月定额费用为 5 600 元，本月脱离定额的差异为节约 400 元。

③本月原材料成本差异为节约 2%，材料成本差异全部由完工产品负担。

④本月完工产品的定额费用为 6 000 元。

要求：

①计算月末在产品原材料定额费用。

②分配原材料脱离定额差异。

③计算本月原材料费用应分配的材料成本差异。

④计算本月完工产品和月末在产品成本应负担的原材料实际费用。

成本报表的编制与分析

项目介绍 ///

编制成本报表是成本会计的一项重要内容。成本报表是用来反映和监督制造企业一定时期产品成本水平、考核成本计划完成情况以及生产费用预算执行情况的书面报告。在这一项目里,我们的任务就是将日常核算的成本资料分类、综合,以书面报告的形式编制成本报表,并分析成本升降的原因,以便决策者及时了解成本相关数据,进行成本分析和成本控制,提高企业成本管理的质量。

学习目标 ///

1. 了解成本报表的作用、种类和特点。
2. 能编制全部产品生产成本表、主要产品单位成本表、制造费用明细表。
3. 能熟练运用比较分析法、比率分析法和因素分析法对成本资料进行分析。

教学导航 ///

会计报表是企业依据日常核算资料进行归集、汇总、加工而成的一个完整的报告体系。通过这一报告体系可以反映企业一定时日的经营成果和财务状况信息,从而满足企业内外各方了解、分析、考核企业经济效益的需要。企业会计报表分为两大类:一类为向外报送的会计报表,如资产负债表、利润表、现金流量表,其格式和编制说明由企业会计制度做出规定;另一类为企业内部管理需要的报表,如成本报表等,其种类、格式和编制说明由企业自行规定。成本报表是企业内部报表中的主要报表,本项目主要阐述成本报表的编制方法及分析方法。

任务1 编制成本报表

【任务描述】

(1)成本报表可以分析成本计划执行情况,挖掘成本节约潜力,为成本预测、决策等提供重要依据,必须了解其种类及编制要求。

(2)掌握产品成本报表、主要产品单位成本报表和各种费用报表的结构及其编制方法。

【相关知识】

1.1　认识成本报表

成本报表是根据产品成本和期间费用的日常核算资料以及其他有关资料编制的，用来反映和监督企业一定期间产品成本和期间费用水平及其构成情况的报告文件。通过成本报表，可以反映企业一定时期成本升降变动情况、成本计划完成情况，为进行成本考核分析提供资料，为企业管理者进行决策提供有用的成本核算信息。编制成本报表是成本会计工作的一项重要内容。

1.1.1　成本报表的作用

成本是反映企业各项工作质量的综合指标。随着企业经营机制的转换和市场竞争的加剧，成本水平将成为衡量乃至决定企业前途和命运的重要因素。企业应当强化自身的成本责任，加强企业内部成本管理工作。为了反映、监督、考核和分析企业生产费用预算和产品成本计划的执行情况及其结果，使日常成本核算取得的各种资料得到充分有效的利用，企业必须定期或不定期地编制成本报表。成本报表的作用主要表现在以下几个方面：

1. 分析、考核成本计划的执行情况

企业及其上级主管机构利用成本报表，可以分析、考核企业成本、费用计划的执行情况，评价企业工作质量，促使企业降低成本、节约费用，从而提高企业的经济效益，增加国家财政收入。

2. 挖掘成本节约潜力，有效控制生产消耗

通过成本报表分析，可以揭示成本差异对产品成本升降的影响，发现产生差异的原因，查明经济责任，并有针对性地采取措施，进一步提高企业生产技术和经济管理水平，挖掘节约费用支出和降低产品成本的潜力，提高企业的经济效益。

3. 为成本预测、决策等提供重要依据

成本报表所提供的实际成本费用资料，不仅可以满足企业加强日常成本费用控制的需要，而且是企业进行成本、费用和利润预测的依据，也是制定有关生产经营决策，编制成本、费用和利润计划，确定产品价格的重要依据。

1.1.2　成本报表的种类

1. 成本报表按反映的内容分类

成本报表按其反映的内容可分为反映成本计划完成情况的报表和反映费用支出情况的报表。

（1）反映成本计划完成情况的报表。这类成本报表重在揭示企业为生产一定产品所耗费的成本费用是否达到预定的目标。表中主要列示了报告期的实际成本水平以及计划成本水平、历史先进水平、同行业先进水平等。通过分析比较，揭示差异及产生原因，提出改进成本管理的措施，为挖掘降低产品成本的潜力提供资料。该类报表主要有产品生产成本表、主要产品单位成本表等。

（2）反映费用支出情况的报表。这类成本报表重在揭示企业一定时期内生产经营费用支出的总额及其构成情况。通过分析比较，可以了解费用支出的合理程度和变化趋势，为正确制定费用预算、考核各项消耗和支出指标的完成情况、有效控制费用支出提供资料。该类报表主要有制造费用明细表、管理费用明细表、销售费用明细表和财务费用明细表等。

2. 按成本报表的编制时间分类

成本报表按其编制时间可分为定期报表和不定期报表。

（1）定期报表。定期报表是为了满足企业日常成本管理的需要，及时反馈成本信息而编制的。定期报表按编制时间分为年报、季报、月报、旬报、日报等。

（2）不定期报表。不定期报表是为了满足企业内部管理的特殊要求而在需要时编报的。

1.1.3 编制和报送成本报表的要求

成本报表的编制和报送必须数字真实、计算准确、内容完整、报送及时。

1. 数字真实

数字真实是编制成本报表的基本要求，只有报表的数字真实可靠，如实反映企业费用、成本的水平和构成，才有利于企业管理当局正确进行成本分析和成本决策。

2. 计算准确

计算准确是指成本报表中的各项指标数据必须按照企业在设置成本报表时规定的方法计算，报表中的各种相关数据应当核对相符。

3. 内容完整

内容完整是指企业成本报表的种类应当完整，能全面地反映企业各种费用成本的水平和构成情况；同一报表的各个项目内容应当完整，必须填报齐全。

4. 报送及时

报送及时是指企业必须及时编制和报送成本报表，以充分发挥成本报表在指导生产经营活动中的作用。为了体现成本报表编制和报送的及时性，企业的成本报表，可以定期或不定期编报，并及时提供给有关部门负责人和成本管理责任者，以便及时采取措施控制支出，节约费用，降低成本。

1.2 产品生产成本表的编制

产品生产成本表是反映企业在报告期内生产的全部产品总成本的报表。该表一般分为两种：一种按成本项目反映，另一种按产品品种和类别反映。两种报表的结构、作用和编制方法各不相同。

1.2.1 按成本项目反映的产品生产成本表的编制

按成本项目反映的产品生产成本表是按成本项目汇总，反映企业在报告期内发生的全部生产费用和全部产品总成本。

按成本项目反映的产品生产成本表一般可以分为生产费用和产品成本两部分，其中生产费用部分按照成本项目反映报告期内发生的各种生产费用及其合计数。产品生产成本部分是在生产费用合计数的基础上，加上在产品和自制半成品的期初余额，减去在产品和自制半成品的期末余额，最后计算出的产品生产成本的合计数。这些费用和成本，还可以按上年实际数、本年计划数、本月实际数和本年累计实际数分栏反映。

任务案例9-1：重庆渝通机械有限公司2016年12月份按成本项目反映的产品生产成本如表9-1所示。

表 9－1 产品生产成本表（按成本项目编制）

编制单位：重庆渝通机械有限公司　　　　　2016 年 12 月　　　　　　　　　单位：元

项目	行次	上年实际	本年计划	本月实际	本年累计实际
生产费用					
直接材料	1	650 000	660 000	55 000	680 000
其中：原材料	2	550 000	530 000	45 000	580 000
燃料及动力	3	100 000	130 000	10 000	100 000
直接人工	4	300 000	310 000	26 000	335 000
其他直接费用	5				
制造费用	6	250 000	245 000	21 000	260 000
生产费用合计	7	1 200 000	1 215 000	102 000	1 275 000
加：在产品和自制半成品期初余额	8	65 000	61 000	60 000	63 000
减：在产品和自制半成品期末余额	9	53 000	54 000	58 000	61 000
产品生产成本合计	10	1 212 000	1 222 000	104 000	1 277 000

（1）按成本项目反映的产品生产成本表编制方法如下：

①"上年实际"应根据上年 12 月份产品生产成本表的"本年累计实际"数填列。

②"本年计划"应根据成本计划有关资料填列。

③"本年累计实际"应根据"本月实际"加上上月"本年累计实际"计算填列。

④按成本项目反映的本月各种生产费用数，根据各种产品成本明细账所记本月生产费用合计数，按照成本项目分别汇总填列。

⑤期初、期末在产品、自制半成品的余额，根据各种成本明细账的期初、期末在产品成本和各种自制半成品明细账的期初、期末余额分别汇总填列。

⑥"产品生产成本合计"根据表中的"生产费用合计"，加上在产品、自制半成品期初余额，减去在产品、自制半成品期末余额计算填列。

（2）按成本项目反映的产品生产成本表的作用：

①可以反映报告期内全部产品生产费用的支出情况和各种费用的构成情况，并据以进行生产费用支出的一般评价。

②将 12 月份该表本年累计实际生产费用与本年计划和上年实际生产费用相比较，可以考核和分析年度生产费用计划的执行结果以及本年生产费用相比上年的升降情况。

③将表中各期产品生产成本合计数与该期的产值、销售收入或利润进行对比，可以计算成本产值率、成本销售收入率或成本利润率，还可以考核和分析各期的经济效益状况。

④将 12 月份该表本年累计实际产品生产成本与本年计划数和上年实际数相比较，还可以考核和分析年度产品生产总成本计划的执行结果，以及本年产品生产总成本相比上年的升降情况，并据以分析影响产品成本升降的各种因素。

1.2.2　按产品品种和类别反映的产品生产成本表的编制

按产品品种和类别反映的产品生产成本表是按产品品种和类别汇总，反映工业企业在报告期内生产的全部产品的单位成本和总成本的报表。

按产品品种和类别反映的产品生产成本表可以分为基本报表和补充资料两部分。基本报表部分横向可以分为产量、单位成本、本月总成本和本年累计总成本四个专栏，按照产品种类分别反映本月产量、本年累计产量、上年实际成本、本年计划成本、本月实际成本和本年累计实际成本。纵向按可比产品和不可比产品分别反映其单位成本和总成本。补充资料部分反映企业可比产品成本降低额和降低率。

任务案例9-2： 重庆渝通机械有限公司2016年12月份按产品品种和类别反映的产品生产成本表见表9-2。

表9-2　产品生产成本表（按产品品种和类别编制）

企业名称：重庆渝通机械有限公司　　　　2016年12月　　　　　　　　单位：千元

产品名称	计量单位	产量			单位成本				本月总成本			本年累计总成本		
		本年（月）计划	本月实际	本年累计实际	上年实际平均	本年计划	本月实际	本年累计平均	按上年实际平均单位成本计算	按本年计划单位成本计算	本月实际	按上年实际平均单位成本计算	按本年计划单位成本计算	本年实际
		(1)	(2)	(3)	(4)	(5)	(6)=(10)/(2)	(7)=(13)/(3)	(8)=(2)×(4)	(9)=(2)×(5)	(10)	(11)=(3)×(4)	(12)=(3)×(5)	(13)
可比产品合计	—	—	—	—	—	—	—	—	4 600	4 410	4 680	56 100	53 910	54 800
其中：A产品	台	550	45	570	80	78	82.2	78.9	3 600	3 510	3 700	45 600	44 460	45 000
B产品	件	200	20	210	50	45	49	46.7	1 000	900	980	10 500	9 450	9 800
不可比产品合计	—	—	—	—	—	—	—	—	—	555	570	—	4 585	4 300
其中：C产品	件	30	3	28		100	103.3	92.9		300	310		2 800	2 600
D产品	台	20	3	21		85	86.7	81		255	260		1 785	1 700
产品生产成本合计	—	—	—	—	—	—	—	—		4 965	5 250		58 495	59 100

补充资料：

①可比产品成本降低额为1 300千元。

②可比产品成本降低率为2.32%。

③按现行价格计算的商品产值为132千元。

④产值成本率为44.77%（本年计划产值成本率44%）。

（1）按产品品种和类别反映的产品生产成本表的编制方法如下：

①"产品名称"按照企业所生产各种可比产品和不可比产品的名称填列。

②"产量"栏目中的"本月实际"和"本年累计实际"分别根据完工产品明细账的本月和从年初起至本月末止各种产品的实际产量填列，"本年计划"根据企业生产计划填列。

③"单位成本"栏目中的"上年实际平均"根据上年本表年末的"本年累计实际平

均"填列，"本年计划"根据企业成本规划填列，"本月实际"和"本年实际平均"分别根据各种产品成本明细账的本月和从年初起至本月止各种产品的单位成本或平均单位成本填列。

④"本月总成本"栏目中的各项目分别按照各种产品本月实际产量与上年实际平均单位成本、本年计划单位成本及本月实际单位成本的乘积填列。

⑤"本年累计总成本"栏目中的各项目分别按照各种产品本年累计实际产量与上年实际平均单位成本、本年计划单位成本及本年累计实际单位成本的乘积填列。

补充报表部分的各项目分别按照下列公式计算填列：

可比产品成本降低额 = $\sum$ [（上年实际平均单位成本 − 本年实际平均单位成本）× 本年实际产量]

可比产品成本降低率 = 可比产品成本降低额 ÷ 可比产品按上年实际平均单位成本

根据表 9 − 2 中的数据，计算如下：

可比产品成本降低额 = 56 100 − 54 800

$\qquad$ = 1 300（千元）

可比产品成本降低率 = 1 300 ÷ 56 100

$\qquad$ = 2. 32%

⑥按现行价格计算的商品产值，根据有关统计资料填列。

⑦产值成本率指产品生产成本与商品产值的比率，通常以每百元商品产值总成本表示。其计算公式如下：

$$产值成本率 = \frac{产品生产成本}{商品产值} \times 100\%$$

根据表 9 − 2 中的数据，计算如下：

产值成本率 = 59 100 ÷ 132 000 × 100% = 44. 77%

需要说明的是，在按产品品种和类别反映的产品成本表中，对于主要产品，应按产品品种反映实际产量、单位成本，以及本月总成本和本年累计总成本；对于非主要产品，则可按照产品类别，汇总反映本月总成本和本年累计总成本。此外，企业在编制本表的同时，为了满足重点管理的需要，可另行编制"主要产品生产成本及销售成本表"，其项目及填列方法与本表相比，增加了销售数量和销售成本栏，这里不再赘述。

（2）按产品品种和类别反映的产品生产成本表的作用：

①可以分析和考核各种产品和全部产品本月和本年累计的成本计划的执行结果，对各种产品成本和全部产品成本的节约和超支情况进行一般的评价。

②可以分析和考核各种可比产品本月总成本、本年累计总成本与上年相比的升降情况。

③对于规定了可比产品成本降低计划的产品，可以分析和考核可比产品成本降低计划的执行情况，促使企业采取措施，不断降低产品成本。

④可以了解哪些产品成本节约较多、哪些产品成本超支较多，为进一步进行产品单位成本分析指明方向。

1.3　主要产品单位成本表的编制

主要产品单位成本表是反映企业在报告期内生产的各种主要产品单位成本构成情况的报表。

主要产品单位成本表可以分为按成本项目反映的单位成本和主要技术经济指标两部分。其中单位成本部分还可以分别反映历史先进水平、上年实际平均、本年计划、本月实际和本年累计实际平均的单位成本；技术经济指标部分反映主要产品每一单位产品所消耗的主要原材料、燃料和动力等的数量。

任务案例 9 - 3： 重庆渝通机械有限公司 2016 年 12 月份主要产品单位成本如表 9 - 3 所示。

表 9 - 3　主要产品成本表

2016 年 12 月

产品名称：丙产品　　　　　　　　　　　　　　　　　本月计划产量：125

产品规格：　　　　　　　　　　　　　　　　　　　　本年累计计划产量：1 180

计量单位：台　　　　　　　　　　　　　　　　　　　本月实际产量：117

销售单价：　　　　　　　　　　　　　　　　　　　　本年累计实际产量：1 200

成本项目	行次	历史先进水平	上年实际平均	本年计划	本月实际	本年累计实际平均
		1	2	3	4	5
直接材料	1	100	108	103	105	102
直接人工	2	60	64	62	61	66
制造费用	3	50	57	58	56	55
合计	4	210	229	223	222	223
主要技术经济指标	5	用量	用量	用量	用量	用量
①普通钢材	6	60	67	64	68	66
②工时	7	10	11	10	12	11

（1）主要产品单位成本表的填列方法。

①"本月计划产量"和"本年累计计划产量"项目，分别根据本月和本年产品产量计划填列。

②"本月实际产量"和"本年累计实际产量"项目，根据有关生产记录资料或产品入库单填列。

③"成本项目"各项目，应按具体规定填列。

④"主要技术经济指标"项目反映主要产品每一单位产品所消耗的主要原材料、燃料、工时等的数量。

⑤"历史先进水平"栏各项目，反映本企业历史上该种产品成本最低年度的实际平均单位成本和实际单位用量，应根据有关年份成本资料填列。

⑥"上年实际平均"栏各项目，反映上年实际平均单位成本和单位用量。应根据上年度本表的"本年累计实际平均"单位成本和单位用量的资料填列。

⑦"本年计划"栏各项目，反映本年计划单位成本和单位用量，应根据本年度生产计划填列。

⑧"本月实际"栏各项目，反映本月实际单位成本和单位用量，应根据产品成本计算单上的实际成本资料填列。

⑨"本年累计实际平均"栏各项目，反映本年年初至本月月末止该种产品的平均实际

单位成本和单位用量。应根据年初至本月月末止的已完工产品成本计算单等有关资料，采用加权平均计算后填列。有关计算公式如下：

$$某产品的实际平均单位成本 = \frac{该产品累计总成本}{该产品累计产量}$$

$$某产品的实际平均单位用量 = \frac{该产品累计总用量}{该产品累计产量}$$

（2）主要产品单位成本表的作用：

①可以按照成本项目考核主要产品单位成本计划的执行结果，分析各项单位成本节约或超支的原因。

②可以按照成本项目将本月实际单位成本和本年累计实际平均单位成本与上年实际平均单位成本和历史先进水平进行对比，了解其相对于上年的升降情况，与历史先进水平是否还有差距，分析单位成本变化发展的趋势。

③可以分析和考核主要产品的主要技术经济指标的执行情况。

1.4　各种费用报表的编制

各种费用是指一定时期内，在生产经营过程中，各个车间、部门为进行产品生产和销售，组织和管理生产经营活动以及筹集生产经营资金等活动所发生的制造费用、销售费用、管理费用和财务费用。第一项属于产品成本的组成部分，后三项属于期间费用。企业应定期编制制造费用明细表、销售费用明细表、管理费用明细表和财务费用明细表。通过上述费用报表，可以反映企业各种费用计划（预算）的执行情况，了解企业在一定期间内各种费用支出总额及其构成情况，据以分析各种费用支出的合理性及其变动趋势，并为正确编制下期费用计划（预算）、控制费用支出、明确各有关部门和人员的经济责任提供依据。

1.4.1　制造费用明细表的编制

制造费用明细表是反映企业在报告期内为组织和管理生产所发生的各项费用及其构成情况的报表。为了反映各单位各期制造费用任务的完成情况，制造费用明细表可以分车间按月编制。

制造费用明细表一般按照制造费用的费用项目分别反映各项费用的本年计划数、上年同期实际数、本月实际数和本年累计实际数。具体格式如表9-4所示。

表9-4　制造费用明细表

编制单位：重庆渝通机械有限公司　　　　××年×月　　　　　　　　单位：元

项目	本年计划	上年同期实际	本月实际	本年累计实际
职工薪酬	（略）	（略）	（略）	
折旧费				
办公费				
水电费				
机物料消耗				
其他				
制造费用合计				

1.4.2　销售费用明细表的编制

销售费用明细表是反映企业销售部门在报告期内为销售产品所发生的各项费用及其构成情况的报表。

销售费用明细表一般按照销售费用的费用项目分别反映各项费用的本年计划数、上年同期实际数、本月实际数和本年累计实际数。具体格式如表9－5所示。

表9－5　销售费用明细表

编制单位：重庆渝通机械有限公司　　　　　××年×月　　　　　　　　　　单位：元

项目	本年计划数	上年同期实际数	本月实际数	本年累计实际数
职工薪酬	（略）	（略）	（略）	（略）
广告费				
差旅费				
折旧费				
其他				
销售费用合计				

1.4.3　管理费用明细表的编制

管理费用明细表是反映企业管理部门在报告期内为组织和管理企业生产所发生的各项费用及其构成情况的报表。管理费用明细表一般按照管理费用的费用项目分别反映各项费用的本年计划数、上年同期实际数、本月实际数和本年累计实际数。具体格式如表9－6所示。

表9－6　管理费用明细表

编制单位：重庆渝通机械有限公司　　　　　××年×月　　　　　　　　　　金额：元

项目	本年计划数	上年同期实际数	本月实际数	本年累计实际数
职工薪酬	（略）	（略）	（略）	
折旧费				
办公费				
差旅费				
其 他				
合计				

1.4.4　财务费用明细表的编制

财务费用明细表是反映企业在报告期内发生的全部财务费用及其构成情况的报表，其格式如表9－7所示。

表9-7 财务费用明细表

编制单位：重庆渝通机械有限公司 ××年×月 金额：元

项目	本年计划	上年同期实际	本月实际	本年累计实际
利息支出（减：利息收入）	（略）	（略）	（略）	
汇兑损失（减：汇兑收益）				
手续费				
其 他				
合 计				

任务2　进行成本分析

【任务描述】

成本报表分析的方法有对比分析法、比率分析法、因素分析法。通过学习，要能运用比较分析法、比率分析法和因素分析法对成本资料进行成本计划完成情况的分析、成本降低情况的分析、费用预算执行情况的分析。

【相关知识】

成本报表分析是企业利用成本核算资料和其他相关资料，应用专门的方法分析和评价成本水平及影响成本升降的各种因素，查明成本变动的具体原因，充分挖掘降低成本的潜力，促使企业不断降低成本的一项管理工作。成本报表分析可以为编制成本计划提供依据，有利于完善成本管理责任制，提高企业产品的竞争力。

2.1　成本报表分析的基本方法

2.1.1　对比分析法

对比分析法是根据实际成本指标与基数指标进行对比，来揭示实际数与基数之间的数量差异，并分析差异产生原因的一种分析方法。通过对比分析，可对企业成本的升降情况及其发展趋势进行一般了解，查明原因，为进一步分析指出方向。

在采用对比分析时，确定比较的标准非常重要，只有指标之间具有可比性，才能使比较结果更能说明问题，揭示的差异才能符合实际。在采用对比分析法时，一般有以下几种对比：

（1）实际指标与计划、定额指标对比。通过对比，可以说明成本计划或定额数的完成程度，为进一步分析指明方向。但在进行比较时，必须检查计划、定额本身是否合理、先进，否则就失去可比的客观依据。

（2）本期实际指标与前期（上期、上年同期或历史最好水平）实际指标对比。通过对比，可以观察企业成本发展情况和变动趋势，揭示企业成本管理水平的提高程度。

（3）本期实际指标与同行业先进指标对比。通过对比，反映本企业与同行业先进水平的差距，明确努力的方向，挖掘降低成本的潜力，改善经营管理。

2.1.2　比率分析法

比率分析法是通过计算指标之间的比率，来考察企业经济活动相对效益的一种分析方法。比率分析法主要有以下几种：

1. 相关比率分析法

相关比率分析法是计算两个性质不同而相关指标的比率进行分析的方法。在实际工作中，由于企业规模不同等原因，单纯地对比产值、销售收入或利润等绝对数，不能说明企业的经济效益状况，如果将成本与产值、销售收入或利润分别进行对比，即可计算产值成本率、销售收入成本率或成本利润率，这些相对指标就可以反映企业的经济效益状况。

产值成本率、销售收入成本率和成本利润率的计算公式如下：

$$产值成本率 = \frac{产品生产成本}{工业总产值或商品产值} \times 100\%$$

$$销售收入成本率 = \frac{销售成本}{销售收入} \times 100\%$$

$$成本利润率 = \frac{利润总额}{成本费用总额（或销售成本）} \times 100\%$$

任务案例 9 - 4： 甲企业 2017 年度利润总额 430 000 元，成本、费用总额为 5 000 000 元。乙企业 2017 年度利润总额 320 000 元，成本、费用总额为 4 000 000 元。试分析哪一个企业的经营状况好一些？

从绝对数看，甲企业实现的利润总额大，但其成本、费用总额也大，我们无法直接进行判断，因此可利用相关比率分析法进行分析。

甲企业成本利润率为：

$$成本利润率 = \frac{430\ 000}{5\ 000\ 000} \times 100\% = 8.6\%$$

乙企业成本利润率为：

$$成本利润率 = \frac{320\ 000}{4\ 000\ 000} \times 100\% = 8\%$$

从以上计算可以看出，甲企业的成本利润率高，说明甲企业的经营状况较优。

【小知识】

产值成本率和销售收入成本率这两个指标越低越好，而成本利润率指标则是越高越好。

2. 结构比率分析法

结构比率分析法又称构成比率分析法。它主要是通过计算某一个经济指标的各个组成部分占总体的比重来分析其内容构成的变化。通过了解这些构成变化，从而确定加强管理的重点。例如，通过计算直接材料、直接人工和制造费用占产品生产总成本的比重，然后与不同时期以及其他企业同样产品的成本构成相比较，观察本企业产品成本构成是否合理，还可以分析和了解成本未来发展的趋势。例如，将构成产品成本的各个成本项目与产品成本总额相比，计算其占总成本的比重，确定成本的构成比率。

产品成本构成比率的计算公式：

直接材料成本比率 = 直接材料成本 ÷ 产品成本 × 100%

直接人工成本比率 = 直接人工成本 ÷ 产品成本 × 100%

制造费用比率 = 制造费用 ÷ 产品成本 × 100%

3. 动态比率分析法

它是将连续几个时期几个同类经济指标进行对比求出比率，通过动态对比分析该项指标增减速度和发展方向的一种分析方法。动态对比可以分析评价成本、费用的变化趋势。根据计算时采用的基期数值不同，动态比率分为定基比率分析和环比比率分析两种。

$$定基比率 = \frac{比较期数值}{固定基期数值} \times 100\%$$

$$环比比率 = \frac{比较期数值}{前一期数值} \times 100\%$$

【知识拓展】

　　比率分析法的局限性：第一，比率分析法利用的都是历史资料，不能作为判断未来经济状况的可靠依据；第二，当不同企业对一些会计事项采用不同的会计处理方法时，比率的可比性就会受到影响；第三，比率分析法仅能发现指标的实际数和标准数的差异，无法查明指标变动的具体原因及其对指标的影响程度。这一局限性只有因素分析法才能解决。

2.1.3　因素分析法

　　因素分析法就是将某一综合指标分解为若干相互联系的因素，采用一定的计算方法，以确定各因素变动对该项经济指标的影响方向和影响程度的一种分析方法。在成本分析中，连环替代法以及差额计算法就属于因素分析法，下面分别进行介绍。

1. 连环替代法

　　连环替代法是将某一综合指标分解为若干相互联系的因素，然后顺次用各项因素的实际数替换基数，来计算分析各项因素影响程度的一种分析方法。运用此方法可以解决对比分析法和比率分析法不能解决的问题，即可以测算各因素的影响程度，其分析程序如下：

　　（1）分析指标因素并确定因素的排列顺序。将影响某项经济指标完成情况的因素，按其内在依存关系，分解其构成因素，并按一定的顺序排列这些因素。

　　（2）逐次替代因素。按顺序逐次将各因素由基期数（计划数）替换成报告期数（实际数），有几个因素就需要替换几次，直到所有因素全部变为报告期数（实际数）。

　　（3）确定影响结果。每个因素替换以后的结果，与前一次的计算结果相比较，两者之差即为某个因素变动对综合指标的影响数额。

　　（4）汇总影响结果。将已计算出来的各因素的影响额汇总相加，其代数和应等于综合指标报告期（实际数）与基期（计划数）的总差异。

　　社会生活中有许多指标体系能表达为经济方程式，例如：

　　总成本 = 产量 × 单位成本

　　根据公式，我们可以逐一分析各个因素对总指标的影响程度。

　　假设：经济指标 N 由 A、B 两个因素乘积构成，则

　　分析模型为：$A \times B = N$

　　基期：$A_0 \times B_0 = N_0$　　　　　　　　　　　　　①

　　第一次替换：$A_1 \times B_0 = N_1$　　　　　　　　　②

　　第二次替换：$A_1 \times B_1 = N_2$　　　　　　　　　③

　　②－①：$N_1 - N_0 = D_A$　　A 因素变化影响综合指标的结果；

　　③－②：$N_2 - N_1 = D_B$　　B 因素变化影响综合指标的结果；

　　合计：$D = D_A + D_B = ③ - ①$　　A、B 两因素变化对综合指标的影响。

　　为了具体讲解连环替代法的原理，现举例说明如下：

　　任务案例 9-5：重庆渝通机械有限公司利用 A 材料加工成甲产品，单位产品 A 材料计

划消耗量为 10 千克，实际为 9.5 千克；A 材料计划单价为 20 元，实际为 22 元；单位产品 A 材料消耗计划成本为 200 元（10×20），实际成本为 209 元（9.5×22）。运用连环替代法分析单位产品材料消耗量和材料单价两个因素对甲产品材料成本的影响。

计算过程如下：

单位产品材料成本总差异 = 209 - 200 = 9（元）

单位产品计划材料总成本 = 10×20 = 200（元）　　　　　　　①

第一次替代：9.5×20 = 190（元）　　　　　　　②

第二次替代：9.5×22 = 209（元）　　　　　　　③

单位产品材料消耗量减少对甲产品材料成本的影响额：

②-① = 190 - 200 = -10（元）

材料价格上涨对甲产品材料成本的影响额：

③-② = 209 - 190 = 19（元）

两因素共同作用对甲产品材料成本的影响额：

-10 + 19 = +9（元）

以上分析可以看出，甲产品的材料成本实际比计划高 9 元，一方面是由于材料耗用量减少使甲产品的材料成本节约了 10 元，另一方面是由于价格上涨，使甲产品的材料成本提高了 19 元。而对于材料单价超支的原因，我们还应进一步分析。

上述计算数据可以用成本分析表的形式集中反映，如表 9-8 所示。

表 9-8　A 材料成本分析

产品：甲产品　　　　　　　　　　2016 年 12 月　　　　　　　　　　金额单位：元

项目	计划	实际	差异	差异分析	
				单耗影响	单价影响
单位产品 A 材料成本	200	209	9	-10	19
单位产品材料消耗量/千克	10	9.5	0.5		
单位材料价格	20	22	2		

2. 差额计算法

差额计算法是连环替代法的简化形式，是根据各因素本期实际数值与标准数值（本期计划数值或前期实际数值）的差额，直接计算各因素变动对经济指标影响程度的方法。它不是一种独立的分析方法，而是采用数学提取公因数的原理简化计算程序得来的，其遵循的原则和注意的问题与因素分析法相同，计算结果也完全一致。

A 因素变动的影响：$D_A = (A_1 - A_0) \times B_0$

B 因素变动的影响：$D_B = A_1 \times (B_1 - B_0)$

两因素的影响合计：$D = D_A + D_B$

任务案例 9-6：根据任务案例 9-5 提供的资料，运用差额计算法的分析计算过程如下：

（1）单位产品材料成本总差异：

209 - 200 = 9（元）

（2）由于材料消耗量变化对单位产品成本的影响：

（9.5 - 10）×20 = -10（元）

（3）由于材料单价变化对单位产品成本的影响：

9.5 × （22 – 20） = 19（元）

以上结果表明，两种方法的计算结果相同，但采用差额计算法显然要比第一种方法简单多了。因此，在实际工作中普遍采用这种方法。

【小知识】

不管是采用连环替代法还是差额计算法，都必须按一定顺序替代各因素，即先数量指标，后质量指标；先实物量指标，后价值量指标；先主要指标，后次要指标。否则，计算结果就不准确。

2.2　产品生产成本表的分析

产品生产成本表的分析，主要是将全部产品的实际总成本同计划总成本进行对比，以分析全部产品成本计划的完成情况；对可比产品，还要分析可比产品成本降低目标的完成情况。

2.2.1　产品成本计划完成情况分析

1. 按产品品种分析成本计划的完成情况

按产品品种分析全部产品成本的计划完成情况，一般是以实际总成本与按实际产量计算的计划总成本相比较。这样，可剔除产量等因素的影响，单纯考察成本水平的升降情况。计算公式如下：

总成本降低额 = 按实际产量计算的计划总成本 – 实际总成本

$$= \sum（计划单位成本 \times 实际产量）- \sum（实际单位成本 \times 实际产量）$$

$$= \sum 实际产量 \times（计划单位成本 - 实际单位成本）$$

$$总成本降低率 = \frac{总成本降低额}{\sum（计划单位成本 \times 实际产量）} \times 100\%$$

任务案例9 – 7：重庆渝通机械有限公司生产甲、乙、丙、丁四种产品，其中甲、乙产品为可比产品，丙、丁产品为不可比产品，该企业2016年12月产品总成本计划完成情况分析如表9 – 9所示。

表9 – 9　产品成本计划完成情况分析表

金额单位：元

产品名称	实际产量下的总成本		实际成本降低情况	
	计划总成本	实际总成本	降低额	降低率/%
	(1)	(2)	(3) = (1) – (2)	(4) = (3)/(1)
可比产品	2 930 000	2 955 000	– 25 000	– 0.85
甲产品	2 000 000	2 040 000	– 40 000	– 2
乙产品	930 000	915 000	15 000	1.61
不可比产品	70 000	65 900	4 100	5.86
丙产品	30 000	29 400	600	2
丁产品	40 000	36 500	3 500	8.75
全部产品	3 000 000	3 020 900	– 20 900	– 0.70

从分析表中可以看出：总成本超支额为 20 900 元，超支率为 0.70%，可见全部产品成本计划尚未完成。从产品品种来看，各产品成本计划完成情况很不均衡。其中可比产品超支了 25 000 元，超支率为 0.85%；不可比产品比计划降低了 4 100 元，降低率为 5.86%。可比产品中乙产品和不可比产品都完成了计划，但可比产品中甲产品却发生了超支，这说明企业在成本管理中还存在问题，应结合其他方面的资料进一步分析甲产品超支的具体原因，是成本计划制订不合实际，还是管理不善等原因引起成本超支，根据具体原因加强成本管理。

2. 按成本项目分析成本计划的完成情况

通过上述分析，可以看到可比产品、不可比产品成本的计划完成情况。但究竟是哪些成本项目超支、哪些成本项目节约，还需要根据有关成本计划和成本核算资料，分别进行成本项目分析，确定每个成本项目的降低额和降低率，以便寻找降低产品成本的途径。

现根据有关成本计划和成本核算资料，按产品成本项目编制成本分析表，如表 9 - 10 所示。

表 9 - 10　产品成本项目分析表

金额单位：元

成本项目	实际产量		实际成本降低情况		各项目的降低额占计划总成本的百分比/%
	计划总成本	实际总成本	降低额	降低率/%	
	(1)	(2)	(3) = (1) - (2)	(4) = (3)/(1)	(5) = (3)/∑(1)
直接材料	1 880 000	1 870 000	10 000	0.53	0.33
直接人工	260 000	268 000	- 8 000	- 3.08	- 0.27
制造费用	860 000	882 900	- 22 900	- 2.66	- 0.76
总成本	3 000 000	3 020 900	- 20 900	- 0.70	- 0.70

从表 9 - 10 产品成本项目的分析来看：该企业产品的总成本计划没有完成，在三个成本项目中，只有直接材料费降低了 10 000 元，但由于直接人工和制造费用分别超支了 8 000 元和 22 900 元，总成本超支了 20 900 元，超支率为 0.70%。这说明直接人工和制造费用项目还存在某些问题，应了解是由主观因素还是客观因素所致，应根据具体原因再做进一步分析。

2.2.2　可比产品成本降低情况的分析

1. 可比产品成本降低情况的总括分析

企业在制定成本计划时，对可比产品一般不但制定了计划成本，还制定了成本降低任务，即计划成本降低额和降低率。可比产品成本降低情况的分析，是将实际的执行情况与计划的降低任务相比较，分析其实际的降低情况，以评价可比产品成本降低任务的完成情况。

$$可比产品计划降低额 = \sum \left[计划产量 \times \left(\frac{上年实际}{单位成本} - \frac{本年实际}{单位成本} \right) \right]$$

$$可比产品计划降低率 = \frac{可比产品计划降低额}{\sum (计划产量 \times 上年实际单位成本)} \times 100\%$$

$$可比产品实际降低额 = \sum \left[实际产量 \times \left(\frac{上年实际}{单位成本} - \frac{本年实际}{单位成本} \right) \right]$$

$$可比产品实际降低率 = \frac{可比产品实际降低额}{\sum (实际产量 \times 上年实际单位成本)} \times 100\%$$

任务案例9-8： 重庆渝通机械有限公司可比产品成本降低任务和实际执行情况如表9-11和表9-12所示。

表9-11　可比产品计划成本表

编制单位：重庆渝通机械有限公司　　　　2016年12月

产品名称	计划产量/台	单位成本/(元·台⁻¹)		总成本/元		成本降低指标	
		上年实际	本年计划	按上年实际单位成本计算	按本年计划单位成本计算	降低额/元	降低率/%
A	5 000	320	317	1 600 000	1 585 000	15 000	0.94
B	3 000	150	148	450 000	444 000	6 000	1.33
合计	—	—	—	2 050 000	2 029 000	21 000	1.02

表9-12　可比产品实际成本表

编制单位：重庆渝通机械有限公司　　　　2016年12月

产品名称	实际产量/台	单位成本/(元·台⁻¹)		总成本/元		实际执行情况	
		上年实际	本年实际	按上年实际单位成本计算	按本年实际单位成本计算	降低额/元	降低率/%
A	5 100	320	320.50	1 632 000	1 634 550	-2 550	-0.16
B	3 050	150	142.50	457 500	434 625	22 875	5
合计	—	—	—	2 089 500	2 069 175	20 325	0.97

根据表9-11和表9-12的资料可编制可比产品成本降低任务的完成情况及分析表，如表9-13所示。

表9-13　可比产品成本降低任务的完成情况及分析表

产品名称	计量单位	降低额/元			降低率/%		
		实际	计划	实际比计划	实际	计划	实际比计划
A	台	-2 550	15 000	-17 550	-0.16	0.94	-1.1
B	台	22 875	6 000	16 875	5	1.33	3.67
合计	—	20 325	21 000	-675	0.97	1.02	-0.05

从表9-13可以看出，该企业全部可比产品实际降低额比计划降低额少675元，实际降低率比计划降低率低0.05%，说明可比产品成本降低任务没有完成。由于影响可比产品成本升降的因素是比较复杂的，为了全面正确地评价可比产品成本降低任务的完成情况，需要对影响可比产品成本降低任务完成的各因素做进一步分析。

2. 影响可比产品成本降低任务完成情况的因素分析

影响可比产品成本降低任务完成情况的因素包括产品产量、产品品种结构和产品单位成本三个方面。具体分析如下：

（1）产品产量变动的影响。由于可比产品成本降低任务是根据各种可比产品计划产量计算的，而实际完成的成本降低额和降低率又是根据各种可比产品的实际产量计算的。因此，在其他因素不变的情况下，产品产量的增减会引起成本降低额发生同比例的增减，但不会影响成本降低率的变动。

产品产量变动对成本降低额的影响，可按下列公式计算：

$$产品产量变动对成本降低额的影响 = \left[\sum\left(\begin{matrix}实际\\产量\end{matrix}\times\begin{matrix}上年实际\\单位成本\end{matrix}\right) - \sum\left(\begin{matrix}计划\\产量\end{matrix}\times\begin{matrix}上年实际\\单位成本\end{matrix}\right)\right]\times\begin{matrix}计划\\降低率\end{matrix}$$

根据表 9-11 和表 9-12，可计算产量变动的影响如下：

产品产量变动对成本降低额的影响 =（2 089 500 - 2 050 000）×1.02%

= 402.9（元）

（2）产品品种结构变动的影响。产品品种结构是指各种产品在全部产品中所占的比重。由于各种可比产品成本降低率一般不相等，当产品品种结构发生变化时，就会使降低额和降低率同时发生变动。如果实际产量中成本降低率高的产品比重提高，就会使全部可比产品成本降低额和降低率增长，反之，则减小。

产品品种结构变动对成本降低额和降低率的影响，可按下列公式计算：

$$品种结构变动对成本降低额的影响 = \left[\sum\left(\begin{matrix}实际\\产量\end{matrix}\times\begin{matrix}上年实际\\单位成本\end{matrix}\right) - \sum\left(\begin{matrix}实际\\产量\end{matrix}\times\begin{matrix}本年计划\\单位成本\end{matrix}\right)\right] - \sum\left(\begin{matrix}实际\\产量\end{matrix}\times\begin{matrix}上年实际\\单位成本\end{matrix}\right)\times\begin{matrix}计划\\降低率\end{matrix}$$

$$品种结构变动对成本降低率的影响 = \frac{品种结构变动对成本降低额的影响}{\sum（实际产量\times上年实际单位成本）}\times100\%$$

根据表 9-11 和表 9-12：

品种结构变动对成本降低额的影响 = 2 089 500 -（5 100×317 + 3 050×148）

- 2 089 500×1.02% = 87.1（元）

品种结构变动对成本降低率的影响 = 87.1÷2 089 500×100% = 0.0042%

（3）产品单位成本变动的影响。可比产品计划降低额和实际降低额都是以上年单位成本为基础进行对比的。因此，可比产品成本降低任务的完成程度，实际上是各种产品单位成本发生变化的结果。即当本年实际单位成本较计划单位成本降低或升高时，就会引起可比产品成本降低额和降低率的变动。

产品单位成本变动对成本降低额和降低率的影响，可按下列公式计算：

单位产品成本变动对成本降低额的影响 = $\sum$（实际产量×计划单位成本）- $\sum$（实际产量×实际单位成本）

$$单位产品成本变动对成本降低率的影响 = \frac{单位产品成本变动对成本降低额的影响}{\sum（实际产量\times上年实际单位成本）}$$

根据表 9-11 和表 9-12：

产品单位成本变动对成本降低额的影响 =（5 100×317 + 3 050×148）- 2 069 175

= -1 075（元）

产品单位成本变动对成本降低率的影响 = -1 075÷2 089 500×100% = -0.051 4%

综合各种因素对可比产品成本降低计划完成情况的影响程度，如表 9-14 所示。

表 9 – 14　各因素对可比产品成本降低计划完成情况影响程度汇总表

因素	降低额/元	降低率/%
产品产量	402.9	
产品品种结构	87.1	0.004 2
单位产品成本	– 1 075	– 0.051 4
成本降低计划完成情况	– 675	– 0.05

2.3　产品单位成本表的分析

　　根据企业编制的产品单位成本表提供的资料，进行主要产品单位成本分析。在工业企业里，由于产品种类繁多，不可能对所有产品的单位成本一一进行分析，通常是选择一种或几种主要产品进行单位成本的分析。所谓主要产品，通常是指在总成本中所占比重较大，或升降幅度较大的产品。对主要产品单位成本的分析，一般是先分析各产品单位成本实际比历史先进水平、比计划、比上年的升降情况；然后按成本项目比较其成本变动情况，查明造成单位成本升降的原因。

2.3.1　主要产品单位成本的一般分析

　　对主要产品单位成本的一般分析，是将主要产品的本期实际单位成本与计划、上年、历史先进水平等进行比较，分析其升降情况。根据表 9 – 3 中有关数据，编制丙产品单位成本分析表，如表 9 – 15 所示。

表 9 – 15　产品单位成本分析表

产品名称：丙产品　　　　　　　　　2016 年 12 月　　　　　　　　金额单位：元

成本项目	历史先进水平	上年平均实际单位成本	计划单位成本	本年平均实际单位成本	降低（＋）或超支（－）		
					同历史先进水平比	同上年比	同计划比
直接材料	100	108	103	105	– 5	3	– 2
直接人工	60	64	62	61	– 1	3	1
制造费用	50	57	58	56	– 6	1	2
制造成本	210	229	223	222	– 12	7	1

　　从表中可以看到：丙产品直接材料单位成本比历史先进水平超支了 5 元，比上年降低了 3 元，比计划超支了 2 元，同时可以看到各成本项目比历史先进水平、计划、上年的升降情况。但这些都只是表面现象，要知道真正升降的原因，就需按每个成本项目分析其升降的原因。

2.3.2　主要产品单位成本的项目分析

1. 直接材料项目的分析

　　直接材料项目变动的分析，首先应将直接材料的实际数与计划数进行对比，确定其变动情况，然后分析其变动的原因。一般来讲，单位产品的直接材料成本受两个因素的影响：直接材料的消耗量和材料价格。采用连环替代法，便可分析出各因素的影响数。

$$\begin{array}{l}材料消耗量\\变动的影响\end{array} = \sum（实际单位消耗量 - 计划单位消耗量）\times 材料计划单价$$

$$\begin{array}{l}材料单价\\变动的影响\end{array} = \sum（材料实际单价 - 材料计划单价）\times \begin{array}{l}单位产品实际\\材料耗用量\end{array}$$

需要说明的是：有些企业在此基础上，应进一步查明单位产品实际材料耗用量和材料单价变动的具体原因，以研究降低成本的具体途径。

影响单位产品实际材料耗用量的因素有很多，主要有：产品结构的变化、生产工艺方法的改变、材料质量的变化。此外，材料综合利用情况的好坏、废品数量的增减变化、生产工人的技术和操作水平、加工搬运过程中的损坏等，都会影响材料的消耗量。

影响材料价格变动的因素也很多，主要有材料买价的变化。该因素的变动一般由外界因素所致，对企业来讲，应针对市场情况的变化采取相应的措施。此外，还有采购费用的变化。该因素变化，可能由于采购地点、运输方式的改变等引起。分析时，要针对性地分析其变化的原因。

2. 直接人工项目的分析

直接人工费用，反映劳动组织是否合理、工时利用是否充分和劳动生产率的高低等。因此，单位产品人工费用的变动，主要受劳动生产率和工资水平的影响。

$$\begin{array}{l}单位产品工时耗\\用量变动的影响\end{array} = \sum\left(\begin{array}{l}实际单位\\工时耗用量\end{array} - \begin{array}{l}计划单位\\工时耗用量\end{array}\right)\times 计划平均小时工资率$$

$$\begin{array}{l}平均小时工资\\率变动的影响\end{array} = \sum\left(\begin{array}{l}实际平均\\小时工资率\end{array} - \begin{array}{l}计划平均\\小时工资率\end{array}\right)\times 实际单位工时耗用量$$

3. 制造费用项目的分析

单位产品制造费用的变动，主要受单位产品工时消耗量和小时费用分配率的影响。其公式如下：

$$\begin{array}{l}单位产品工时耗\\用量变动的影响\end{array} = \sum\left(\begin{array}{l}实际单位\\工时耗用量\end{array} - \begin{array}{l}计划单位\\工时耗用量\end{array}\right)\times 计划小时平均费用率$$

$$\begin{array}{l}平均小时费用\\率变动的影响\end{array} = \sum\left(\begin{array}{l}实际平均\\小时费用率\end{array} - \begin{array}{l}计划平均\\小时费用率\end{array}\right)\times 实际单位工时耗用量$$

任务案例9-9： 重庆渝通机械有限公司丁产品单位成本有关资料如表9-16所示。

表9-16　丁产品单位成本有关资料

金额单位：元

成本项目	计划单位成本			实际单位成本		
	数量	单价	金额	数量	单价	金额
直接材料	5 千克	10	50	5.1 千克	10.2	52.02
直接人工	6 小时	3	18	5.6 小时	3	16.8
制造费用	6 小时	2.6	15.6	5.6 小时	2.55	14.28

根据以上资料，各成本项目变动对产品单位成本的影响分析如下：

（1）直接材料项目分析：

直接材料差异额 = 52.02 - 50 = 2.02（元）

材料消耗量变动的影响 = （5.1 - 5）×10 = 1（元）

材料单价变动的影响 ＝（10.2 － 10）×5.1 ＝ 1.02（元）

两因素共同的影响：1 ＋ 1.02 ＝ 2.02（元）

（2）直接人工项目分析：

直接人工差异额 ＝ 16.8 － 18 ＝ － 1.2（元）

单位产品工时耗用量变动的影响 ＝（5.6 － 6）×3 ＝ － 1.2（元）

平均小时工资率变动的影响 ＝（3 － 3）×5.6 ＝ 0（元）

两因素共同的影响：－ 1.2 ＋ 0 ＝ － 1.2（元）

（3）制造费用项目分析：

制造费用差异额 ＝ 14.28 － 15.6 ＝ － 1.32（元）

单位产品工时耗用量变动的影响 ＝（5.6 － 6）×2.6 ＝ － 1.04（元）

平均小时费用分配率变动的影响 ＝（2.55 － 2.6）×5.6 ＝ － 0.28（元）

两因素共同的影响：－ 1.04 ＋（－ 0.28）＝ － 1.32（元）

2.4　制造费用明细表的分析

在分析制造费用明细表时，所采用的方法主要有对比分析法和构成比率分析法。采用对比分析法时，可以将本期制造费用的实际数与上年同期实际数、本期计划数相比较，以分析实际数与上年同期实际数之间的差异，反映费用计划的执行情况。采用构成比率分析法时，可以计算某项费用占全部费用的比重，并与上年同期实际、本期计划构成比率比较，分析差异的原因，采取相应的措施。

2.5　期间费用明细表的分析

在分析期间费用明细表时，所采用的方法与制造费用明细表的方法基本相同。要注意超支或节约差异存在的原因，应联系实际情况进行分析，不能把超支或节约差异简单地看成是合理或不合理。

成本分析的重心要放在特定责任中心的可控成本上，明确成本责任，促使其增强成本意识，积极采取有效的措施，消除不利因素的影响，不断降低可控成本。企业要对生产经营活动中的各项耗费进行限制和监督，以及时发现偏差，采取纠正措施，使各项生产经营耗费被控制在规定范围内，保证成本目标的实现。

【拓展阅读】

台塑帝国王永庆的"鱼骨论"

从 16 岁借来 200 元旧台币开米店，到 38 岁创立后来成为台湾最大民营企业的台塑集团，王永庆的一生记录了台湾从农业社会向工商社会的转型。但他巨大成功的背后，似乎并没有什么特别的发明创造，只是一些再普通不过的经营常识，别人做不到的，他做到了；别人不在乎做的，他认真做了。久而久之，这些最简单的东西成就了王永庆的经营哲学。这其中最著名的，也是最简单的，便是降低成本。

王永庆强调，要谋求成本的有效降低，必须分析影响成本的各种因素中最本质的东西，也就是要做到"单元成本"的分析。他说："以财务费用为例，我们应该再细分为原料的财务费用、制造过程的财务费用、产品的财务费用及营业上的财务费用等。如果只以简单的财务费用为单位成本，那么分析工作势必无法再深入，得出来的结论往往与实际有一定的距离，也就无法取得正确的成本分析。"

这就是王永庆著名的"鱼骨理论"：任何大小事务的成本，要对其构成要素不断进行分解，把影响成本所能考虑到的因素全找出来，达到像鱼骨那样具体、分明、详细。1957 年公司开始生产 pvc 时，设备投资额 4 000 万元（旧台币，以下同），设计能力为日产 4 万吨。经过一年多的生产运转后，王永庆发现若能增加一定的设备，就可大幅提高产量。于是再追加投资 1 000 万元，增加设备及改善生产条件，产量一下子提高了 5 倍。这一惊人的结果给了他很大启发，即以尽量少的投资，达到最大的经济效益。凡在拟定新计划或扩充设备时，除追求工程品质外，更要严格做到控制投资成本的标准。王永庆深有体会地说："如果将每一生产工厂成立为一个成本中心，让现任的厂长担当经营者的职责，课长成为经理人，以下的各层干部依此类推，由他们负起经营的责任，并充分享受经营绩效提升的成果，将能激发全体工作人员的切身感，彼此密切配合，共同为追求更好的绩效而努力。这样，不但对员工及公司都有利，最重要的是通过这种方式，员工及企业的潜力才能发挥得淋漓尽致。"公司在生产中节约每一分钱。以节电为例，台塑集团曾经有 10 多万只双管日光灯，用电量很大，加装反射灯罩后，两支灯管减为一支，照明度不减反而增加。这项措施虽然投资了 600 万元，但一年节省的电费就高达 7 000 万元。这次能源节约运动，使台塑集团当年就获得经济效益近 13 亿元，抵销了因油电涨价所增加的部分能源成本。

在"王永庆法则"中，每省下 1 块钱，就意味着赢利 1 块钱。

【项目训练】

一、简答题

1. 成本报表的种类有哪些？

2. 期间费用明细表有几种？

3. 什么是比率分析法？比率分析法主要有哪几种？

4. 成本分析的方法主要有哪些？

二、单项选择题

1. 编制产品生产成本表（　　　）。

A. 可比、不可比产品要合并填列

B. 可比、不可比产品要分别填列

C. 可比、不可比产品既可分别填列也可合并填列

D. 不需要划分可比、不可比产品

2. 企业成本报表是（　　　）。

A. 对内报送的报表

B. 对外报送的报表

C. 由有关部门规定哪些成本报表对外报送

D. 由内部管理部门规定哪些成本报表对外报送

3. 成本报表的种类、格式和编制方法由（　　　）。

A. 国家规定　　　　　　　　　　　　B. 企业自行确定

C. 企业主管部门统一规定　　　　　　D. 企业主管部门和企业共同制定

4. 对可比产品成本降低率不产生影响的因素是（   ）。

A. 产品品种结构　　　　　　　　　　B. 产品产量

C. 产品总成本　　　　　　　　　　　D. 产品单位成本

5. 采用因素分析法，可以揭示（   ）。

A. 产生差异的原因　　　　　　　　　B. 实际数与计划数之间的差异

C. 产生差异的因素和各因素的影响程度　　D. 产生差异的因素和各因素的变动原因

三、多项选择题

1. 主要成本报表有（   ）。

A. 产品生产成本表　　　　　　　　　B. 主要产品单位成本表

C. 制造费用明细表　　　　　　　　　D. 财务状况变动表

2. 成本报表分析的方法主要有（   ）。

A. 构成比率分析法　　　　　　　　　B. 对比分析法

C. 相关比率分析法　　　　　　　　　D. 因素分析法

3. 企业成本报表的编制要求有（   ）。

A. 数字准确　　　　B. 内容完整　　　　C. 报送及时　　　　D. 账表相符

4. 下列指标中属于相关比率的是（   ）。

A. 产值成本率　　　　　　　　　　　B. 成本利润率

C. 销售收入成本率　　　　　　　　　D. 直接人工费用比率

5. 影响可比产品成本降低率的因素有（   ）。

A. 产品产量　　　　　　　　　　　　B. 产品单位成本

C. 产品价格　　　　　　　　　　　　D. 产品品种结构

四、判断题

1. 成本报表编制的格式、内容，国家均未做统一规定。　　　　　　　（   ）

2. 成本报表属于对内报表，主要是满足企业内部经营管理的需要。　　（   ）

3. 在使用因素分析法时，改变各因素的排列顺序不会影响计算结果。　（   ）

4. 因素分析法是以各因素的实际数替换基数，替换后实际数不保留。　（   ）

5. 成本报表的分析属于事中分析。　　　　　　　　　　　　　　　　（   ）

五、业务分析题

1. 假定 A 企业生产甲产品，其耗用的直接材料有关资料如下表。

甲产品直接材料费用表

项目	产品数量/件	材料单耗/千克	材料单价/元	材料费用/元
定额	200	50	30	
实际	210	48	32	

要求：

（1）分别计算定额耗用和实际耗用的材料费用，并对比两者之间存在的差异。

（2）采用因素分析法分析各因素变动对总差异的影响程度。

2. 某企业 12 月份的有关成本、产量资料如下表。

产品成本、产量资料

产品名称	计量单位	实际产量		单位成本/元		总成本/元	
		本月实际	本年累计	上年实际	本年计划	本月实际	本年累计
可比产品： 其中：甲产品	件	21	220	1 400	1 360	28 770	310 300
乙产品	件	46	530	850	810	36 800	426 650
不可比产品： 其中：丙产品	件	12	150	—	500	5 096	64 350
丁产品	件	18	210	—	250	4 056	46 410

要求：根据上述资料，编制按产品品种设置的产品生产成本表。

金额单位：元

产品名称	计量单位	实际产量		单位成本				本月总成本			本年累计总成本		
		本月	本年累计	上年实际平均	本年计划	本月实际	本年累计实际平均	按上年实际平均单位成本计算	按本年计划单位成本计算	本月实际	按上年实际平均单位成本计算	按本年计划单位成本计算	本年实际
		1	2	3	4	5 = 9/1	6 = 12/2	7 = 1×3	8 = 1×4	9	10 = 2×3	11 = 2×4	12
可比产品： 其中： 甲 乙	 件 件	—	—	—	—	—	—						
不可比产品： 其中： 丙 丁	 件 件	—	—	— —	—	—	—	— —			— —		
合计								—					

3. 假定 A 企业某年度可比产品成本降低计划及其实际完成资料如下表所示。

计划资料

品名	计划产量/件	单位成本/元		总成本/元		降低任务	
		上年	计划	按上年	按计划	降低额/元	降低率
甲产品	200	400	380	80 000	76 000	4 000	5%
乙产品	200	300	270	60 000	54 000	6 000	10%
合计	—	—	—	140 000	130 000	10 000	7.14%

实际资料

品名	实际产量/件	实际单位成本/元	实际总成本/元
甲产品	240	370	88 800
乙产品	180	250	45 000
合计	—	—	133 800

要求：

（1）计算可比产品成本实际降低指标。

（2）确定可比产品成本计划完成情况。

（3）确定各因素变动对可比产品成本计划降低任务的影响。

（4）做出简短评价。

参 考 文 献

[1] 胡中艾、蒋小芸. 成本核算［M］. 北京: 高等教育出版社, 2014.

[2] 李艳, 赵燕. 生产企业成本核算［M］. 北京: 首都经济贸易大学出版社, 2016.

[3] 杨秀梅, 邓红. 企业成本核算［M］. 北京: 北京理工大学出版社, 2012.

[4] 万寿义, 任月君. 成本会计［M］. 大连: 东北财经大学出版社, 2016.

[5] 张桂春. 成本核算实务［M］. 北京: 高等教育出版社, 2014.

[6] 柯于珍. 成本核算实务［M］. 北京: 高等教育出版社, 2015.